精油新手的
實用芳療

精選 40 種高 CP 值精油和 52 個配方，
搭配 15 招瑜珈提斯，
讓你快速恢復健康、美肌瘦身、抒發情緒！

澳洲 AAOWT 認證芳療師
林瑜芬——著

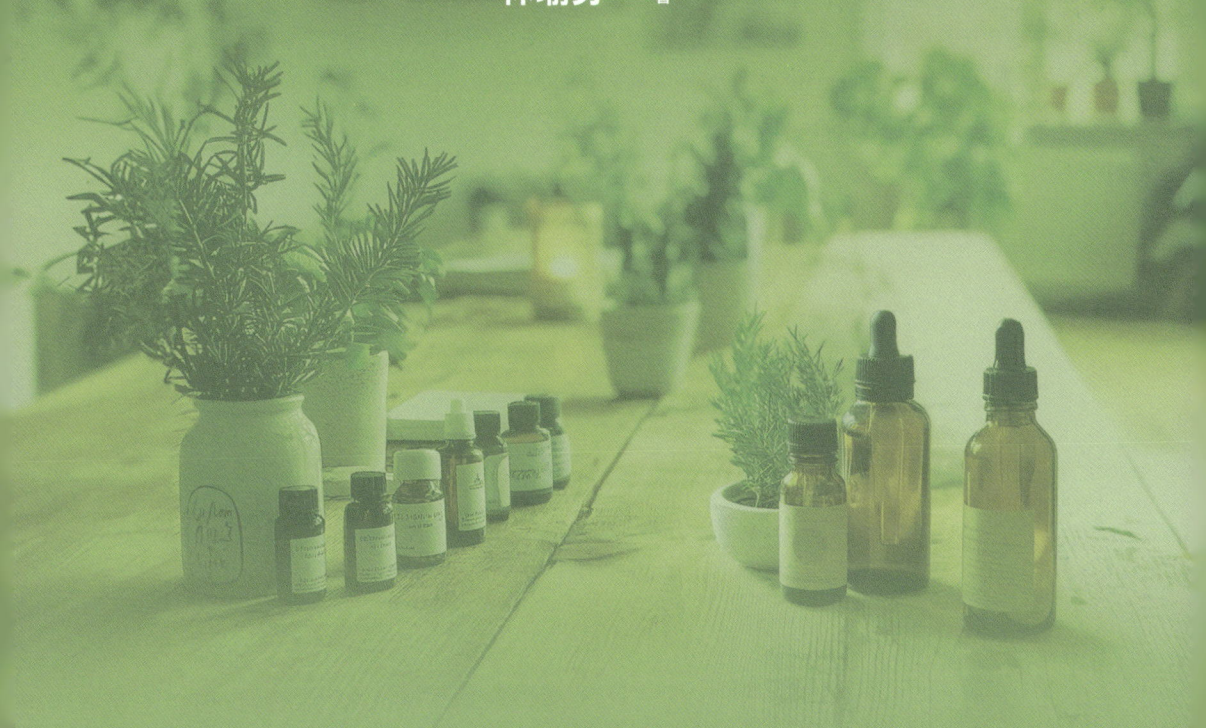

推薦序

臺灣荷柏園・花漾芳療學院 創辦人　**卓芷聿**

　　芳香療法是神的恩典，源自於大自然藥用植物的精華，具有豐盛的奧祕，又深又廣，能吸引不同領域、不同專業、不同個性、不同年齡、不同教育水平的人，來親近它、認識它，有的人是因情緒困擾走進了芳療的門，有的人是因健康問題，例如我是壓力性偏頭痛，非用芳療不可，有的人是因為對美的追求而愛上芳療。

　　與瑜芬相交超過 20 年，她是花漾芳療學院科班出身，澳洲國際認證的芳療師，近年更是學院的芳療講師。透過多年教學相長的機會，讓她對芳療的認識及應用更加個人經驗化，讓她有能力、有信心的為學生處理肌膚及身心等問題。瑜芬老師堪稱臺灣芳療界數一數二的美魔女，不僅看起來較實際年齡少 10 歲，身材更是無可挑剔，更重要的是有美麗的心及追求新事物的熱情。這本書是她的代表作，更是她成為美魔女祕訣大公開、沒有藏私的佳作。在她的芳療配方中，為了追求效果，只使用世界級最佳品質的精油，更沒有預算限制，大量使用花瓣精油。渴求擁有更多健康與美麗的讀者，我相信只要照著瑜芬老師建議的處方，搭配她建議的瑜珈練習，一定能和她一樣成為人人稱羨的美魔女。我也要向她看齊，因為她多年修煉瑜珈及芳療有成，已成為我們芳療界美魔女的最佳代言人。

推薦序

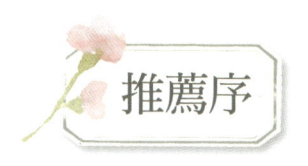

天下雜誌數位內容營運長 鄭淑儀

　　與作者瑜芬相識多年，我們曾是初入職場的同事，一起度過熬夜加班、學著成為上班族的青澀歲月。後來我們各自走上了不同的道路——我仍然是一個上班族，而讓我驚訝的是，她開啟了跟當年完全不一樣的新人生。

　　當她邀請我為這本書寫序時，我忍不住笑了，我這個「芳療小白」能分享什麼心得呢？或許，正是希望我能從一個與她完全不同的角度——一個忙碌且對芳療陌生的中年職場女性的視角，來分享這本書的價值吧。

　　瑜芬用一種清新、輕鬆的語調，讓我迅速融入這個世界。這本書並不是那種滿篇術語的教科書，而是像個溫暖的老朋友，輕輕告訴你，如何用幾滴精油改善心情、讓日子變得更加美好。

　　身為一個雜誌工作者，我習慣性地挑剔內容的可操作性，而書中的每一個配方都那麼簡單、實用，甚至讓我這個門外漢都躍躍欲試，想實際動手試試芳療，看看它是否真的能為我的日常帶來這樣的轉變。

　　《精油新手的實用芳療》不僅僅是一本芳療的入門指南，更像是一位好朋友的真摯分享，提醒我們在每個平凡的日子裡，放慢腳步，照顧自己，感受生活的芬芳與美好。

　　祝福瑜芬和瑜芬的家人，也祝福看到這本書的你。

推薦序

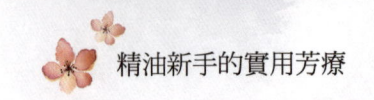

《媽媽寶寶》全媒體副總編輯 **李藹芬**

你可以閉上雙眼不看，摀住耳朵不聽，甚至緊閉嘴巴不吃，但卻無法捏住鼻子不呼吸。也因此，當天然植物的香氣撲鼻而來，總能在不經意的瞬間，放鬆了原本緊繃的心情。此時的你，不再是過客，而是準備走入芳療的世界。

然而，該如何讓自己踏入浩瀚無垠的芳療領域呢？這本《精油新手的實用芳療》將是你的最佳入門引導書！書中帶你認識 52 種植物，以及有保健功效的精油複方。內容淺顯易懂，讓你在日常生活中逐步累積芳療知識，成為自我照顧的好幫手，呵護身心靈的利器！

現代繁忙的生活無可避免帶來疲憊感，但只需一抹你最愛的香氣，便能在香氣入鼻的時候，瞬間恢復活力。而那抹宜人的香氣，就在這本書中等你發現！

推薦序

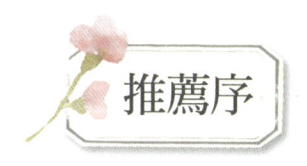

秉坤婦幼醫療護理科主任 **魏秀穎**

　　與瑜芬老師的相遇是一場美好的偶然，源於工作需要而請她來教授瑜珈。最初經過她的課堂時，總能遠遠聽到她那溫柔而有節奏的聲音，伴隨著令人放鬆的精油香氣。產婦們課後的好評如潮，這也讓我與瑜芬老師的課程緣分從此展開。

　　當桃園秉坤婦幼醫院成立生殖中心時，我們希望透過彼拉提斯和經絡按摩來幫助未來媽媽們。經由詢問才知道瑜芬老師正好擁有這方面的專長，這真是我們的幸運。每次課堂，老師都會為我們帶來獨特的規劃，從經絡走向、按摩手法、精油芳療，到身體各部位的伸展與暖宮調理，每一堂課都讓人充滿期待。

　　作為婦幼醫療工作者，我由衷地推薦瑜芬老師這位全能的專家。她將瑜珈、彼拉提斯與芳香療法結合，不僅幫助女性實現夢想，還能有效管理健康與釋放生活壓力。這本《精油新手的實用芳療》用淺顯易懂的方式呈現，讓每位讀者在家中都能與自己的身體對話，達到身心靈的全面放鬆，實在值得推薦給每一位讀者。

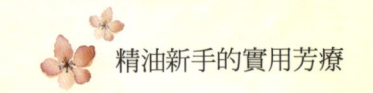

精油新手的實用芳療

作者序 PREFACE

芳香療法＋瑜珈提斯
是我保持健康、美肌瘦身、
抒發情緒的妙「芳」

　　我與芳香療法及瑜珈彼拉提斯的結緣，至今已 20 年。當時我還是位服務於大型企業的公關企劃小主管，工作的壓力極大，責任制的工作造就了不確定的下班時間，假日常常得加班，三餐不定時。我心想：難道我就這樣上班一輩子嗎？

　　在最後一份全職工作的企劃機緣下，我認識了芳香療法，遇見了我的芳香療法啟蒙老師——台灣花漾芳療學院的卓芷聿校長，開啟了我與植物精油相伴的美麗新人生，由純粹喜愛植物精油的天然香氣，到開始學習芳療，取得澳洲 AAOWT 澳亞健康治療學院芳療諮詢師證照，現在的我已是教育部部定講師、澳洲荷柏園 HERBOX 暨台灣花漾芳療學院認證班芳療講師，也在開南大學教授芳香療法實作與紓壓芳療等課程十多年的時間。

　　同時，為了紓解長時間的工作壓力，我也在住家附近的舞蹈教室學習瑜珈與彼拉提斯。學出興趣後，我進修並取得美國有氧體適能協會（AFAA）的墊上核心運動（Mat Science）指導教練證照，開啟了我芳香療法與瑜珈彼拉提斯的教學斜槓人生。甚至，我的一位大學同學還點醒了我：我的名字中的「瑜」就是瑜珈、「芬」就是植物精油的芬

006

PREFACE · 作者序

芳香氣呀！這也成了我斜槓人生的美好起源。

我的第一本書《跟著四季作芳療 效果 Up 10 倍》帶領對芳香療法與瑜珈彼拉提斯有興趣的朋友們，藉由四季植物的精華來照顧身心靈健康。我也在各大專院校、社工單位、醫療院所及企業團體分享紓壓芳療與手作芳療保養品等講座與課程，發現對於現代高壓競爭社會下的朋友們，芳香療法能有效緩解身體不適、舒解壓力並調理情緒。

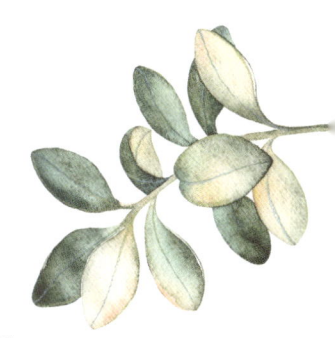

隨著 AI 科技的快速發展、資訊傳遞的多元化，以及公共衛生環境創造出更多變異疾病，全世界的人類身心靈都經歷了劇變。這是我編寫這本《精油新手的實用芳療》的原因。因此，我特別提出養生健康時最重要的四大觀點：淨化再生、修復代謝、抗敏潤肺與紓壓暖身。

以這四大觀點為基礎，將芳香療法的主角——精油，從皮膚、身體與情緒保養三個面向介紹 40 款精選且 CP 值極高的精油，搭配植物油、藥草療癒油，以及各類無香精添加的基礎乳液、乳霜、油膏與精露，打造出 52 個特別適合現代人使用的 DIY 芳療小物與精油保養品。

書中的每一個配方都是我親身實驗過，能夠有效幫助緩解身體不適與療癒情緒的方法，分享給讀者朋友們。同時，我也設計出 15 招實用有效的瑜珈彼拉提斯運動，你能搭配書中的芳療配方，讓運動效果更明顯，促進身心健康。加上適合的按摩工具，讓身心靈的保健變得輕鬆又有趣，希望芳療與瑜珈彼拉提斯的種子能植入現代人的生活中，提升生命品質。

我不是在教芳療與瑜珈彼拉提斯的教室裡，就是在前往教室的路上。這樣的生活模式讓我每天都充滿開心自在、幸福寫意。這樣的模式也讓我充滿熱情，想分享給每一位朋友，並且持續探索植物精華的無窮能量。感謝父母賜予我的名字，也感謝我的家人，他們始終是我的前進能量，讓我和朋友們能夠沉浸在芳療與瑜珈彼拉提斯的美好氛圍中。

目錄 CONTENTS

推薦序　卓芷聿　　　　　　　　　　002
推薦序　鄭淑儀　　　　　　　　　　003
推薦序　李藹芬　　　　　　　　　　004
推薦序　魏秀穎　　　　　　　　　　005
作者序　　　　　　　　　　　　　　006
芳香療法的基本知識　　　　　　　　012

SECTION 1
淨化再生篇

淨化再生保養重點　　　　　　　　018
1 | 淨膚潔顏埃及天竺葵　　　　　　020
2 | 平衡滋養真正薰衣草　　　　　　024
3 | 舒敏消炎羅馬洋甘菊　　　　　　029
4 | 淨化緊實杜松子　　　　　　　　034
5 | 清心活力辣薄荷　　　　　　　　038
6 | 舒緩浮腫野生絲柏　　　　　　　042
7 | 婦科保養快樂鼠尾草　　　　　　047
8 | 百藥之長中國肉桂　　　　　　　051
9 | 口臭緩解沉香醇百里香　　　　　056
10 | 清新再生橙花　　　　　　　　060
11 | 睡眠減壓複方　　　　　　　　064
12 | 平衡情緒複方　　　　　　　　068
13 | 升陽固脫複方　　　　　　　　072

SECTION 2
修復代謝篇

修復代謝保養重點   *078*

1 | 平衡控油馬丁香   *080*
2 | 角質代謝回青橙   *084*
3 | 曬後修護蘆薈膠   *088*
4 | 身輕如燕有機檸檬   *092*
5 | 打擊脂肪馬鞭草酮迷迭香   *096*
6 | 健胸按摩大馬士革玫瑰   *100*
7 | 腿部緊實樟腦迷迭香   *105*
8 | 消除異味葡萄柚   *109*
9 | 身體角質清理香水樹   *113*
10 | 抑菌潔淨茶樹   *117*
11 | 焦慮緩解複方   *121*
12 | 消化順暢複方   *125*
13 | 祛濕消暑複方   *129*

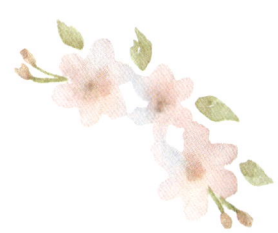

SECTION 3
抗敏潤肺篇

抗敏潤肺保養重點   *134*

1 | 深度潔顏白千層   *136*
2 | 抗敏消炎德國洋甘菊   *140*
3 | 黑眼圈 bye-bye 西澳檀香   *144*
4 | 暗沉剋星桂花   *148*

5	呼吸順暢澳洲尤加利	*153*
6	久咳緩解乳香	*158*
7	美背緊實茉莉	*162*
8	潔體保健佛手柑	*166*
9	頭皮健康檜木	*170*
10	煩悶失眠甜馬鬱蘭	*174*
11	長新冠咳嗽緩解複方	*178*
12	氣喘平緩複方	*182*
13	潤肺腸濡複方	*186*

SECTION 4
紓壓暖身篇

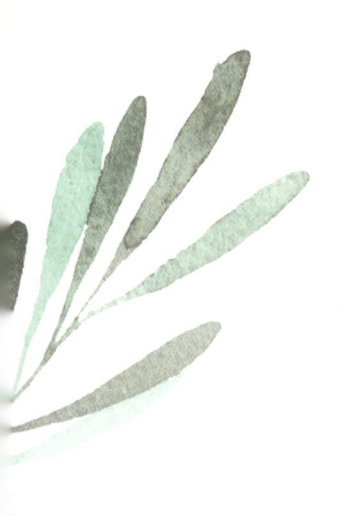

紓壓暖身保養重點		192
1	拯救鼻炎坤希草	*194*
2	除細紋滋養沒藥	*198*
3	美頸保養花梨木	*202*
4	舒爽潤唇胡蘿蔔籽	*206*
5	消除負能量芳枸葉	*210*
6	乾燥指甲保健有機甜橙	*214*
7	居家清潔有機檸檬草	*218*
8	增強免疫羅文莎葉	*222*
9	護手妙方永久花	*226*
10	身體暖暖薑	*230*
11	身心平衡複方	*234*
12	提升注意力複方	*238*
13	丹田溫灼複方	*242*

SECTION 5
瑜珈提斯氧身篇

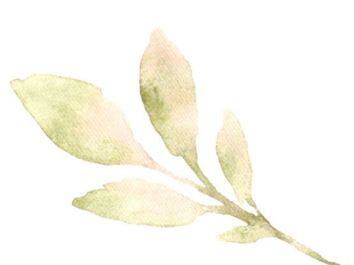

第 1 招	芳療瑜珈提斯	*248*
第 2 招	腹式呼吸靜心冥想練習	*251*
第 3 招	頭部舒壓瑜珈	*254*
第 4 招	肩頸舒壓放鬆運動	*258*
第 5 招	虎背蝴蝶袖雕塑運動	*262*
第 6 招	小腹婆 bye-bye 核心運動	*266*
第 7 招	腰腹核心運動加強版	*270*
第 8 招	瘦腰減油有氧運動	*274*
第 9 招	提臀美腿伸展操	*278*
第 10 招	髖關節調整運動	*282*
第 11 招	消小腿水腫瑜珈提斯	*287*
第 12 招	矯正脊椎強化運動	*291*
第 13 招	全身血液循環有氧操	*295*
第 14 招	全身雕塑伸展操	*299*
第 15 招	揮別收假症候群的能量運動	*304*

SECTION 6
居家必備 12 款精油與香氣妙方

| 居家必備 12 款精油 | *310* |
| 香氣氧身錦囊妙方 TIPS： |
用 12 種必備精油創造出 36 種功能配方	*311*
身體保健	*311*
情緒保養	*311*
居家香氣	*312*

附錄：精油按摩穴位圖　　　　　　　　　　　　*313*

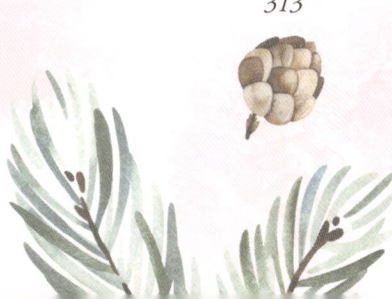

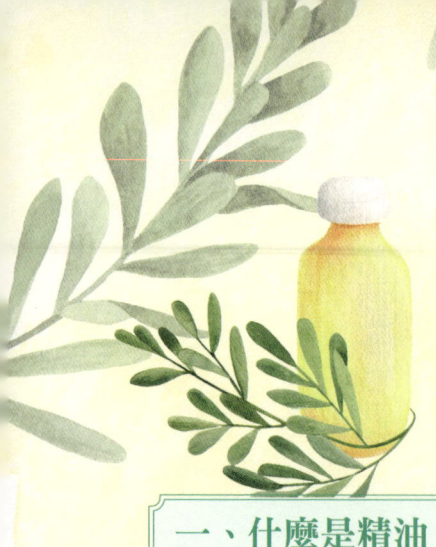

芳香療法
的基本知識

一、什麼是精油（Essential Oil）

　　精油是從天然植物所萃取出的精華，包裹著植物的氣與能量。當我們用不同的萃取方法，例如冷壓萃取法、蒸餾法或是有機溶劑法等，將植物中的揮發油收集起來，便成為了精油。精油中往往散發植物的自然香味，如：玫瑰花的香氣、剝橘子皮時所散發出來的果香、割草時的清新草香、木頭傢俱產生的自然氣味等。

二、如何判定精油品質

商標

值得信任的精油廠商必定會有專屬的品牌名稱與 LOGO 標示，這是辨別精油品質的首要事項。

香氣

天然精油的香氣，在鼻腔中會產生層次性的變化。第一次使用的精油可以試一滴於手腕內側，每隔 30 秒左右嗅聞手腕的氣味變化，與體溫結合後的天然植物精油氣味變化十分有層次，同時會漸次溫潤柔和。果皮類精油揮發最快，葉子與花瓣類其次，木心與樹脂類精油最持久。

純度

百分之百純正與天然的精油，沒有添加或是混雜任何劣質成分，或是人造

的化學芳香劑。可信賴的廠商通常會在精油瓶身上的標籤印製「Pure Essential Oil」或是「純精油」的字樣。

名稱與萃取部位
使用市場上熟知的植物俗名，並應清楚標示萃取的植物部位。

拉丁學名
精油產品必須提供精確的植物拉丁學名，才能進一步瞭解其化學型態，並對應芳療功效。

產區
植物精油需於標籤上明白標示植物的產地，有助於確認其精油品質。

栽培方法
該植物精油的栽培方式是特選、傳統、野生採集、有機，或是野生採集合併有機栽種等，這有關乎該精油的品質精純與否以及製造是否符合標準化。

萃取方式
標示為冷壓萃取法、蒸餾法、有機溶劑萃取法或是超臨界 CO_2 萃取法。

批號
每一支精油都有批號，可追蹤它的生產過程，以及生產當時的天然環境狀態等。

當地認證字號
精油的產地來自世界各地，必須清楚標示當地主管機關所許可的代號，才能確保其療效與功能用途。

有效日期
確保植物精油的新鮮度與保障消費者的使用安全。

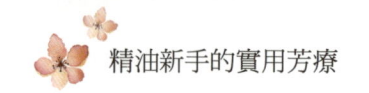

因此，若有品牌能夠清楚標示以上的精油資訊與製作過程，讀者們都可以參考選擇喔！

三、精油滴數的換算

市面上的精油滴口依孔徑的大小不同，一毫升（1mL）的滴數從 18 滴到 40 滴都有，本書中的計算則以最普遍使用的一毫升 20 滴為標準。掌握這點後，就可以輕鬆的計算出每一項 DIY 產品需使用的精油劑量。

例如：希望以植物油 25mL 製作濃度 5% 的精油劑量時，精油的滴數就是：25mL x 0.05 x 20=25 滴精油。一般成人的精油用量：建議臉部 DIY 以 2.5% 為上限；身體 DIY 以 10% 為上限。七歲以下孩童減半使用。

四、DIY 的基本材料

精油、植物油、藥草油、精露、瀉利鹽、海鹽、藥用酒精、蘆薈膠、精油用基底乳液、泥岩粉、小蘇打粉、有機醋、乳油木果脂、可可脂、蜂蠟、乳化劑、無香精的洗髮精、沐浴精等。在一般精油專櫃或值得信任的美容保養材料行都可以買，而食用類的材料在一般商店即可買到。

五、DIY 的基本工具

玻璃量杯、玻璃的調油缽、不鏽鋼或可耐精油的塑膠量匙（刻度為 5mL≒1 茶匙、10mL 及 15mL≒1 湯匙為宜）、10 到 100mL 容量的精油瓶、玻璃滴管、玻璃或是可耐精油的噴瓶、玻璃乳霜瓶、電動攪拌器、電子秤（可量至小數點後一位，最高可量到 500g）、標籤紙、記錄 DIY 調劑的筆記本、乾淨的抹布或是紙巾等。各位可以在網路上尋找信用良好的賣家，或是到一般的材料行採買這些空瓶罐和工具。

六、調製的步驟

原則上將油的劑型（如植物油、乳液、乳油木果脂、可可脂、蜂蠟等）與水的劑型（如精露、蘆薈膠、藥用酒精等）分開調配，之後進行再調合，加入乳化劑會使製品更加融合。精油因為具有揮發的特性，建議最後再加入製品中；同時盡量先將多種精油先調入滴管中，使其均勻後再加入製品中調勻。

七、精油的敏感測試

絕大多數的精油都不會造成皮膚過敏反應，只有一些較具刺激性的香葉草醇或是酚、醚類精油，比較有可能造成敏感性肌膚的過敏反應，因此當不確定時或是第一次使用該精油，可以先做肌膚試驗。將一滴精油滴於手腕或是手肘內側，停留至少二十分鐘，最長可達兩天（四十八小時）。觀察是否有不舒服、紅腫或發癢的情形。萬一出現過敏，只要停止使用，精油即可隨著時間慢慢代謝消失；如果沒有過敏反應，基本上就代表你的肌膚適合使用這支精油。若使用光敏性精油建議晚上使用，白天使用要防曬。

八、如何保存精油與 DIY 製品

1. 存放於陰涼通風處。
2. 避免日光直射。
3. 避免濕度過高。
4. 使用時滴口盡量不接觸手指，使用後瓶蓋一定要旋緊。
5. 氣溫高時建議放入冰箱中。
6. DIY 製品上一定要標示製作日期，以便掌握有效期限。

7. 未添加抗氧化劑或抗菌劑的 DIY 製品，建議在製作後 3 個月內使用完畢。
8. 精油與相關產品應依據有效期限使用，但柑橘類精油與植物油較容易氧化，使用前若發現油耗味或香氣變質，建議不要再使用。

九、精油有哪些安全的使用方式？有使用禁忌嗎？

基本上，精油可以用來薰香、調入基礎材料中按摩、泡澡、製成香水等。不建議直接口服使用，但在合格專業的芳療諮詢師指導下，並運用內服調合劑或安全的食品級食材，以及對自身健康狀況有清楚了解的情況下，可以審慎使用。

精油直接接觸皮膚時也需在合格專業的芳療諮詢師指導下進行。含有酚類、醚類與酮類等分子的植物精油較容易刺激皮膚，必須少量使用；芸香科或繖形科類精油，由於富含呋喃香豆素（如佛手柑內酯、補骨脂素等），較易產生光敏性，使用於皮膚上時須將劑量降至 1% 以下，同時使用後的 8 至 12 小時內避免紫外線、燈光與電腦螢幕等光線照射。

十、我可以每天使用精油嗎？使用頻率應該如何安排？

一般健康成年人每天使用精油保養是沒有問題的。但對於身體較為虛弱的長者、孕婦、正處於疾病狀態的患者與學齡前的孩童，則建議減少使用量，並在感到不適時立即停用。若是為了保健考量，同一配方建議使用 3 週後休息 1 週再繼續使用。

精油大致可分為鎮靜類與激勵類。鎮靜類精油，如醛類、酯類與酮類，較適合需要放鬆、晚間睡眠前或無需過於專注時使用；反之，激勵類精油，如單萜醇類、酚醚類、氧化物類與單萜烯類，則適合需要充滿活力、提振精神、白天使用。

SECTION 1

淨化再生篇

淨化再生保養重點

當你要達到身心健康，關鍵在於身心功能是否健全和平衡。當環境壓力過大或生活中問題頻繁時，身體和心靈可能會累積令你不舒服的能量，此時需要透過淨化來維持身體、皮膚和情緒的健康與平衡。

皮膚保養方面，我特別推薦適合淨化皮膚並幫助細胞再生的精油，如埃及天竺葵、真正薰衣草、羅馬洋甘菊和橙花等，為皮膚帶來潔淨、清爽無負擔的保養效果。

身體保養方面，建議使用具有收斂作用、排除多餘水分與老廢物質、促進血液循環及調節荷爾蒙的精油，如辣薄荷、絲柏、快樂鼠尾草、中國肉桂與沉香醇百里香等。這些精油因含有單萜醇成分，對細胞再生有顯著效果。

情緒調理方面，助眠、養肝與調整情緒的精油，如杜松子、真正薰衣草、埃及天竺葵與羅馬洋甘菊等，能有助於提升陽氣、鞏固精氣，並舒緩睡眠障礙與平衡中樞神經系統。

在這一章中，我精選了最適合淨化再生的 13 款植物精華製成的 DIY 保養品，幫你身心靈保養事半功倍，輕鬆達到最佳效果！在你感到卡關時，我們需要排出過去的負能量，迎接新的能量，讓身心靈處於活化、再生及充滿正能量的狀態，才能迎接新的一頁。

SECTION 1 · 淨化再生篇

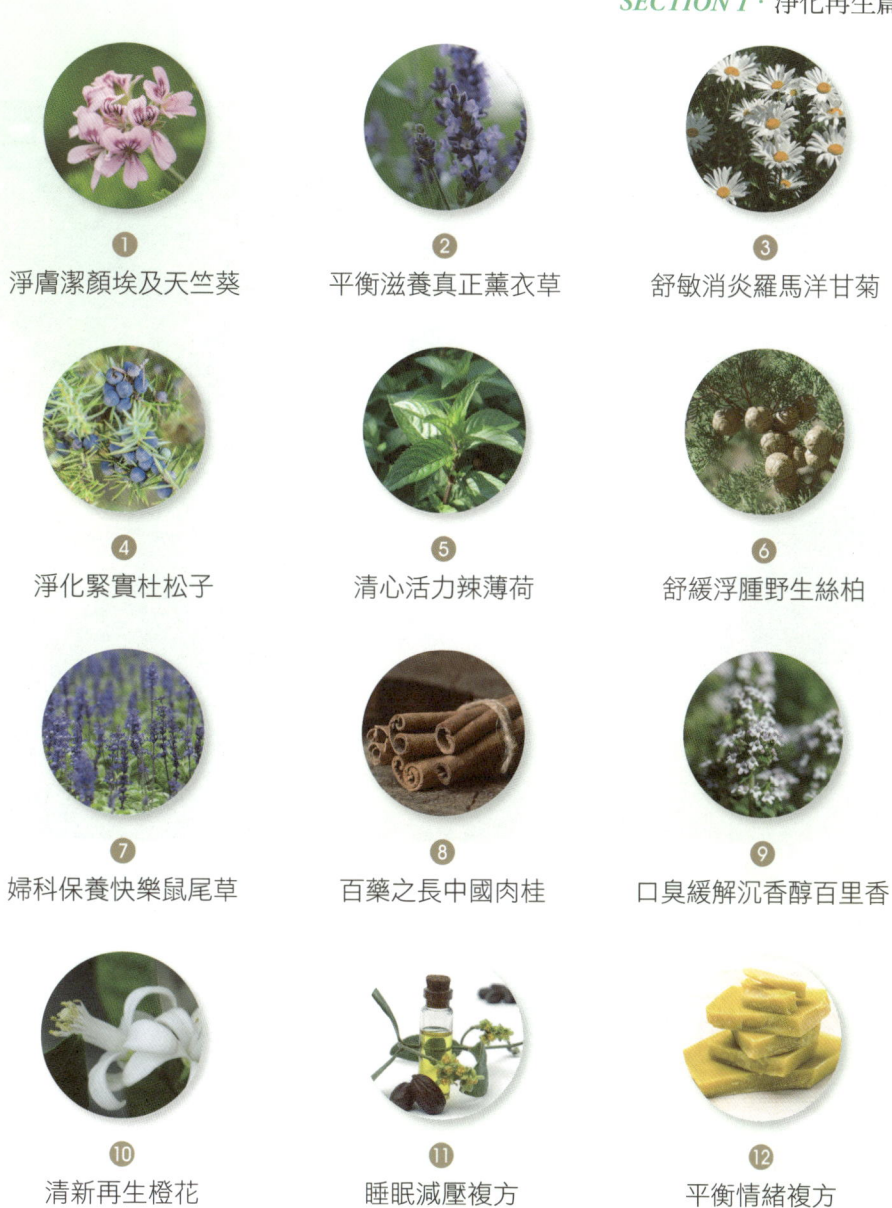

❶ 淨膚潔顏埃及天竺葵

❷ 平衡滋養真正薰衣草

❸ 舒敏消炎羅馬洋甘菊

❹ 淨化緊實杜松子

❺ 清心活力辣薄荷

❻ 舒緩浮腫野生絲柏

❼ 婦科保養快樂鼠尾草

❽ 百藥之長中國肉桂

❾ 口臭緩解沉香醇百里香

❿ 清新再生橙花

⓫ 睡眠減壓複方

⓬ 平衡情緒複方

⓭ 升陽固脫複方

精油新手的實用芳療

1. 淨膚潔顏埃及天竺葵

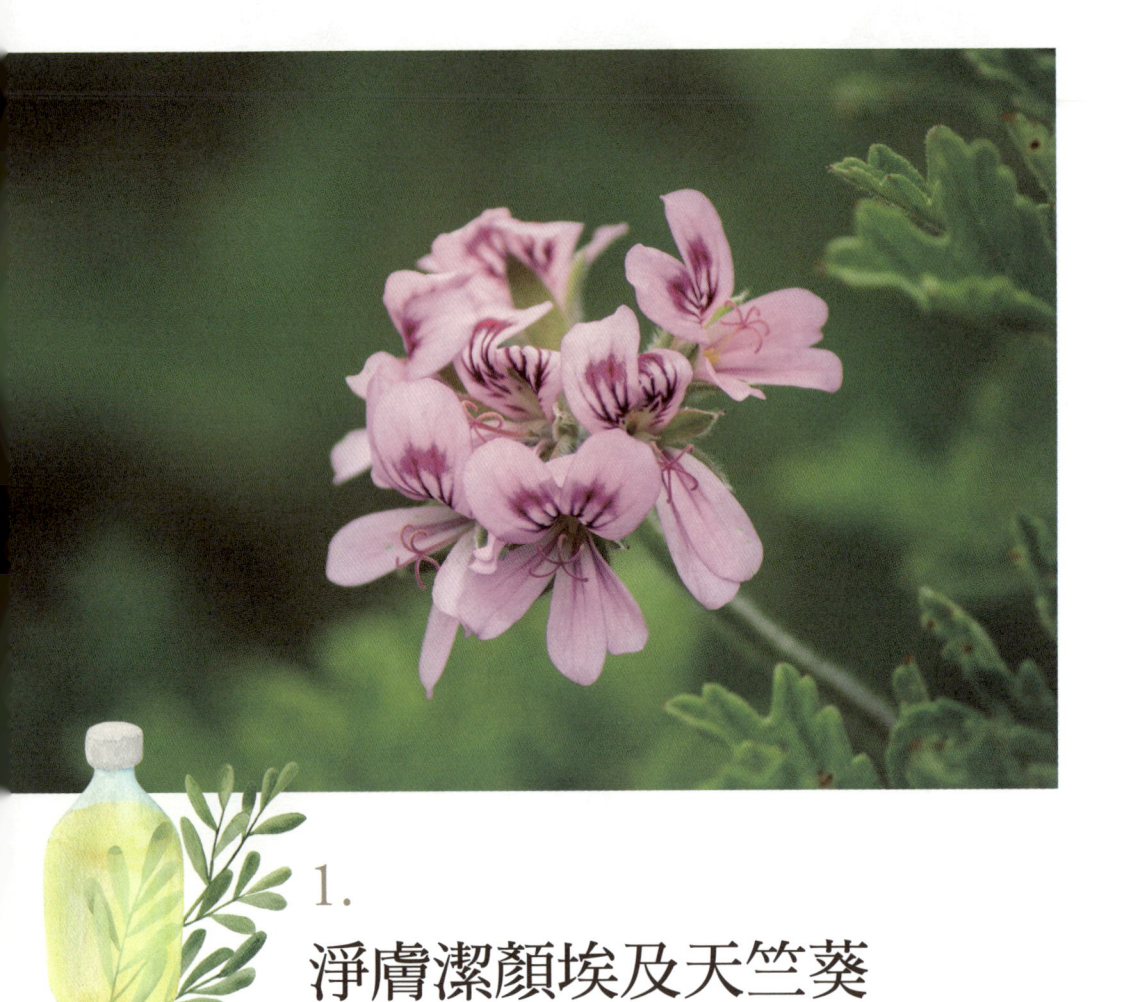

想要化出美麗的妝不容易，卸下它當然要更費功夫！很多女生常常因為太疲倦或是偷懶，隨便抹個兩三下後就擦上保養品睡覺，卻不知隱形的皮膚老化殺手已經找上身，然後再總是抱怨各種保養品對她的皮膚都沒有效果，皮膚還是又乾又粗糙，暗沉無光澤。因此卸妝對於想要延緩肌膚老化的人來說，真的非常重要！

在我的芳療教學學員中，大多是上班族的女生，二十多歲到三十多歲者居多。每位同學都很重視自己的皮膚保養，基本上膚質也不差，不過因為需要上妝的關係，回到家後就需要適當的卸妝，現在最夯的就是卸妝油。然而困擾這些女生們的現況是，因為大多數的卸妝油會添加矽質的潤滑油成分，讓卸妝產品呈現出稀薄如水、黏稠、果膠的液體狀，容易吸附厚重油脂，有些卸妝油甚至可能添加礦物油為基底。每天使用的結果就是毛細孔阻塞，後續的保養品根本無法被皮膚吸收，甚至造成皮膚大量出油、發炎。於是我建議她們使用天然植物油製成的卸妝油，同時也請她們減少過度使用彩妝品，並改用沒有添加香精香料或是過多的合成物質的彩妝品。結果因為年輕膚質的再生能力很好，皮膚很快就又恢復光采與細緻，而且在卸妝的同時因為精油的香氣也讓身心感到放鬆，肌膚的細胞也充滿了活力。

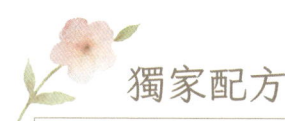

獨家配方

埃及天竺葵卸妝油
埃及天竺葵精油 8 滴＋荷荷芭油 15mL＋天然外用調合劑 15mL

精油新手的實用芳療

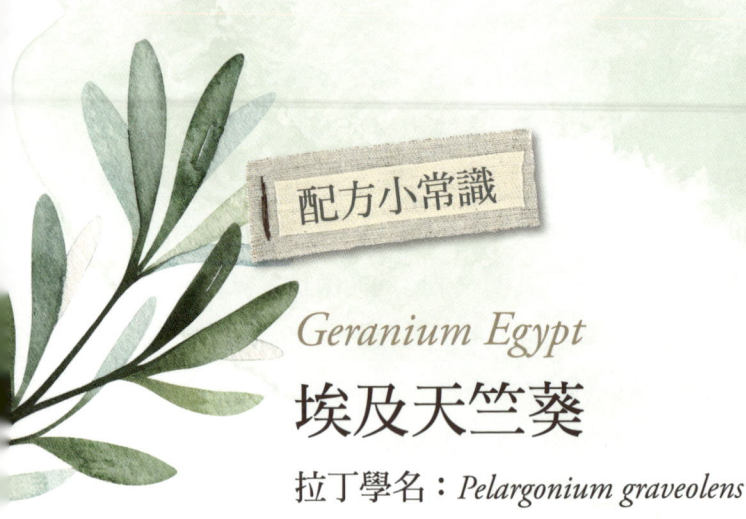

配方小常識

Geranium Egypt
埃及天竺葵

拉丁學名：*Pelargonium graveolens*

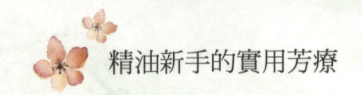

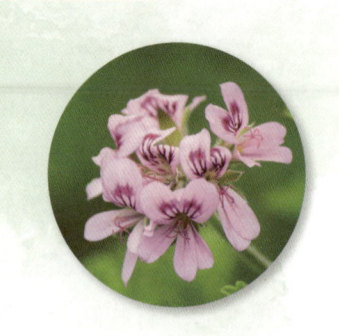

　　來自留尼旺島的埃及天竺葵（Geranium Egypt）精油，其軟化皮膚、恢復皮膚彈性與抗菌的功能非常好。它屬於花瓣類精油，與玫瑰有類似的香氣，但帶著輕微的木質味。

　　它是平衡肌膚狀況的好幫手，有預防皺紋、黑斑，使肌膚回春、調整皮脂分泌與平衡荷爾蒙的作用。常用於護膚，對於乾燥、中性與油性肌膚都很好。特別是在心理層面上，對於過度追求完美，每件事都想要做到一百分，而使心情搖擺不定或身心感到不平衡時，它能幫助你找到安心的平衡點。

　　它更是很好搭配的精油，可以有效發揮精油的協同作用，除了增益其他精油功效之外，還會因為搭配而改變自身的氣味，散發整合的迷人香氣。不過，懷孕中的女性與極度敏感肌膚者要小心使用。

🌸 荷荷芭油（Jojoba）

基本上只要使用天然的荷荷芭油（Jojoba）就有很好的卸妝效果了。它的特性上可以取代鯨蠟脂，而且是極佳的保濕品，完美的深層保養效果能夠補充皮膚失去的水分，使得皮膚表面生成的油脂層能夠得到穩定，皮膚能夠再度恢復柔嫩光滑，像是敏感性肌膚、乾燥膚質與因暖氣或冷氣造成的皮膚過敏現象，都能夠得到舒緩。

🌸 外用調和劑（Essential Solubiliser）

為了使卸妝油在按摩卸妝後讓清水沖洗掉，自己製作卸妝油時可以加上純天然植物萃取的外用調和劑（精油乳化劑），杏仁油與椰子油天然萃取的調和劑讓精油乳化成細小分子，同時穩定自製產品的品質，使油與水完美融合。

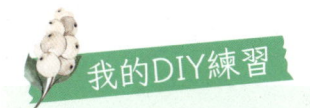

我的DIY練習

埃及天竺葵卸妝油：2.5% 精油

製作方法｜將荷荷芭油 15mL ＋天竺葵 8 滴先調勻後，再加上外用調和劑 15mL，三者混合均勻後，裝入 30mL 有滴口的深色精油瓶中。記得置於陰涼通風處保存，因未添加抗菌劑，盡量於三個月內使用完畢。若製作份量更多，精油用量以 2.5% 為上限。

使用方法｜每次洗臉前滴出 10～15 滴卸妝油，以畫圓方式輕柔按摩全臉，約一至兩分鐘後，以清水沖洗，接著再使用潔膚乳洗淨即可。

調合的替代材料｜真正薰衣草、有機茶樹、馬丁香、白千層精油等。

精油新手的實用芳療

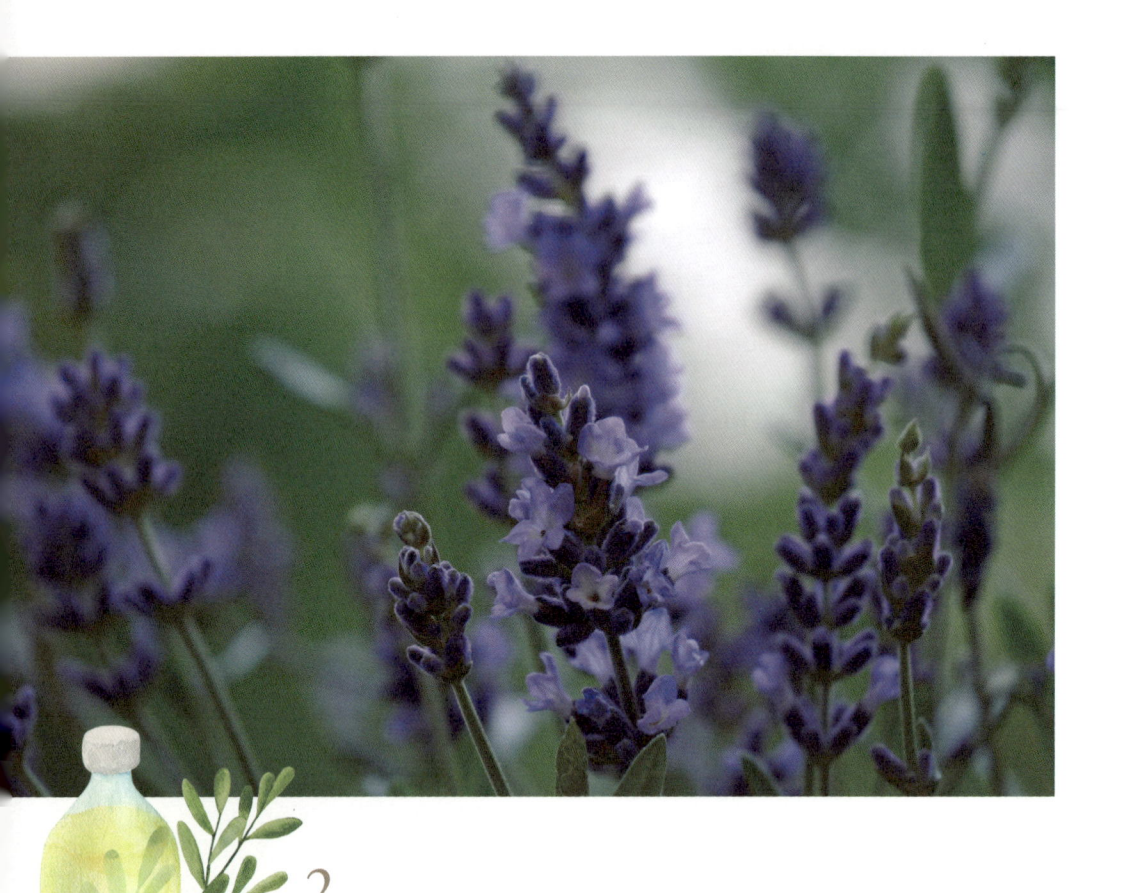

2. 平衡滋養真正薰衣草

　　多變的氣候讓肌膚很容易就產生敏感的情況，再加上乍暖還寒的氣溫，也讓身體的免疫力容易受到侵襲。身為人體最大的器官「皮膚」，除了能夠防止水分蒸發，還有防止外部汙染物、化學物質、紫外線及細菌等入侵的功能。組織結構上包含了表皮層、真皮層與皮下組織，最主要的三大組成是水分、蛋白質與脂肪酸，此外也負責呼吸、體溫調節、感覺機能及排泄等任務。

一位近三十歲的年輕上班族女性，長期為乾燥肌膚所苦，在一次瑜珈課程結束後來問我，有什麼方法可以改善她的肌膚問題。平常她用的是知名品牌的保濕型保養品，每週也都定期去角質與敷臉，同時每週一次固定上我的瑜珈課。問題就在於她愛喝咖啡、吃辛辣食物，同時經常熬夜趕企劃案，總是帶著滿滿的工作思緒上床，真正進入夢鄉大概是凌晨三點。

基本上就養生的概念而言，刺激性的食物一定會使身體上火，讓體內產生發炎的狀態，而熬夜晚睡與壓力當然也是造成她身體修護能力趨緩的主要原因之一。現代人的工作壓力已是無可避免的現實，只能請她先從飲食與作息方面進行調整，然後加上保濕修護型產品，幫助她的肌膚修護與對抗發炎。最後，再配合固定的瑜珈課程，透過課程中腹式呼吸的練習，差不多一個半月後，她的乾燥肌膚便改善了不少。

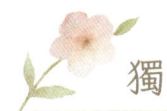

獨家配方

真正薰衣草保濕凝膠
真正薰衣草精油 12 滴＋荷荷芭油 5mL＋天然酵母膠 20g

精油新手的實用芳療

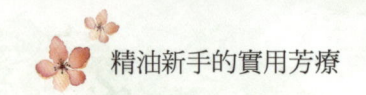

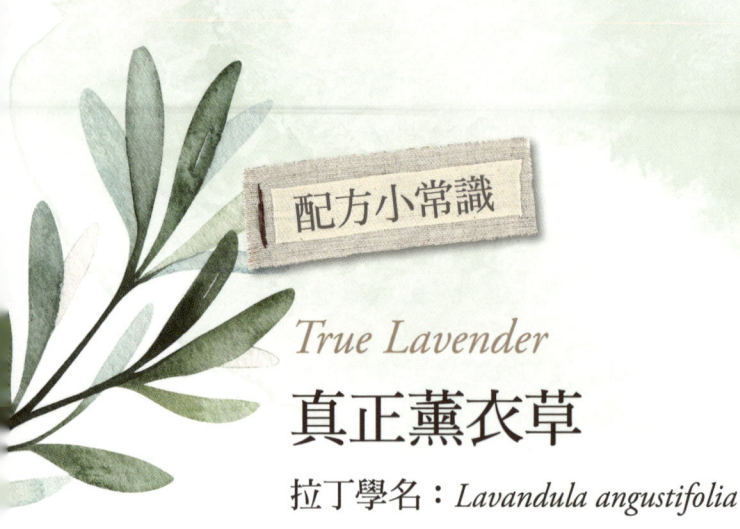

配方小常識

True Lavender
真正薰衣草

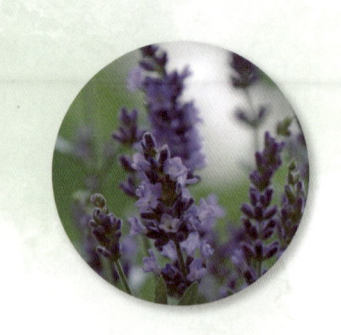

拉丁學名：*Lavandula angustifolia*

　　Lavender 一詞在英文裡就代表著淺紫色的意思，從深紫、粉紫到淺紫色，它的香氣清爽怡人，甜而不膩，可以和任何其他類型的香氣搭配，是芳香療法中最普遍使用的精油。它生長於排水良好的石灰質山岳地區，環境嚴峻，因此被認為具備在逆境中求生存的強大能量，同時具有良好的滋養身心靈功效。

　　真正薰衣草的安神、舒緩緊張焦慮的功效早就是眾所皆知。它還有個舉世聞名的真實故事：法國化學家蓋特佛賽（Rene-Maurice Gattefosse）因為一場實驗室的灼傷意外，而發現了薰衣草在修護燒燙傷與鎮定疼痛的神奇功效，因此讓薰衣草有了「精油之母」的美稱。富含乙酸沉香酯與沉香醇的真正薰衣草，具有溫和的抗感染、活化皮膚細胞、皮膚癒合、抗發炎、治療濕疹與牛皮癬的功能。薰衣草的語源來自拉丁文的 Lavare（洗濯），在歐洲文明裡和「潔淨」一詞是相近詞，能將內心的憂鬱、焦慮與傷痛一掃而空，也能緩和僵

硬的肌肉與鎮定疼痛，非常適合運用在運動前後的肌肉放鬆與痠痛舒緩。適合所有膚質，包含容易敏感的膚質。

🌸 天然酵母膠（Amigel）

天然酵母膠是由酵母白絹菌（Sclerotium rolfsii）於葡萄醣中培養出來，屬於多醣類的膠，吸水力高，且屬於植物性的膠化劑，非常適合添加於各種保養基底材料，也能均勻融合。同時為確保天然酵母膠最佳的抗菌效果，添加了天然的葡萄柚籽萃取物與中性莖類醇作為抗菌劑。

我的DIY練習

真正薰衣草保濕凝膠：2.5% 精油

- **製作方法**｜用標準電子磅秤分別量好 5mL 的荷荷芭油與 20g 的天然酵母膠。先將 12 滴真正薰衣草精油滴入荷荷芭油並攪拌均勻，再加入量好的 20g 天然酵母膠，攪拌均勻後即可裝填入耐精油的瓶罐中。記得置於陰涼通風處保存，盡量於三個月內使用完畢。若製作份量更多，精油用量以 2.5% 為上限。
- **使用方法**｜早晚洗臉後，於使用化妝水之後，取適量輕柔畫圓塗抹全臉與頸部。
- **調合的替代材料**｜埃及天竺葵、迷迭香、玫瑰、羅馬洋甘菊、香水樹精油等。

精油新手的實用芳療

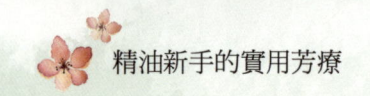

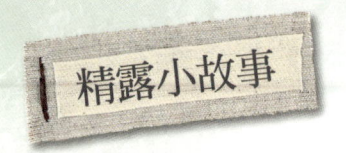

精露小故事

芳香精露（Hydrosols、Hydrolates、flower water）也叫做「純露」，是真正的花水，由花朵或芳香植物透過蒸餾萃取法時所產生的水型產品。精露的 PH 值在 2.9～6.5 之間，屬於弱酸性，與人體皮膚屬於弱酸性一致。精露中含有植物本身可溶於水中的芳香化合物，它的香氣、植物的能量及作用與原生植物十分相近。因此若能與原生植物萃取而成的精油合併使用，將能獲得該植物最完整的能量。

精露具有提振精神、平衡自律神經系統、收斂與保濕肌膚的功能，也能在肌膚的清潔之後使用，發揮再次清潔、軟化角質、潤澤肌膚與收斂毛細孔的功能。

使用方法

1. 當作安撫臉部的化妝保濕水。
2. 用來滋潤髮絲的保濕噴霧。
3. 在心靈上做為情緒的平和與舒緩。
4. 加入美容敷面敷體泥膜製作使用。
5. 無添加抗菌防腐劑的精露，可以用來內服，建議與純水 1：50 調合飲用，幫助調理身體、達到體內環保的功能。

🌸 真正薰衣草精露

PH 值介於 5.6～5.9，具有良好的保濕、修護肌膚組織與抗發炎的功能。對於平衡自律神經有良效，同時對於壓力造成的失眠問題有很好的益處。在心靈層面對應於第四脈輪「心輪」，能夠滋養與撫慰疲憊與受傷的情緒。

SECTION 1・淨化再生篇

3. 舒敏消炎羅馬洋甘菊

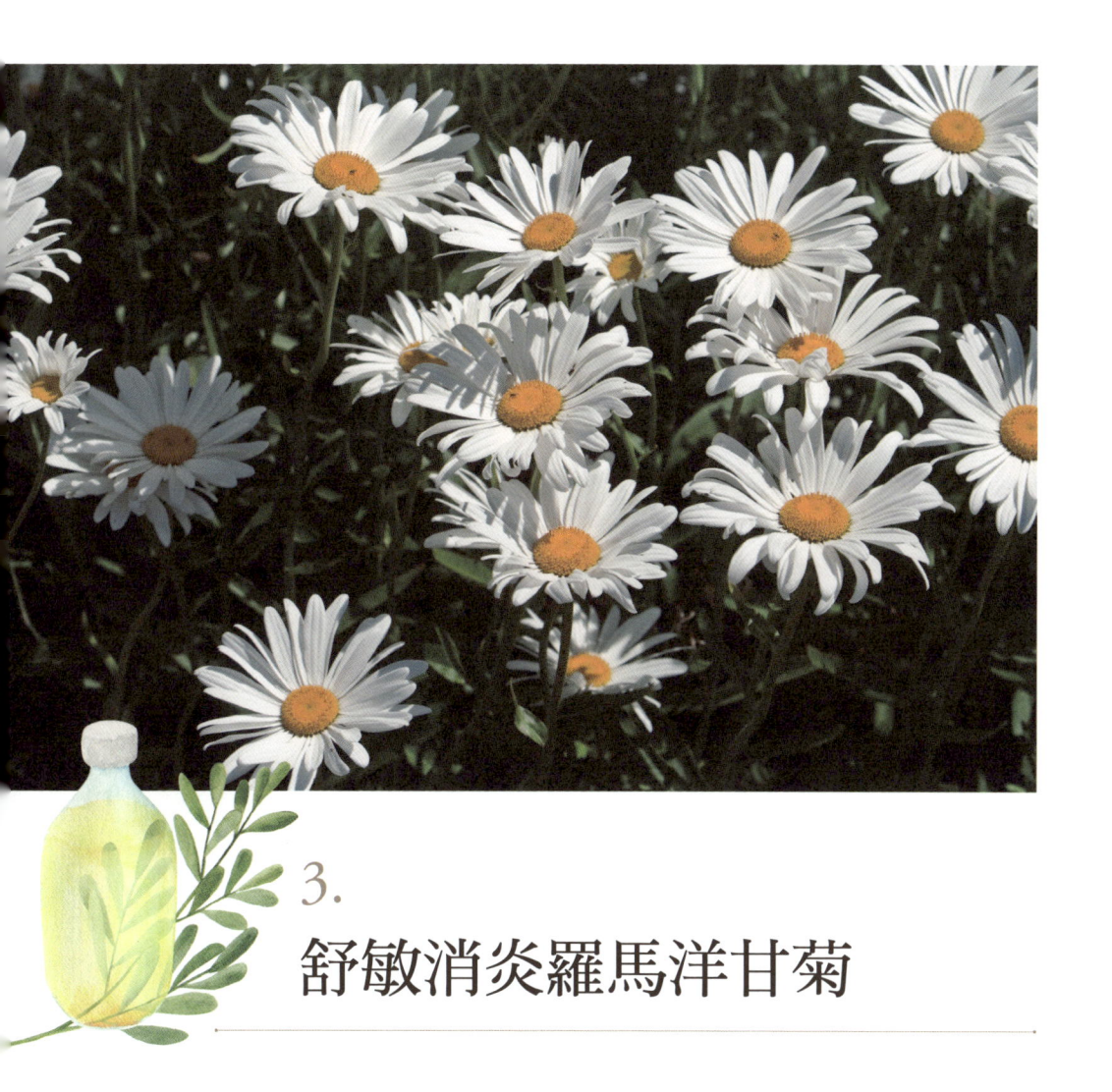

　　為了恢復眼睛的明亮與眼周肌膚的保養，寵愛自己的朋友們要開始做一些有效的保養功夫。當然最重要的是減少過度用眼的時間、多從事一些眼球運動，或是到戶外放鬆心情，看看青山綠水，這些都是治本的方法。

精油新手的實用芳療

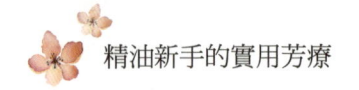

你也會有眼睛浮腫的煩惱嗎？眼睛周圍的輕微腫脹，意味著周圍的皮膚組織中積聚過多的水分，稱為水腫。有時可能是因為睡眠障礙，或是前一晚攝取太多水分、鹽分，尤其喝過多酒精飲料，都會造成眼皮浮腫。最好的消腫方式是避免以上不良習慣。

如果隔天要趕著出門，或有重要拍攝行程，你可以運用我提供的精油配方，用消炎抗敏的羅馬洋甘菊精油製作的眼部舒敏消腫按摩油，取用3滴，在手上均勻抹開，然後按摩睛明穴、攢竹穴、魚腰穴至瞳子髎等眼周穴位，有效緩解眼部浮腫的困擾。你也可以直接使用羅馬洋甘菊精露（純露）濕敷眼皮周圍，閉目養神放鬆，也是不錯的選擇。

獨家配方

羅馬洋甘菊舒敏消腫配方

羅馬洋甘菊眼部舒敏消腫按摩油
羅馬洋甘菊精油 2 滴+真正薰衣草精油 1 滴+荷荷芭油 5ml

羅馬洋甘菊濕敷液
羅馬洋甘菊精露 5ml＋內服用調和劑 5ml

SECTION 1・淨化再生篇

配方小常識

Roman Chamomile

羅馬洋甘菊

拉丁學名：*Anthemis nobilis*

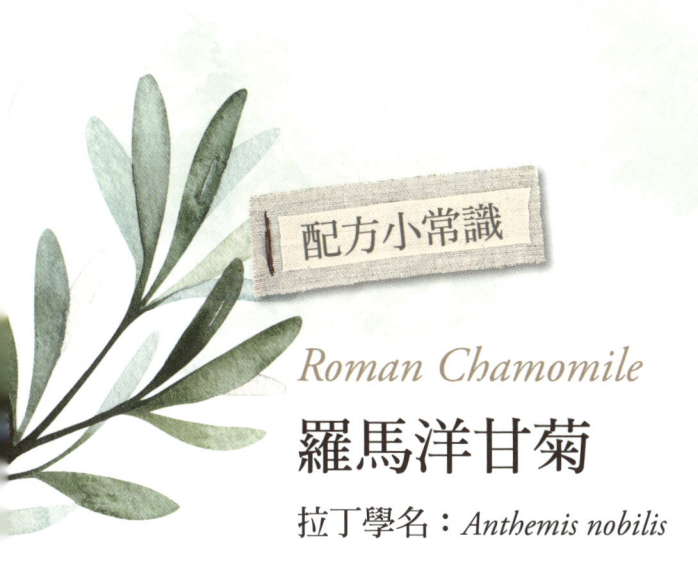

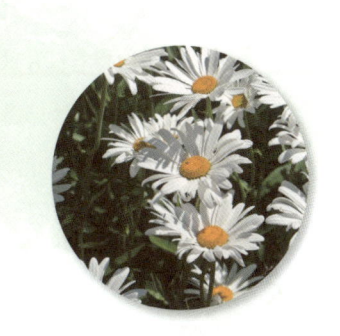

　　菊科的羅馬洋甘菊主要產地在法國、義大利等地，古希臘文為 Chamai-Melon，是「大地的蘋果」之意，因為它混合了草香與青蘋果香氣，西班牙文直接叫它「小蘋果」（manzanilla）。遠在古埃及時代就被視為是聖花，用來祭祀太陽神，也是盎格魯薩克遜民族的九大聖草之一，有「草木大夫」之稱。

　　它屬於水蒸氣蒸餾法而得的花瓣類精油，以酯類成分為主，因此具有很好的鎮靜放鬆、抗過敏、抗發炎與療癒關節腫脹的功能。在皮膚上能減緩搔癢、發炎與過敏的不適，香味強烈，對於壓力、失眠、驚嚇、焦慮不安、過度亢奮與頭痛的平衡都有助益。

精油新手的實用芳療

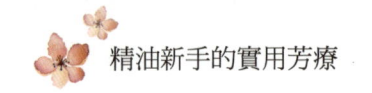

羅馬洋甘菊精露（純露）

PH 值介於 3.0～3.3，具有淡淡的甘草苦味，深具安撫、抑菌、抗過敏與抗發炎的功能。若是因為溫差大、長時間待在空調環境中引起的乾燥、脫水型的皮膚也有良好的保濕效果。特別適合用在因為過敏或是焦慮緊張、空氣污染導致的紅眼問題；也可以安撫疲憊的雙眼，敷眼效果也很好。在心靈的照護上，羅馬洋甘菊能夠幫助我們調整負面的情緒，移除受到限制的思想，重新面對生命中的多樣與挑戰。

內服用調和劑（Disper）

它是精油的天然乳化劑，由食物等級、非基因改造的大豆卵磷脂成分製成。在法國，內用調和劑主要用來做精油內服的調和品，也可以用來製作各式各樣液態的 DIY 產品，如噴霧、漱口水、沖洗水等。由於對於皮膚與黏膜組織的相容度很高，可以提供製作產品的穩定度。

我的DIY練習

羅馬洋甘菊天然舒敏消腫配方

1. 羅馬洋甘菊舒敏消腫按摩油：3% 精油

製作方法｜準備一個 5ml 滴管瓶，將羅馬洋甘菊精油 2 滴與真正薰衣草精油 1 滴，滴入瓶中後，再將 5ml 荷荷芭油加入搖勻即可。盡量於一個月內使用完畢。

使用方法｜眼睛浮腫疲勞時，於臉部洗淨後薄敷一層輕柔按摩眼周，亦可加強眼周穴位舒緩效果更好。

2. 羅馬洋甘菊濕敷液

使用方法｜眼睛比較敏感的朋友，可以 1:1 調合精露與內服用調和劑，直接濕敷眼皮，閉目休息約 5 分鐘；亦可將精露直接浸濕眼膜，敷於眼皮上約五分鐘。

調合的替代材料｜精油：真正薰衣草、快樂鼠尾草、玫瑰、德國洋甘菊、絲柏。

　　　　　　　　精露：真正薰衣草精露、玫瑰精露。

精油新手的實用芳療

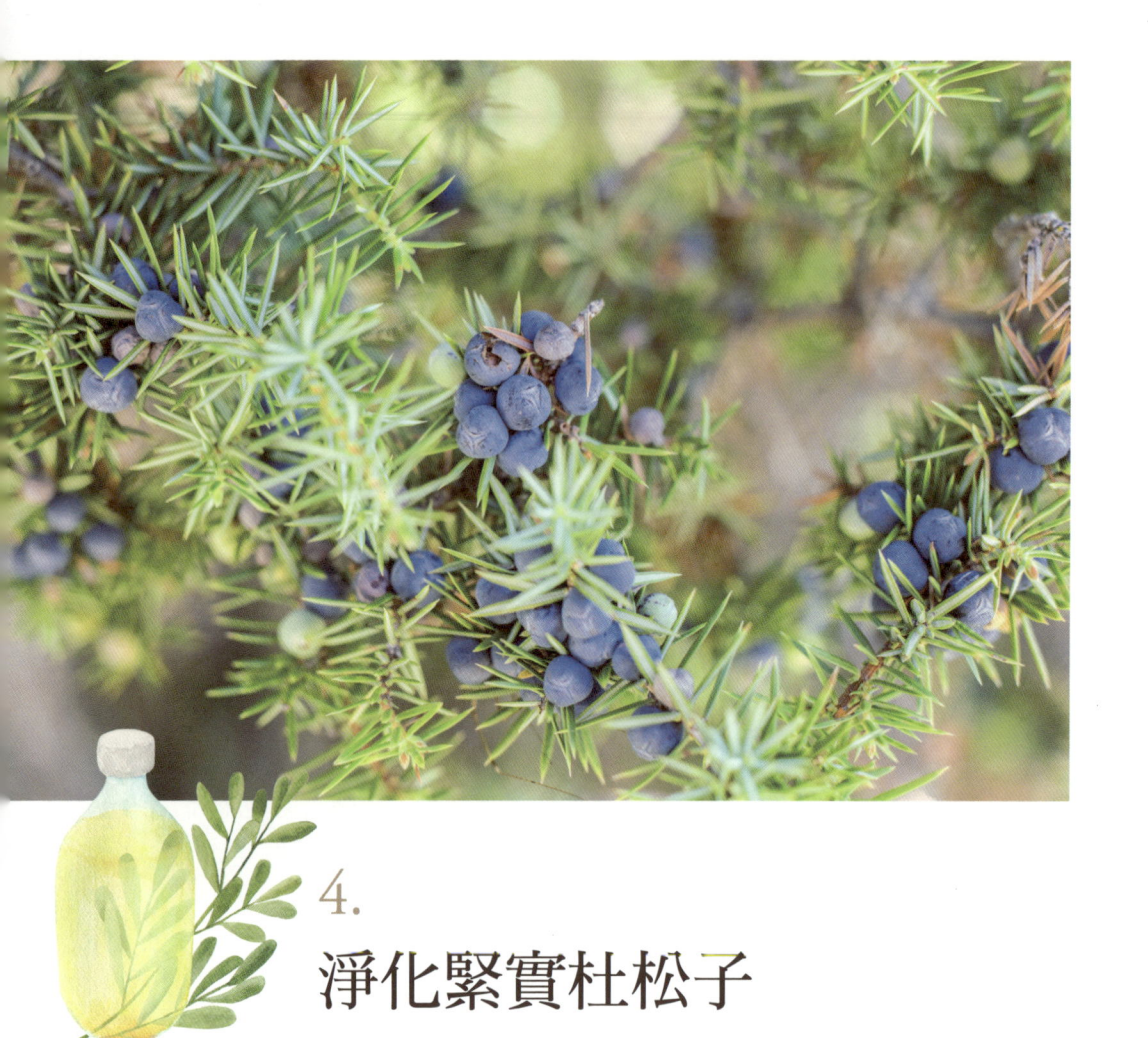

4. 淨化緊實杜松子

　　現代女性對身形雕塑的追求，往往是為了預防肥胖、改善代謝症候群，以及避免脂肪堆積在不該的部位導致下垂。在芳療領域中的杜松子精油，其促進排水和循環的效果卓越。它對於全身心的淨化和消水腫有顯著功效。根據多年來的芳療教學經驗，我常將杜松子應用於瘦小臉的配方中，效果更是令人驚豔！

每當我的芳療教學課程談到了皮膚系統與精油保養的篇章時，同學們總是會想到如何瘦小臉或是解決臉部水腫的問題。有一位身體四肢其實都很瘦的大學女生，無奈就是有著一張可愛的圓臉，別人看著她總是有一顆貢丸插在竹籤上的聯想。原來她總是習慣熬夜使用社群媒體，雖然很節制的忍住不吃宵夜，可是含糖飲料卻少不了。我仔細端詳她的臉龐與眼皮，其實很明顯呈現浮腫的狀態。上了皮膚芳療課程時，我特別教同學們自製淨化緊實按摩膠，並帶著大家練習簡易的按摩手法。當然也免不了苦口婆心的叮嚀盡量不要熬夜，晚上八點之後不要養成大量喝水或喝飲料的習慣，如此一來，臉部水腫的情形也改善許多。

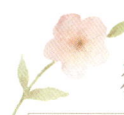

獨家配方

淨化緊實按摩膠
杜松子精油 5 滴＋真正薰衣草精油 10 滴＋荷荷芭油 5mL＋金盞花療癒油 5mL＋天然酵母膠 20g

配方小常識

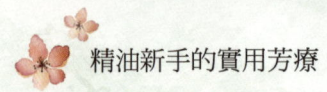

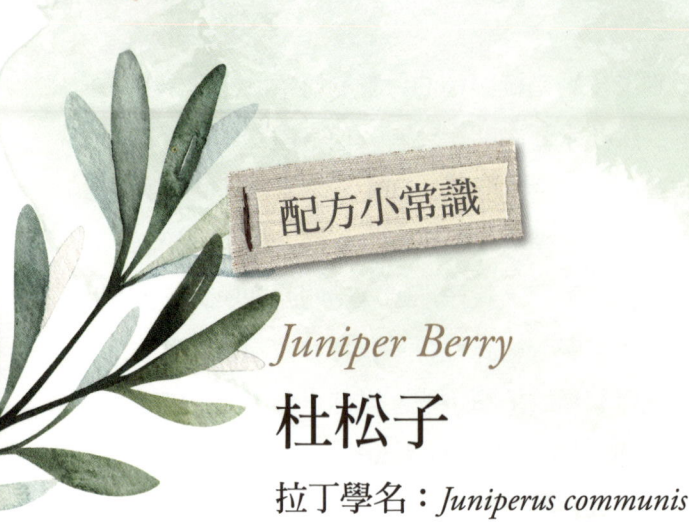

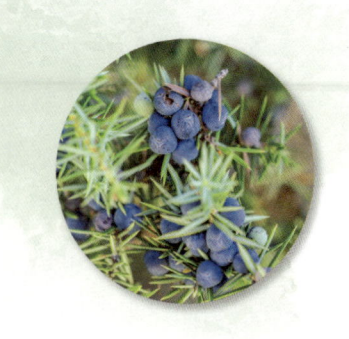

Juniper Berry

杜松子

拉丁學名：*Juniperus communis*

　　柏科檜屬的杜松子精油，主要的萃取部位是毬果狀的果實與葉，是刺柏的種子，是琴酒主要調味的成分之一，也是使德國豬腳香味撲鼻的主要香料。它最重要的能力是排除、收斂、消炎、淨化與刺激真皮層組織的循環，用在利尿、排水與消除體液滯留及橘皮組織的照顧上，能夠幫助身心排出不必要的負面物質。而其溫暖、陽性、乾熱的特質，能夠鼓舞心情，也有提神、抗憂鬱、減緩疼痛和改變心情的功效。擁有絕佳的排毒效果，是舒緩水腫及肌肉關節困擾第一名，也是體內環保最重要的植物精油。在進入充滿負面能量、令人心生不愉快、感到害怕與恐懼的空間之後，可以做為洗去不潔、導向正面的淨化香氣。罹患重度腎臟疾病者與懷孕婦女請避免使用。

🌸 金盞花療癒油（Calendula）

帶著金黃色的閃耀光澤，金盞花療癒油（拉丁學名：*Calendula officinalis*）榮獲「最佳抗發炎產品」的美名。因為富含尿囊素與 ß-胡蘿蔔素，對皮膚組織的修護、傷口癒合與再生幫助很大，是解決皮膚問題十分有效的藥草油。

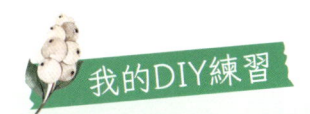

我的DIY練習

淨化緊實按摩膠：2.5% 精油

製作方法 | 先將荷荷芭油 5mL 與金盞花療癒油 5mL 調合好，並將天然酵母膠 20g 量妥備用。接著先將杜松子精油 5 滴與真正薰衣草精油 10 滴滴入滴管瓶中搖勻，然後將混合完成的精油加入調合好的植物油中，最後加入天然酵母膠，以電動打泡棒打勻，裝入罐中。因未添加抗菌防腐劑，建議三個月內使用完畢。若製作份量更多，精油用量以 2.5% 為上限。

使用方法 | 每日在化妝保濕水之後使用。由鼻翼兩側向耳朵方向塗抹按摩，自下巴中間朝耳朵方向按摩，最後在額頭部位由中間朝太陽穴的方向塗抹按摩。

調合的替代材料 | 精油：絲柏、天竺葵、馬鞭草酮迷迭香、玫瑰、花梨木。

植物油：甜杏仁油、玫瑰果油。

精油新手的實用芳療

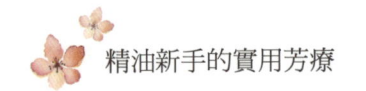

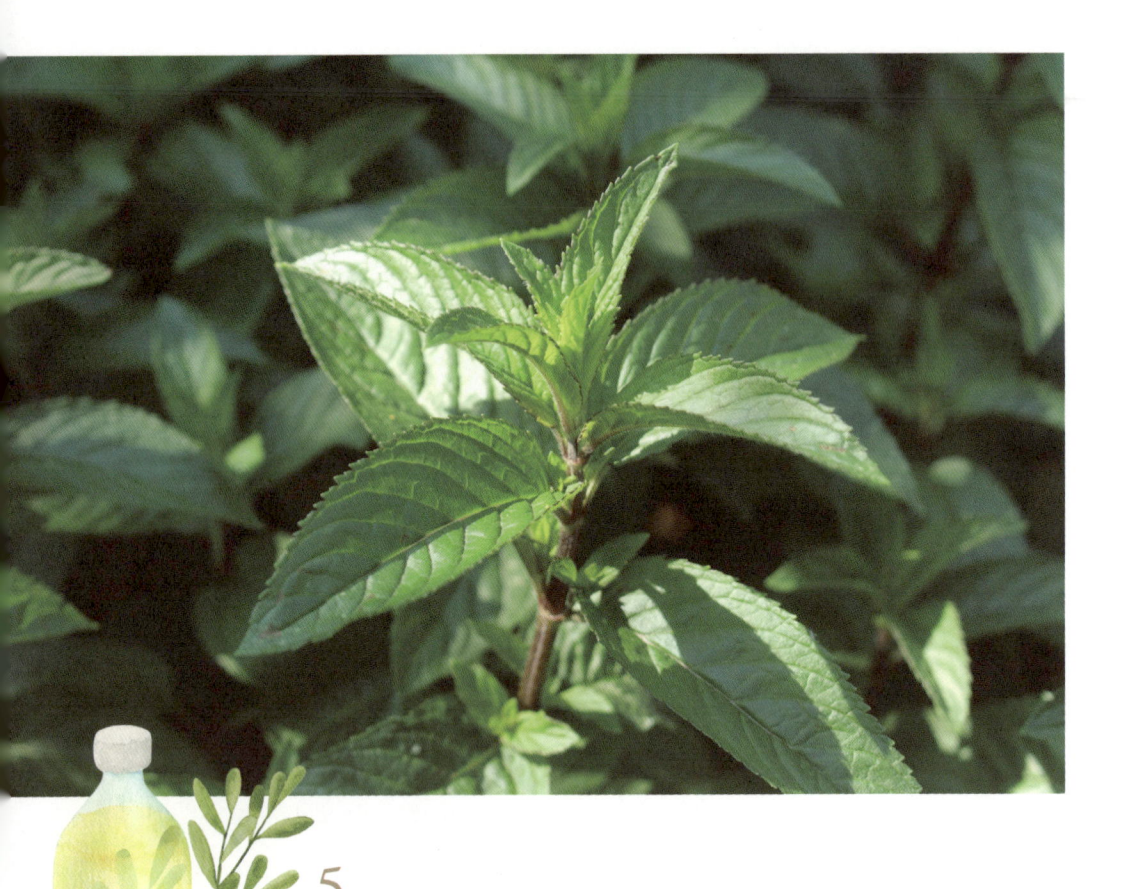

5. 清心活力辣薄荷

　　頭痛是現代人最常見的慢性病，電視上可看到各種的頭痛藥廣告。多數的頭痛主要是因為壓力或緊張所引起，因肌肉收縮引起的頭痛是所有頭痛中最常見的一種，它是因為頭頸部肌肉的收縮所造成；偏頭痛則是因為頭部血管的收縮而引起；因頭部、眼睛、耳朵、感冒或其他疾病引起的頭痛是最少見的。

壓力其實應該算是現代人生活中一種必然的佐料，有了它才能體會無憂無慮的美好，也才能提醒自己適時的放鬆與平衡自我。我在醫院體重管理中心的瑜珈課程中，有位經常需要出差國外、擔任中階主管的學員。因為工作上的壓力，飛行的國家又常常是遠程，需要十多個小時待在機艙內，加上時差的問題，身心都時常感到疲憊。偶爾看他來教室上課，眼睛也總是帶著血絲，呵欠連連，感覺神經耗弱得很厲害。即使如此，他仍然沒有放棄瑜珈的習慣，這點讓我感到很安慰。有次他說：「老師，每次上瑜珈課時，我都很喜歡辣薄荷精油薰香，一進到教室就覺得清爽了起來，頭也比較沒那麼痛了。」的確如此，辣薄荷精油在照顧神經系統與緩和肌肉痙攣的鎮痛功能顯著，在許多煩悶的時刻或需要清涼與提神的氛圍，來一杯薄荷香草茶，也能夠立刻轉變心情，減緩不舒服的狀態。

獨家配方

辣薄荷清心活力按摩油
辣薄荷精油 10 滴＋真正薰衣草精油 20 滴＋羅馬洋甘菊精油 10 滴＋甜杏仁油 18mL

配方小常識

Peppermint
辣薄荷

拉丁學名：*Mentha pipertia*

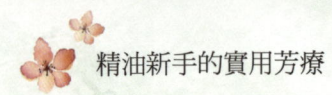

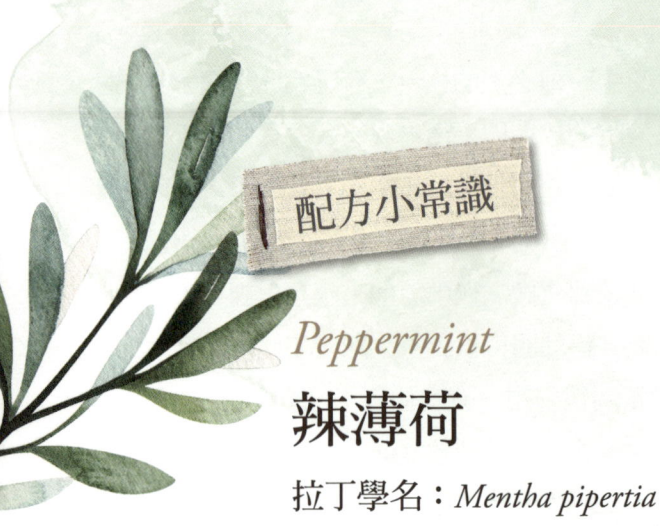

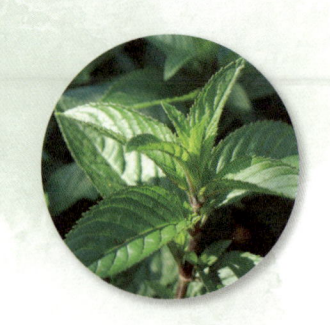

　　希臘神話中，地獄冥王海地斯（Hades）引誘了森林仙女敏瑟（Minthe），被地獄王后普賽佛妮（Persephone）發現，因妒生恨，遂將敏瑟變成一株薄荷草，它濃郁而清新的香氣象徵了仙女不死的純潔靈魂。

　　當身心感到疲憊，需要一些清涼舒爽的氣味幫助提振精神時，第一首選的植物肯定是辣薄荷。來自唇形科薄荷屬的辣薄荷，是最大眾化的植物香氣，舉凡口香糖、漱口水、牙膏等都會使用這種令人感到清涼的氣味。它鎮靜中樞神經的成分來自單萜醇類的薄荷腦，與促進血壓上升的薄荷酮，成就了它幫助頭腦清新、強健神經、退熱涼身、抗肌肉痙攣等效果。辣薄荷也是處理消化系統症狀必備精油之一，包括胃痛、消化不良、腹瀉、便祕、脹氣等。由於薄荷腦的清涼特性，使用時需避開眼睛與皮膚黏膜組織等部位。孕婦及兩歲以下幼兒與癲癇患者請避免使用。

🌸 甜杏仁油（Sweet Almond Oil）

淡淡的黃色帶著微微的香氣，含有豐富的必需脂肪酸。對皮膚的滋養性高，能促進肌膚組織再生，也可以降低膽固醇。由於吸收力佳，因此常被添加在美容護膚產品中，更是芳療師必備的基本材料之一。一般而言，品質好的甜杏仁油揮發的速度較慢、延展性佳，不會迅速被肌膚吸收，所以使用在費時較長的按摩潤滑肌膚上，相當經濟實惠。

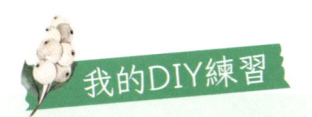

我的DIY練習

辣薄荷清心活力按摩油：10% 精油

| 製作方法 | 準備 20mL 的深色玻璃精油瓶，然後依序將辣薄荷精油 10 滴、真正薰衣草精油 20 滴、羅馬洋甘菊精油 10 滴滴入精油瓶中，再將量好的 18mL 甜杏仁油裝入精油瓶中，搖勻即可。原則上品質優良的甜杏仁油製作成的按摩油，只要在良好的保存條件下（通風、避免潮濕與過熱），可以使用約半年的時間。若製作份量更多，精油用量以 10% 為上限。

使用方法｜隨身攜帶，需要時可取數滴按摩於百會穴、太陽穴、人中、合谷穴等脈搏處。或滴於掌心數滴，稍加搓揉，將雙手置於鼻前一個拳頭的距離處做六到八次深呼吸（按摩穴位可參考本書第 313-315 頁的穴道圖）。

搭配運動｜頭部舒壓瑜珈（詳見第 254 頁）。

調合的替代材料｜快樂鼠尾草、甜馬鬱蘭、馬鞭草酮迷迭香等精油。

精油新手的實用芳療

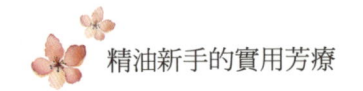

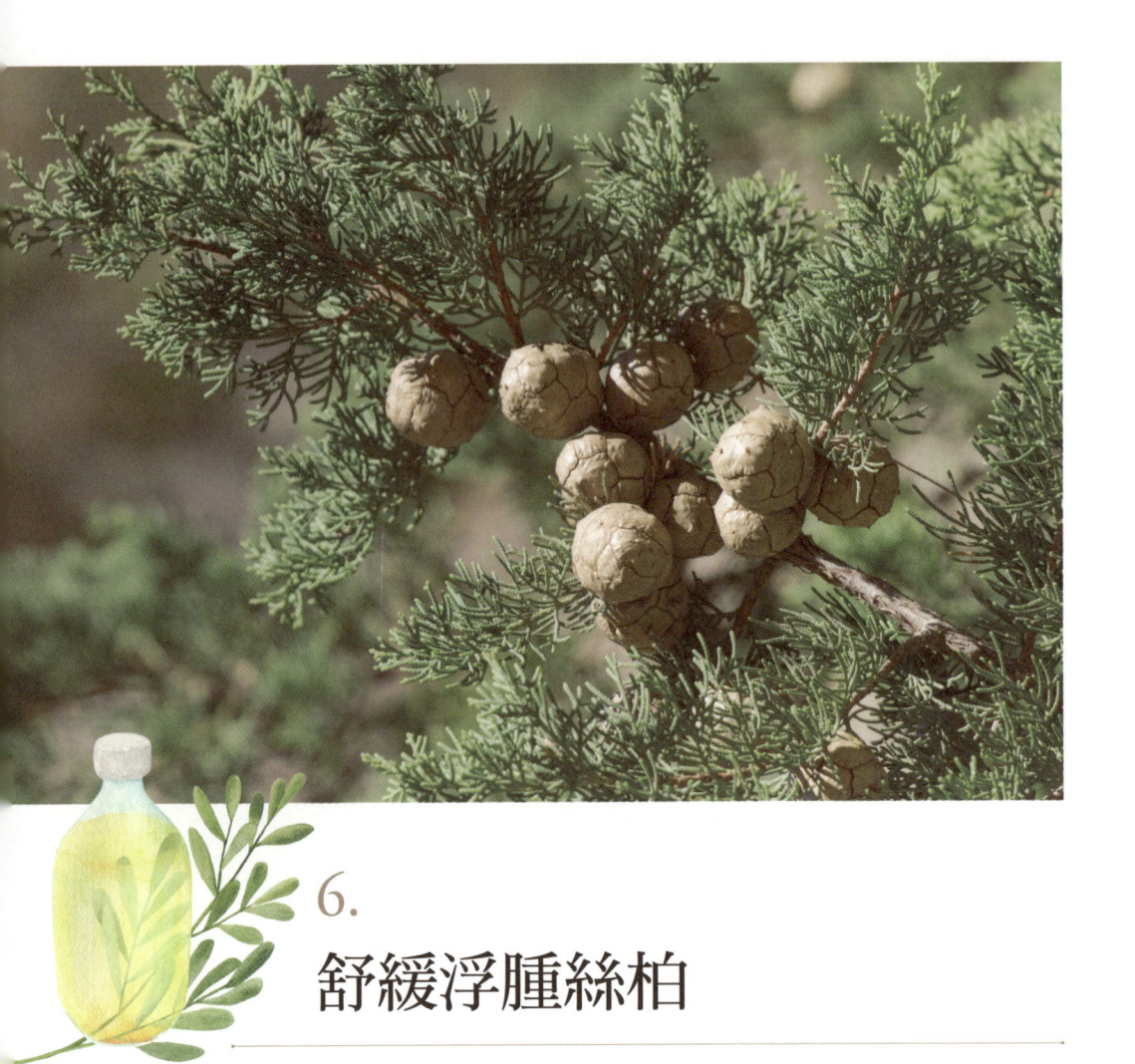

6. 舒緩浮腫絲柏

水腫（Edema）又稱浮腫，是指血管外的組織間隙中有過多的體液堆積，發生的原因是由於血液或淋巴循環系統回流不順、營養不良、腎臟和內分泌調節不規則所造成。與肥胖不同，淋巴循環不規律時，新陳代謝不良的細胞無法適當代謝排出廢物，累積在體內，就會造成身體痠痛、水腫的狀況。

大多數來上瑜珈課的同學多多少少都有水腫的困擾，因為許多上班族長時間久坐辦公室，造成下肢循環不良。腿部水腫的明顯症狀就是小腿腫脹、腳掌浮腫，覺得鞋子變緊了。還有像是學校的老師、百貨專櫃人員與餐飲業的工作，長時間站立與大量走動也造成腿部腫脹，甚至出現靜脈曲張。通常一堂六十分鐘的瑜珈提斯伸展運動課程後，同學們都能感覺到身體的輕盈與順暢，最明顯的就是穿上鞋子的那一刻，同學們總會驚呼：「咦？腳變小了？」不再有緊繃感。若是需要加強身體代謝循環的同學，我就建議她們使用能舒緩浮腫的沐浴鹽，回到家中可以泡澡或是泡腳，搭配令人放鬆的森林音樂，讓全身都舒暢起來。

獨家配方

絲柏舒緩浮腫沐浴鹽

- 全身浴：絲柏精油 3 滴＋真正薰衣草精油 5 滴＋辣薄荷精油 2 滴＋瀉利鹽 200g
- 足浴：絲柏精油 2 滴＋真正薰衣草精油 2 滴＋辣薄荷精油 1 滴＋瀉利鹽 100g

配方小常識

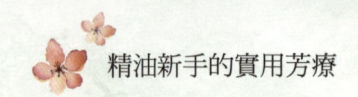

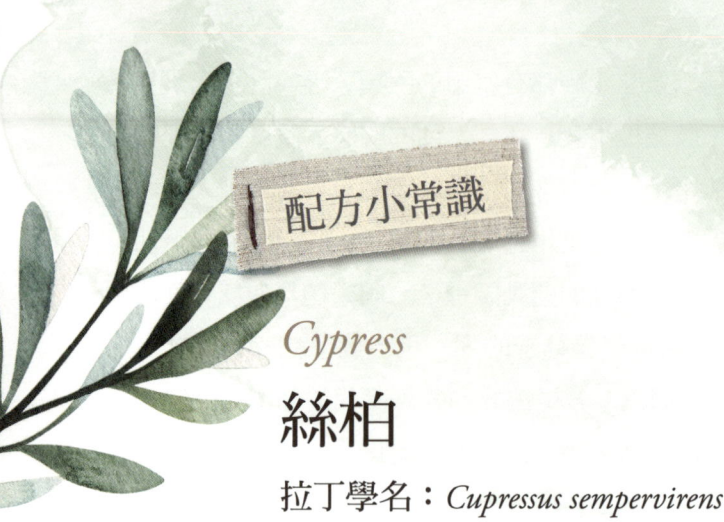

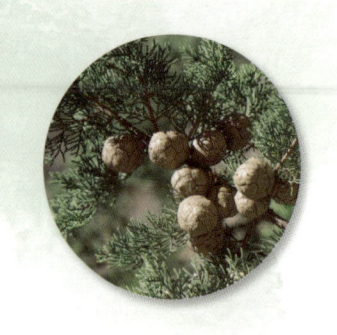

Cypress
絲柏
拉丁學名：*Cupressus sempervirens*

在希臘、羅馬與埃及的歷史文化傳統中，將絲柏視為永生的象徵，sempervirens 一字的原意是「長存」。古希臘人並將絲柏獻給地府之王普魯托（Pluto），讓人們能夠克服對於死亡的悲傷與恐懼，幫助走出傷痛，安撫失落感，迎接新生。柏科柏屬的絲柏以具有收斂與鎮靜的特性聞名，用於改善水腫、靜脈曲張、痔瘡、經血過多與舒緩肌肉或子宮收縮的疼痛。主要成分的單萜烯類能有效去除鬱滯、抑菌與照顧呼吸系統，排除體內多餘的水分以及老廢物質，也對於改善下肢水腫、肥胖與橘皮組織有所幫助。與杜松子精油一樣，提升副交感神經的作用極佳，還可排毒與加速循環，以改善關節炎的護理功效。不過，避免高濃度的使用，懷孕初期也要小心使用。

🌸 鹽（Salt）

鹽是早期人類經常用的民俗療法，例如用鹽刷牙，鞏固牙齦；喝鹽水有通便清瀉效果；感冒喉嚨痛，用鹽嗽口；眼睛發炎、發癢，用生理食鹽水沖洗；風寒時，用鹽泡澡，具有暖身止痛效果。鹽是天然的良醫，從預防感冒、代謝多餘水分、減肥去溼、改善皮膚疾病，到舒緩慢性風溼關節炎等。鹽是全家保健天然藥方，處處展現驚人的效果。使用方法簡便，可在家自製鹽湯、敷抹鹽及去角質鹽；體質溼冷、水氣重的人，使用鹽療法，會排出更多的水，使身體輕鬆，恢復曲線。通常身體較虛寒的人，實行三週即可，要一邊感覺一邊觀察成效，是否需要調整作法，然後休息一週再繼續進行，這才是真正的居家自我健康照護法。

🌸 鹽療法可克服的主要症狀有：

1. 預防感冒、殺菌、舒緩香港腳
2. 消除神經痛
3. 克服腰痛
4. 緩和生理痛、婦女疾病疼痛
5. 治虛寒症、去痰
6. 消除肩痛、肌肉痛
7. 美容、去斑、減肥、消水腫
8. 排除負面能量的毒

精油新手的實用芳療

美容養生保健常用的鹽類是海鹽、岩鹽及死海礦物鹽。天然無精製的海鹽含有更多的礦物質，成分除了鈉與氯之外，還有鉀、鈣、鎂、硫酸離子等，因此對於改善調理過濕的皮膚或體質效果很好。瀉利鹽（Epsom Salt）又稱硫酸鎂，可中和酸性代謝不良引起的關節炎疼痛，放鬆肌肉、舒緩疲憊，中和殘留體內的電磁波，促進皮膚排汗排毒，特別是代謝重金屬。在一般的有機商店或是販售精油的百貨專櫃都很容易購買到。

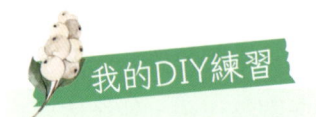

我的DIY練習

絲柏舒緩浮腫沐浴鹽

製作方法｜將絲柏精油 3 滴、真正薰衣草精油 5 滴及辣薄荷精油 2 滴調入精油滴管瓶中搖勻，然後以標準的電子磅秤量好 200g 的瀉利鹽或天然海鹽，裝入自己喜愛玻璃罐中，將調合好的精油用滴管緩緩滴入鹽罐中，慢慢攪勻即可。足浴的製作順序相同。

使用方法｜若是全身泡澡，則將調好的 200g 舒緩沐浴鹽的量，加入八分滿、水溫在 38～40 度的浴池中，稍加攪勻再進入浸泡，水位不要高於心臟位置，浸泡時間不超過 15 分鐘。若是進行足浴，則加入調好的 100g 沐浴鹽，水溫在 40～42 度之間，浸泡時間不超過 15 分鐘。有心血管疾病、高血壓患者或是靜脈曲張患者，請先詢問醫師是否適宜進行浸泡法。

調合的替代材料｜杜松子、檸檬、葡萄柚、馬鞭草酮迷迭香、薑、辣薄荷等精油。

SECTION 1 · 淨化再生篇

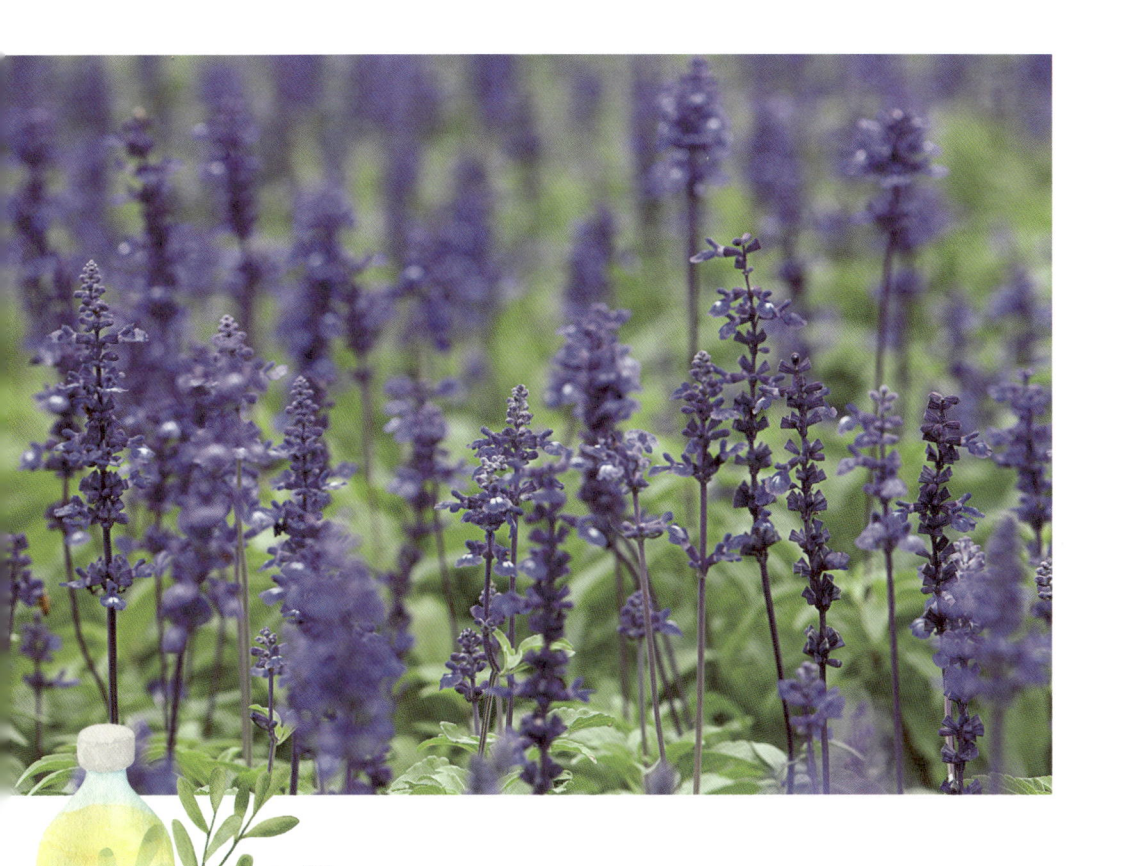

7. 婦科保養快樂鼠尾草

　　身為女生，每個月都有一個我們又愛又恨的朋友要見面。如果月經經期穩定而順暢，不僅能夠幫助皮膚有光采、細緻，荷爾蒙的分泌也讓血液循環順暢，身體暖化了就比較不會經痛，更能讓女性的身形曼妙而有魅力。相反地，除了會有所謂的 PMS（經前症候群）的困擾，在身體方面，也會出現乳房脹痛、頭頸背痛、水腫、食慾增加、嗜吃甜食、疲倦易懶等現象。在精神狀態方面，可能導致無精打采、情緒低落、緊張易怒、性慾

精油新手的實用芳療

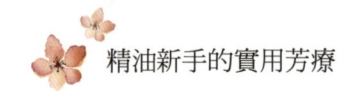

降低或失眠等；不但影響工作與生活的好心情，也可能造成私密處的異味與感染等。

無論是芳療教學或是瑜珈提斯教學，學員大多數是女生，以十多歲的大學生到三十歲左右的上班族群或家庭主婦為大宗，幾乎都會詢問到經前症候群（PMS）的問題。曾有一位二十多歲的女同學說她每次月經來時一定得請生理假，因為她不但會臉色發白，有時甚至會痛到暈倒，這聽起來讓人擔心又心疼。她除了經期來時量較多外，竟然還愛吃冰！其實，不管是否有 PMS 的症狀，對於女生而言，冰冷一定是身體的最大敵人，要隨時保持身體的溫暖，減少或避免食用冰品，以暖性補血的食物為主，經期時也要減少寒性食物如白蘿蔔或瓜類。經期過後進入雌激素增加的時期，代謝較好，再運用適合婦科保養的植物精油來保養，讓身心靈都保持在最佳的狀況，就能夠享受女生特有的美麗與幸福感。

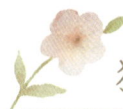

獨家配方

快樂鼠尾草婦科保養按摩油
快樂鼠尾草精油 15 滴＋真正薰衣草精油 15 滴＋埃及天竺葵精油 10 滴＋甜杏仁油 18mL

SECTION 1・淨化再生篇

配方小常識

Clary Sage

快樂鼠尾草

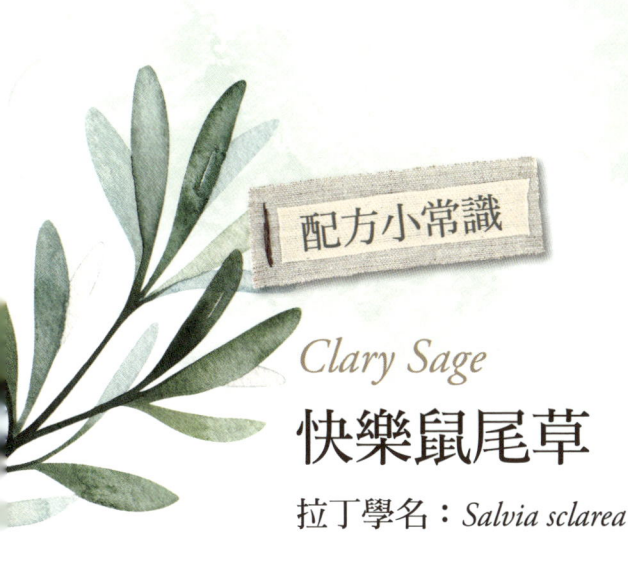

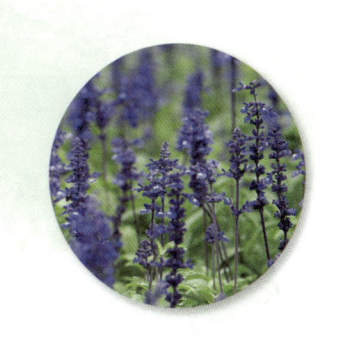

拉丁學名：*Salvia sclarea*

　　快樂鼠尾草的氣味辛辣中帶點甜味，主要產地在於法國、義大利與俄羅斯，來自花的上端與葉子的水蒸氣蒸餾法，讓占了 80% 以上的主要成分「酯類」得以完整保留，而這也是它鎮定神經、帶來幸福舒適感與調節自律神經最重要的關鍵。成分之一的香紫蘇醇，具備類似女性荷爾蒙雌激素的作用，能夠平衡荷爾蒙分泌，有效緩和經期紊亂和更年期前後的不適。而當生理期來臨時的精神不安與焦慮，使得情緒波動過大時，快樂鼠尾草可以幫助我們看透事物的本質，從而引領直覺覺醒，讓思緒進入平和穩定狀態。由於快樂鼠尾草具有類雌激素的成分，因此懷孕的婦女盡可能避免使用；更切記不要在使用後飲酒，可能引起酒醉頭暈；也不適合在需要進行專注力的活動，如開車等之前使用。

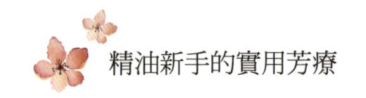

我的DIY練習

快樂鼠尾草婦科保養按摩油：10% 精油

製作方法｜準備 20mL 的深色玻璃精油瓶，然後依序將快樂鼠尾草精油 15 滴、真正薰衣草精油 15 滴、埃及天竺葵精油 10 滴滴入精油瓶中，稍加搖勻後，再將量好的 18mL 甜杏仁油裝入精油瓶中，搖勻即可。如果製作份量更多，精油用量以 10% 為上限。

使用方法｜在生理期前一週與當週，取適量婦科保養按摩油塗抹於下腹部，接著以肚臍為中心點，順時針由內朝外慢慢畫圓按摩。

調合的替代材料｜玫瑰、茉莉、香水樹、乳香、羅馬洋甘菊等精油。

搭配運動｜髖關節調整運動（詳見 282 頁）。

生活調適小叮嚀｜

1. 平時規律的運動，促進大腦製造腦內啡，有助全身舒暢，例如有氧、瑜珈及彼拉提斯等運動。
2. 保持樂觀自信，學習應付生活壓力的能力。
3. 自我放鬆法：例如冥想吐納、指壓按摩、肌肉放鬆等等。
4. 緩和環境氣氛，如柔和的色調或怡人的音樂、深呼吸、泡澡，有助放鬆全身肌肉。
5. 調整工作目標、家庭目標，適時放下，不須追求百分百完美。
6. 瞭解自己身心變化的規律，與家人、配偶、好朋友傾訴，並主動尋求協助。

8. 百藥之長中國肉桂

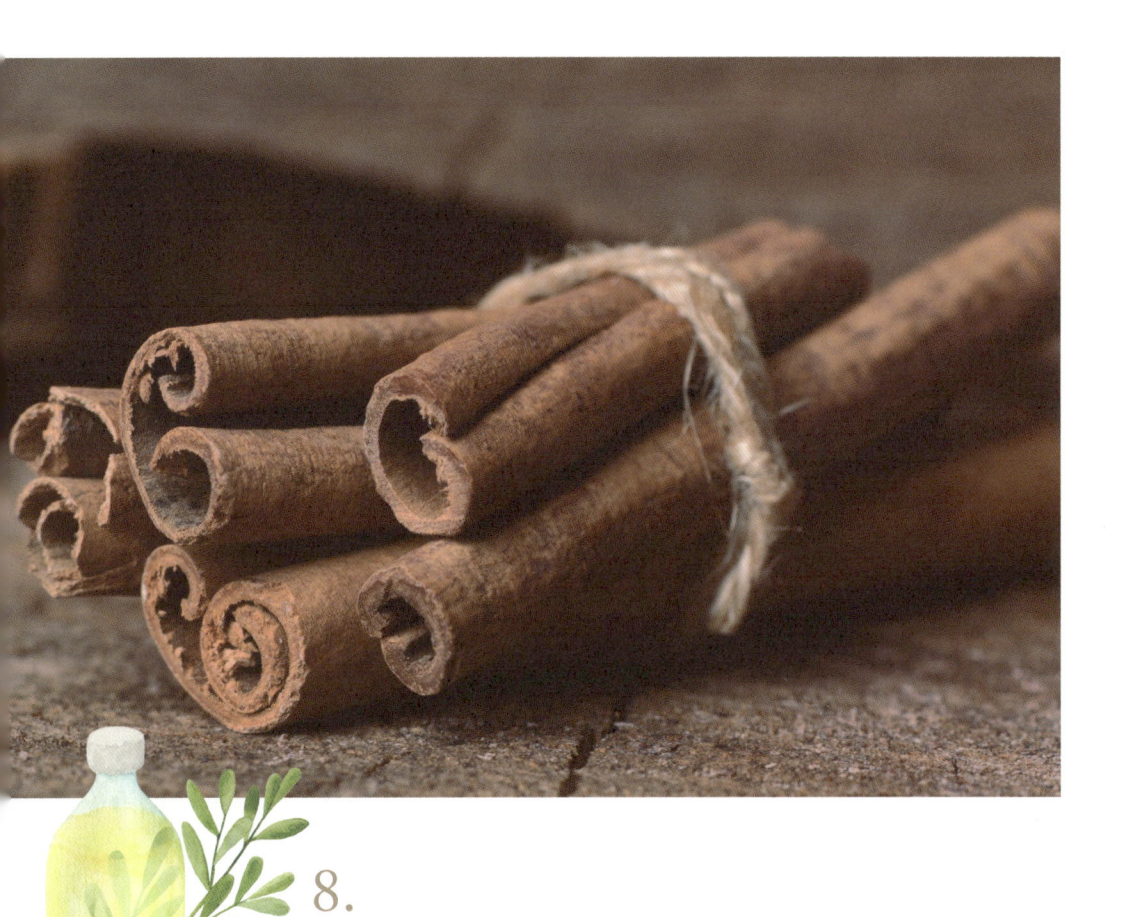

　　在醫學發達的 21 世紀,與牙齒相關的問題為何仍然嚴重?主要原因有以下幾個:

1. 不正確的刷牙方式
2. 使用不合適的口腔護理產品
3. 認為多刷牙就能防止蛀牙
4. 認為用漱口水、吃口香糖、用口腔噴劑就能全面殺死口腔細菌
5. 食用不當的食物

精油新手的實用芳療

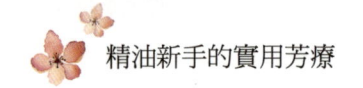

運用芳香療法自製生活常用的美容美體保健用品多年，早已經習慣了天然植物的香氣，好像已不太能適應非天然的物品。有位上芳療課多年的學員提到，她很注重口腔的清潔問題，也都會使用有特殊功能的牙膏來保健；可是她也聽說如果使用含氟量太多的牙膏用品，可能會使牙齒形成氟斑牙，反而讓牙齒表面琺瑯質受損變得脆弱。後來我就想到，何不運用天然的精油來自製牙膏呢？加上小蘇打粉的潔淨力不錯，又是食用級的物品，應該對牙齒健康會有些保護吧？於是試驗了幾回，真的試出了簡單又天然清香的牙膏來了，雖然剛開始使用會覺得有些鹹，不過幾次之後就適應了，潔淨的效果也挺不賴的！

獨家配方

中國肉桂潔齒牙膏
中國肉桂精油 6 滴＋辣薄荷精油 12 滴＋羅馬洋甘菊精油 2 滴＋植物甘油 3mL＋酵母膠 3mL＋食用級小蘇打粉 30g＋純水 3mL

SECTION 1・淨化再生篇

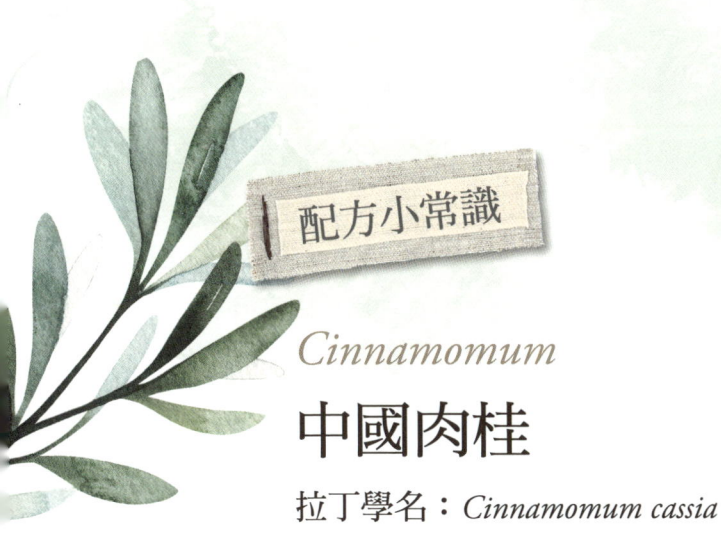

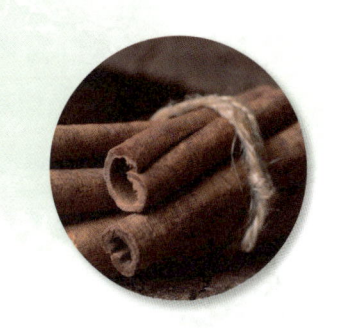

配方小常識

Cinnamomum

中國肉桂

拉丁學名：*Cinnamomum cassia*

　　樟科樟屬的肉桂是人類最古老的香料之一，古埃及用肉桂製造香水、香柱，是祭神的高貴供品，也是保存木乃伊的重要香料之一。古希臘神話故事裡則說，天堂樂園的大門是用肉桂木做的。中國人也很早就用肉桂調味，放在酒裡釀製成桂酒，傳統醫學更稱肉桂為「百藥之長」，可用來減輕頭痛、風溼、感冒、牙疼等症狀。由於含量超過 80% 的芳香醛，使得肉桂在提振免疫、抗菌與抗感染的功效顯著，同時可以滋補疲憊的身心與病後初癒的保健。含有酚類的成分，容易刺激黏膜組織，因此必須少量使用，不過皮膚極敏感者與孕婦也要謹慎使用。

❀ 食用級小蘇打粉（Soda）

　　小蘇打粉化學名稱為碳酸氫鈉，呈弱鹼性，也稱為「萬用寶」，能自然分解、無毒性、不會污染環境，也不刺激皮膚。食用級的小蘇打粉，適用烹煮、個人清潔，是極好的天然「牙粉」，沾點食用小蘇打粉刷牙，讓牙齒閃亮潔白，還可美容沐浴、去除臉部粉刺、清洗食用杯碗盤用。工業用小蘇打粉價格便宜，適用拖地、洗衣、清潔家居用，若同時添加食用醋，對清除陳年污垢相當有效。

❀ 植物甘油（Vegetable Glycerine）

　　天然甘油有兩種來源：動物脂肪與植物油，芳香療法只採用天然植物油萃取的甘油，它是一種天然保濕劑，使水分易於被肌膚吸收，也使肌膚可以吸收空氣中的水氣，長時間保持肌膚濕潤。植物甘油是天然、無毒的，比一般化妝品所添加的化學甘油成分如丙烯、丁烯二醇等來得安全，一般添加 2～5% 於製品中。

> 我的DIY練習

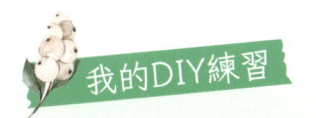

中國肉桂潔齒牙膏：2.5% 精油

製作方法｜先將植物甘油 3mL 與天然酵母膠 3mL 調合均勻，再將食用級小蘇打粉 30g 與純水 3mL 在另一調合皿中攪拌均勻，然後再把以上兩種完成的混合物加在一起調合均勻後，一邊攪拌一邊緩緩滴入混合好的中國肉桂精油 6 滴、辣薄荷精油 12 滴、羅馬洋甘菊精油 2 滴，最後裝入玻璃罐中，旋緊瓶蓋，靜置一天等待熟成即可使用。如果製作份量更多，精油用量以 2.5% 為上限。

使用方法｜只需取用一般牙膏量的一半即可，使用時無需沾濕牙刷，可先漱口讓口腔濕潤，初期使用會感覺到濃厚的鹹味，試過幾次後便能適應了。

調合的替代材料｜白千層、澳洲尤加利、有機茶樹、真正薰衣草、沉香醇百里香精油等。

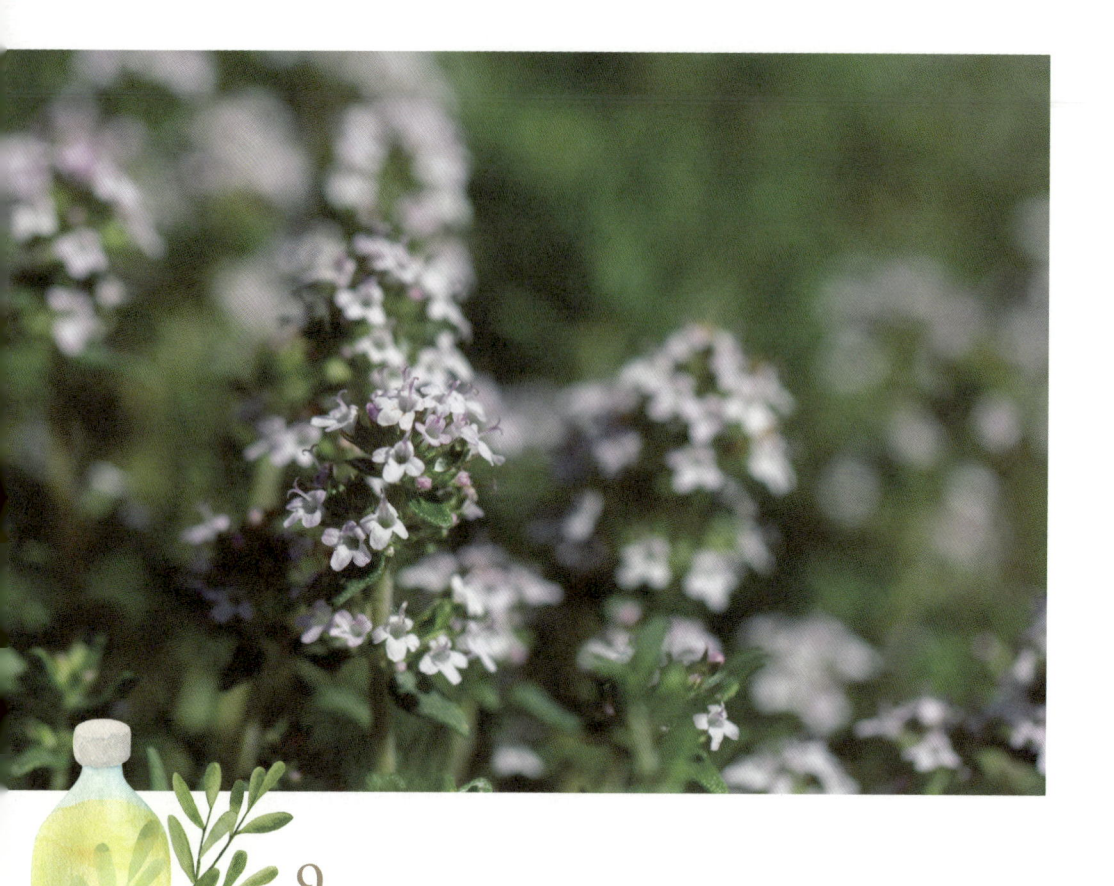

9. 口臭緩解沉香醇百里香

　　口腔因為飲食中含氨、硫物質，如大蒜、洋蔥等食物，有時會造成不良的氣味，甚至引發旁人不舒服的嗅覺影響。而菸味與檳榔味也常常滋生口腔細菌而殘留不潔口氣，當然有些身體疾病也會造成口氣不佳，如糖尿病、牙周病或是胃食道逆流等。

我曾經多次與各大醫院、衛生所配合舉辦戒菸班的芳療舒壓課程。由於主辦單位希望在政令宣導般的系列課程中，注入一些創意的新課程，因此我規劃以芳療舒壓、冥想與瑜珈運動來幫助緩和菸癮者抽菸衝動的課程。有一次我特別介紹與一般市面上嗆辣的漱口水口感完全不同的精油漱口水，並帶著上課學員一起練習漱口的技巧，除了能讓臉頰運動一下，放鬆肌肉外，精油漱口水也能完整清潔口腔內的每一個角落，連喉嚨都能清潔。結果與會的戒菸班學員紛紛讚揚這天然植物精油的漱口水香氣十分怡人，更意外的發現似乎菸癮的症狀也稍微減緩了，所以癮君子們如果可以在菸癮上來時適度漱一下口，或許可以慢慢地減少抽菸量呢！

獨家配方

沉香醇百里香精油漱口水
沉香醇百里香精油 5 滴＋辣薄荷精油 10 滴＋真正薰衣草精油 5 滴＋內服用調和劑 9mL

精油新手的實用芳療

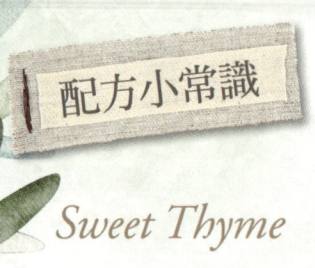

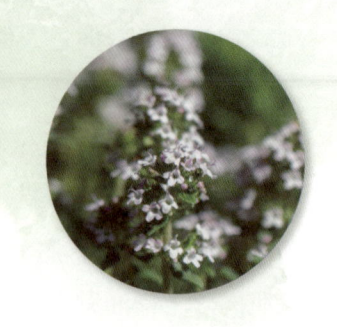

配方小常識

Sweet Thyme
沉香醇百里香
拉丁學名：*Thymus vulgaris ct linalool*

　　唇形科百里香屬的沉香醇百里香，辛辣中帶有甜味的香氣，富含高比例的單萜醇類成分，在殺菌、抗發炎、照顧皮膚方面的功效很好。法國芳療特別愛用在發炎的皮膚問題上，如牛皮癬、輕微感染等。溫和不刺激，連小朋友與年長者的脆弱皮膚都能適用。另含有少量的苯酚類成分，故有極佳的強化免疫、抗菌抗病毒與防腐、防蟲的作用，同時能夠滋補中樞神經系統，恢復元氣，促進消化、強健子宮與止咳等功能。懷孕初期請謹慎使用。

我的DIY練習

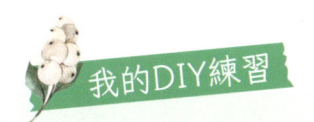

沉香醇百里香精油漱口水：5% 精油

製作方法 │ 準備一個 10mL 的深色精油玻璃瓶，依序將沉香醇百里香精油 5 滴、辣薄荷精油 10 滴與真正薰衣草精油 5 滴滴入瓶內，稍微搖勻，再將內服用調和劑 9mL 加入瓶中，與精油充分融合即可。

使用方法 │ 需要漱口時，以調合好的 2mL 精油漱口水基底，加入 200mL 純水，即可進行漱口。調合好的精油漱口水請於一至兩週內使用完畢。

調合的替代材料 │ 有機檸檬、有機茶樹、澳洲尤加利、沒藥、馬鞭草酮迷迭香、埃及天竺精油等。

精油新手的實用芳療

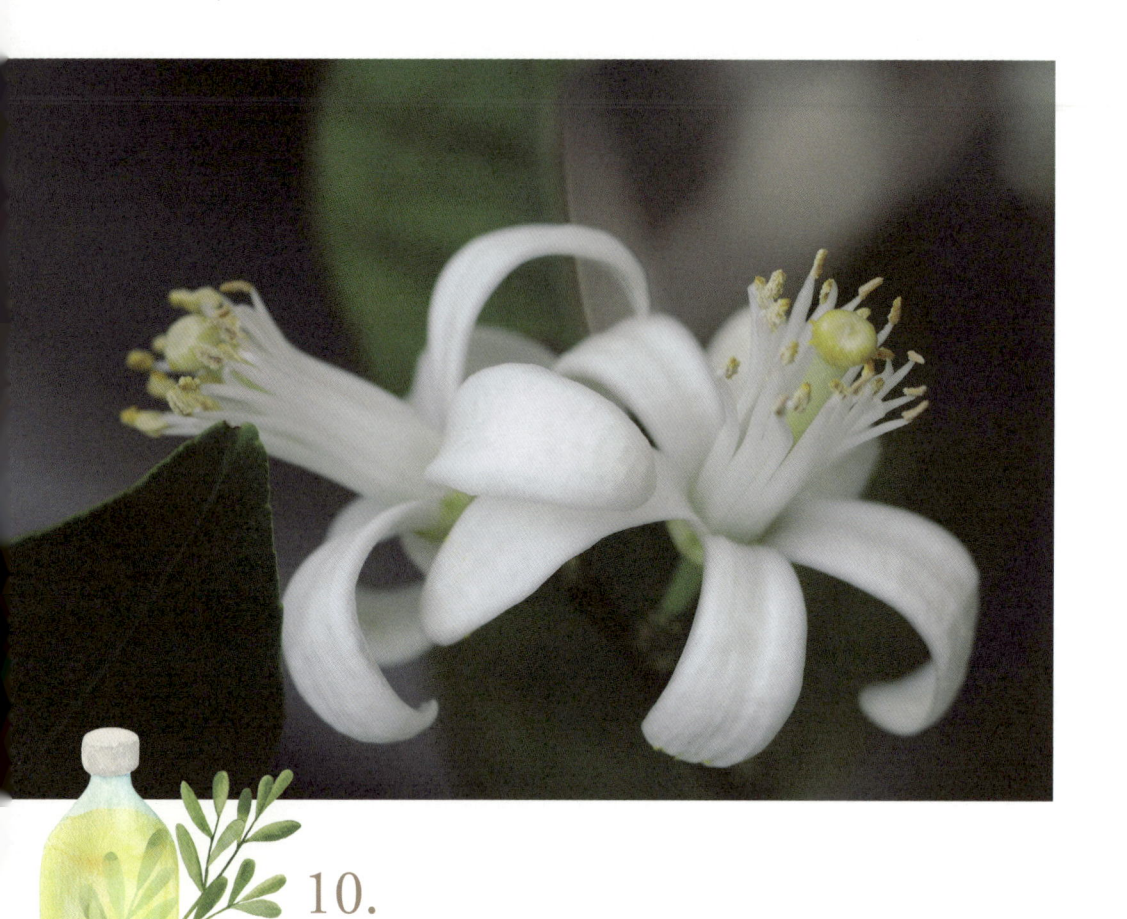

10.
清新再生橙花

　　大地回暖、萬物生息的時節，人們在此時開始播種，肌膚也要用嶄新的面貌迎接新生。因此多數人的膚質會經歷乾燥補水的變化，也要吸取新鮮的滋養，以幫助肌膚的細胞再生。

此時，使用橙花精油來補水再好不過了。它的酯類的成分對於休息不足、焦慮壓力引起的睡眠不良等問題，有很好的鎮靜與平衡的效果，特別是皮膚的老化、暗沉、斑點與缺水等皮膚代謝的困擾，也有很好的修護功能。苦甜交織的氣味正可以說明現代人渴望在高度壓力之中，仍能擁有幸福感的心情。

獨家配方

橙花清新再生精華液
橙花精油 10 滴＋橙花精露 15mL＋酵母膠 15g＋小麥胚芽油 3mL＋外用調和劑 3mL

配方小常識

Neroli

橙花

拉丁學名：*Citrus aurantium*

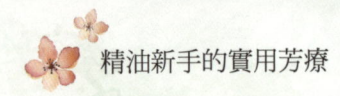

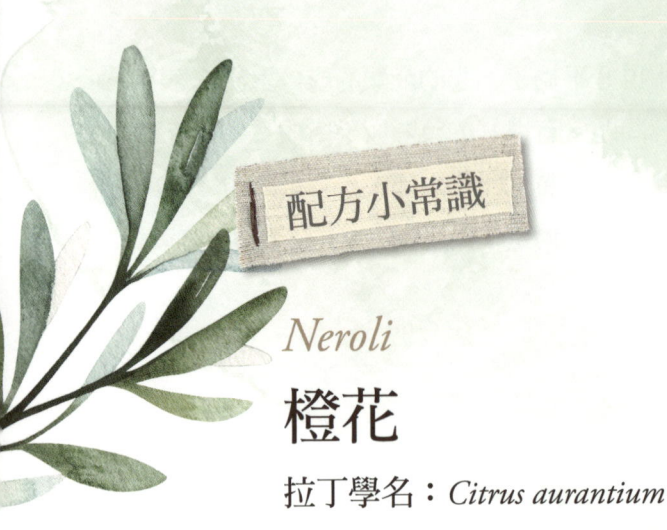

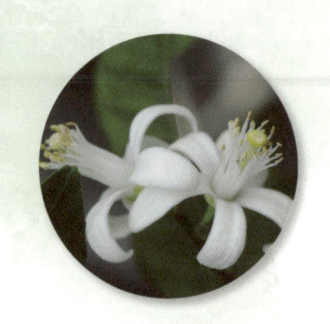

芸香科柑橘屬的橙花精油，是由苦橙樹的花用水蒸氣蒸餾法萃取而得的。白色的花朵給人高雅純潔的感受，一如詩人們總是歌詠它如公主般的聖潔香氣，寧靜祥和與振奮人心可說是橙花精油的最佳寫照。被歸類在單萜醇的橙花精油，有活化皮膚細胞、提供組織再生的極佳能力。

🌸 橙花精露

PH 值介於 3.8～4.5 之間，對於壓力型中性偏油的膚質有很好的舒壓效果。甜美清新的香氣，能夠幫助放鬆身心、創造快樂與幸福的感受，與精油一起使用更能完整獲得原生植物的滋養與能量。橙花精露對於身心壓力的舒緩與皮脂分泌的平衡有很好的保養功能，添加在各式保養產品中，都能發揮很好的護膚效果。

小麥胚芽油（Wheat Germ Oil）

草本的穀類植物與一般芳香療法採用的冷壓萃取的植物油不同，小麥胚芽油比較常見用高溫壓榨、有機溶劑萃取以及真空萃取的方式。含有豐富的營養成分，包括維生素 E、亞麻仁油酸、礦物質等，具有抗氧化、抗自由基、促進心血管健康與改善皮膚炎的功能，非常適合乾燥、老化與發炎的肌膚使用，適合添加於各類乳霜、身體乳與全身的保濕產品中。

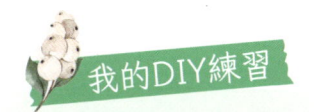

我的DIY練習

橙花清新再生精華液：1.5% 精油

製作方法｜先將橙花精露 15mL 與酵母膠 15g 以電動攪拌棒打勻，然後將橙花精油 10 滴、小麥胚芽油 3mL 與外用調和劑 3mL 調勻，倒入先前調合好的橙花精露酵母膠中打勻，即可裝入罐中。置於陰涼處保存，建議於三個月內使用完畢。如果製作份量更多，精油用量以 1.5% 為上限。

使用方法｜每日潔顏後，於保濕化妝水後使用，取適量塗抹全臉與頸部，再塗抹乳霜或其他保養品。

調合的替代材料｜精油：玫瑰、茉莉、羅馬洋甘菊、真正薰衣草、埃及天竺葵、桂花等。

精露：玫瑰、羅馬洋甘菊、真正薰衣草、聖巴克茉莉原液。

11. 睡眠減壓複方

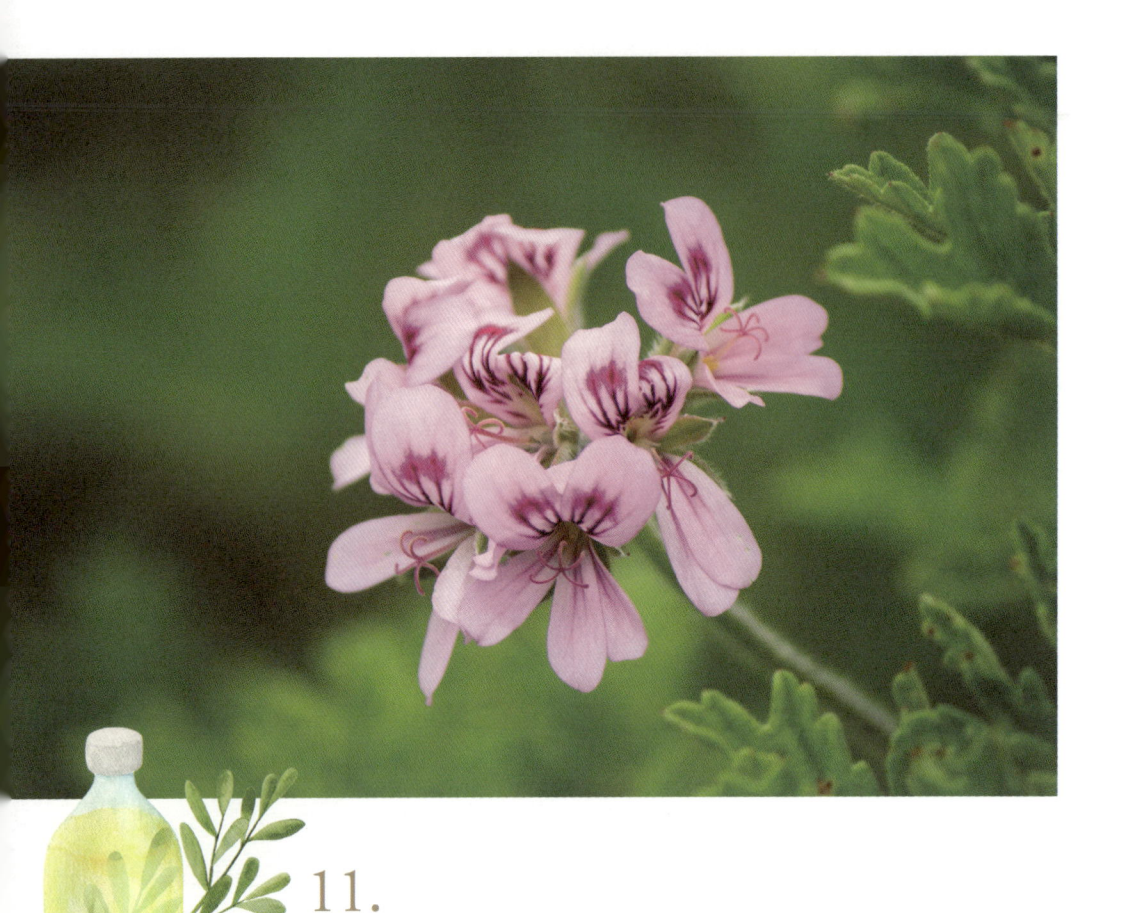

　　原本，失眠問題早已是 21 世紀人類社會的重要課題，特別是文明社會常見的壓力造成睡眠的障礙。然而 COVID-19 自 2019 年底發生以來，各國醫院忙著處理暴增的失眠案例，有許多從新冠肺炎康復的病患，陸續反應康復後出現腦霧、咳嗽、胸悶、肌肉痠痛、睡眠障礙、呼吸困難、容易疲倦、專注力下降等，這些持續二個月以上的中長期症狀又稱為「長新冠後遺症（Long COVID）」。

引起長新冠症狀原因，可能是體內病毒尚未完全清除，或染疫後免疫系統失調，需要一段時間才能恢復。許多原本睡眠品質就不穩定的民眾，因為疫情引起心理恐慌，產生失眠症狀，害怕確診、擔憂染疫後遺症，過高的壓力荷爾蒙分泌也會干擾生理時鐘。此時，除了適度的運動能夠轉移康復後的焦慮感，天然的植物精油也能營造仿如置身充滿芬多精的戶外氛圍，減輕緊張與壓力，幫助良好的睡眠品質。

獨家配方

睡眠減壓複方
埃及天竺葵精油 10 滴＋乳香精油 5 滴＋葡萄柚精油 10 滴＋特清植物油 25mL

精油新手的實用芳療

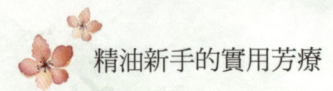

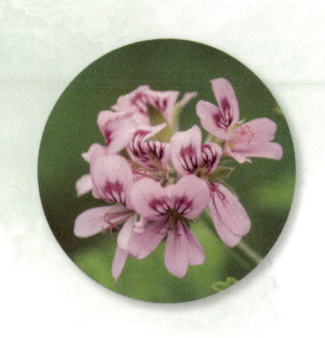

配方小常識

🌸 助眠精油

睡眠障礙的成因多種多樣，本書簡化為三類：壓力型、慢性疲勞型和因身心不適引起的失眠。

現代人工作繁忙，各行各業的競爭日益激烈，為了追求卓越表現而失眠的人，埃及天竺葵能夠幫助他們消除壓力，恢復失衡的身心，重獲平衡。

總是逆來順受，難以拒絕別人要求的人，容易積累過多的疲勞與倦怠，因不懂如何紓解壓力最終影響睡眠。此時，乳香的溫暖能量能夠增強免疫力，幫助內心平靜，促進自我對話，從而緩解內在的焦慮與疲憊感。

如果你因身心不適而導致睡眠不佳，葡萄柚的酸甜柑橘香氣和豐富的單萜烯分子，能夠帶來好心情，幫助你重拾樂觀態度，更輕鬆進入夢鄉。

SECTION 1・淨化再生篇

🌸 特清植物油（Super Fine Massage Blend）

富含多元不飽和脂肪酸的特清植物油，內含荷荷芭油、椰子油與山茶花油，加入迷迭香抗氧化劑製成的複方植物油，清爽不油膩，快速吸收，沒有油漬且不易變質的優質複方植物油，適合用於各種按摩，使用後皮膚不會感到油膩，甚至頭部按摩也很適合，同時不易酸化。

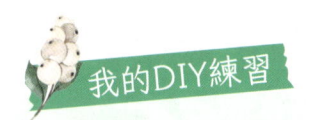

我的DIY練習

睡眠減壓複方按摩油：5% 精油

製作方法｜取一個 30mL 的深色精油按壓瓶，先將埃及天竺葵精油 10 滴、乳香精油 5 滴與葡萄柚精油 10 滴依序滴入瓶中，再將量測好的 25mL 特清植物油加入瓶中搖勻即可。記得置於陰涼通風處保存，因未添加抗菌劑，盡量於三個月內使用完畢。

使用方法｜松果體位於大腦正中央，與眼睛等高處，可以塗抹於耳朵上方的頭部兩側、頭頂的百會穴（穴位見第 313 頁）以及後腦勺中間處。最適合的按摩時間為睡前，光線較暗的環境中使用。

調合的替代材料｜精油：真正薰衣草、甜馬鬱蘭、花梨木、甜橙等。

精油新手的實用芳療

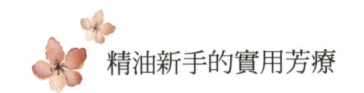

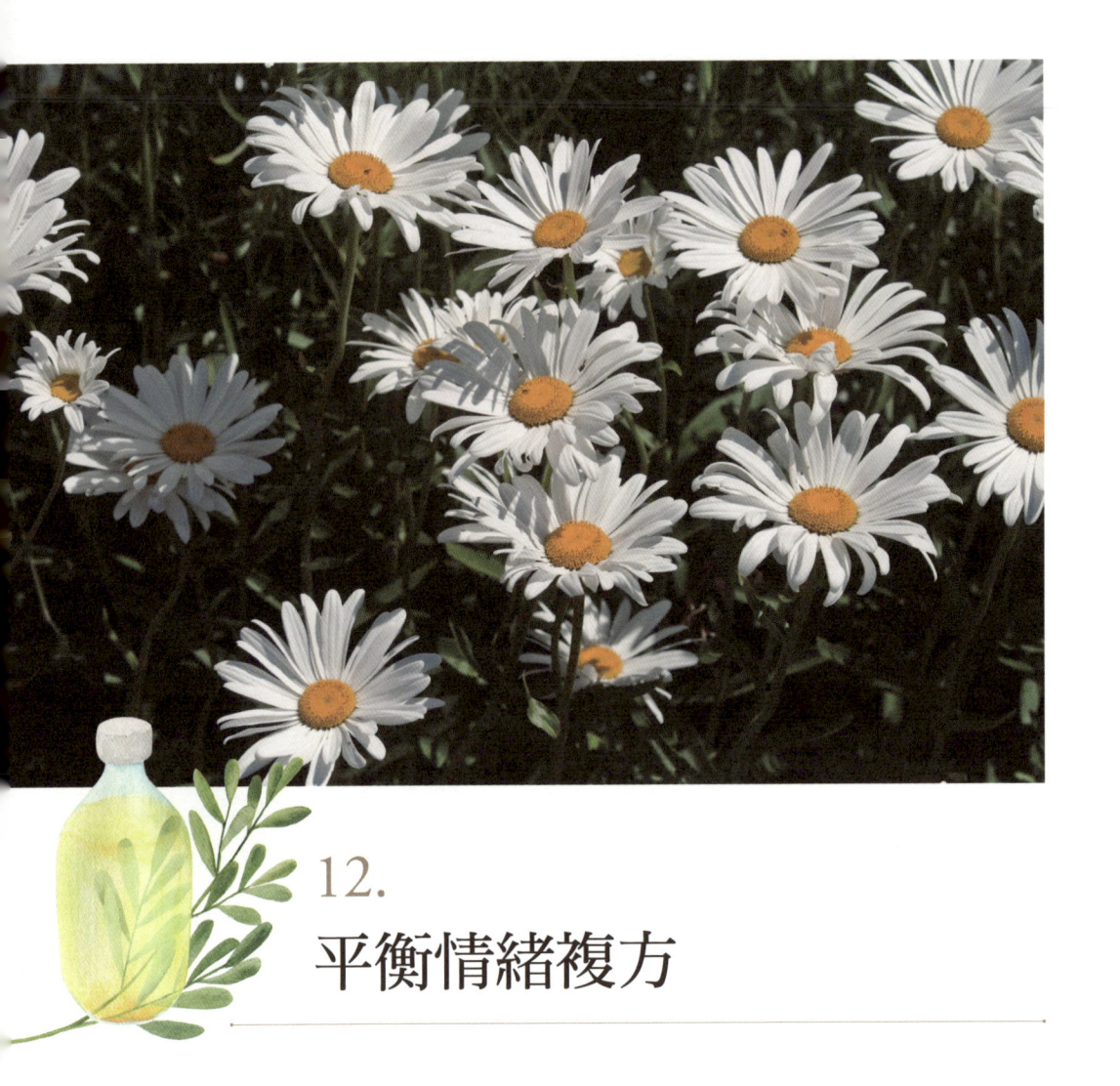

12.
平衡情緒複方

2019 年底全世界的人類共同面臨了難以應付的 COVID-19，從病毒的不斷變種、疫苗的缺乏到如今疫情趨緩，這一場全球性的公共衛生浩劫，正影響著生活各個層面。

舉凡生理、心理乃至於社交、社會關係以及後續經濟等問題，都讓各

國人民應接不暇。為數不少的人們在防疫壓力中過度焦慮，強迫性思考和行為，一些心因性症狀，則造成有些孩童一到學校、安親班或補習班，甚或上班族到公司，就開始感覺偏頭痛、腸胃不適、噁心想吐等症狀，我的教學課程中也不乏有此類症狀的學員。即使政府已經放寬戴口罩的禁令，大家仍舊習慣戴著口罩上瑜珈，或是擔憂鄰近陌生人的咳嗽聲、噴嚏聲。

我認為透過精油可以幫助轉換情緒，嗅覺與大腦儲存和釋放情感創傷的邊緣系統直接連結，讓氣味能夠啟動健康的記憶與情感，配合放鬆身心的呼吸法練習，釋放情感、修復負面情緒與思考模式，甚至透過按摩、刮痧，釋放負面的能量，讓身心恢復平衡，將注意力回歸到正向與積極的態度上。

獨家配方

平衡情緒複方療癒膏
羅馬洋甘菊精油 10 滴＋乳香精油 10 滴＋玫瑰精油 5 滴＋有機療癒膏 25g

配方小常識

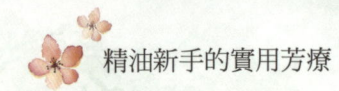

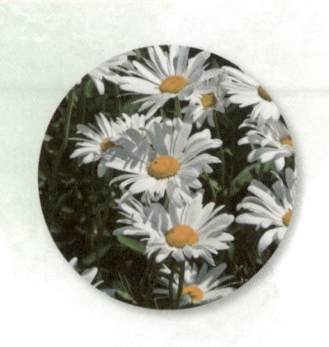

🌸 調整情緒的精油

選擇能幫助釋放負面情緒、緩解壓力、減輕疲憊感的精油，能夠有效舒緩情緒阻滯。例如，羅馬洋甘菊（小蘋果）能夠舒緩焦慮與驚嚇；德國洋甘菊則有助於清除負面思維，幫助你放下阻礙前進的生活習慣。樹脂類精油，如乳香，能穩定心神，釋放憤怒，並幫助克服悲傷；沒藥則可以幫助你分辨善惡，遠離對你有害的人事物。

如果你感到委屈、焦慮、擔憂或經歷了創傷，玫瑰精油可以增加平靜感和被愛的感受，幫助打開心房，讓愛與光明滲透進來。桂花則能安撫情緒，平衡神經系統，改善失眠、頭痛和疲勞等不適症狀。最後，真正薰衣草一直以來都是舒眠和鎮定中樞神經的良方，能夠帶給你如同母親懷抱般的溫暖與滋養。

SECTION 1 · 淨化再生篇

🌸 有機療癒膏（Organic Balm Base）

有機療癒膏採用頂級有機認證成分製成，包括蜂蠟、可可脂和荷荷芭油。這款療癒膏可輕鬆調製成各種天然油膏、唇膏或體香膏，滿足個人化保養需求。只需將適量的精油加入有機療癒膏中，隨身攜帶，隨時塗抹，不僅能鎮定情緒，還能達到滋養肌膚的效果。

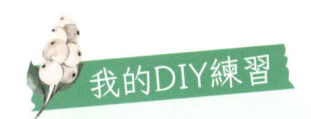

我的DIY練習

平衡情緒複方療癒膏：5% 精油

製作方法 | 先將 25g 的有機療癒膏（15% 蜂蠟＋15% 可可脂＋70% 荷荷芭油）隔水加熱成液態狀後，滴入羅馬洋甘菊 10 滴、乳香 10 滴與玫瑰 5 滴，攪勻後裝入耐高溫的瓶罐中，可選用自己喜愛的、有造型的瓶罐，待凝固冷卻後即可蓋上蓋子。記得置於陰涼通風處保存，因未添加抗菌劑，盡量於三個月內使用完畢。

使用方法 | 依照自己的需要，任何時間都能取適量塗抹於心輪、喉輪（脈輪見第 317 頁）、耳後、手腕（內側脈搏處）及腳底湧泉穴（穴位見第 314 頁）等。

調合的替代材料 | 精油：德國洋甘菊、沒藥、真正薰衣草、桂花等。

精油新手的實用芳療

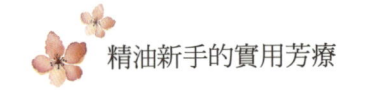

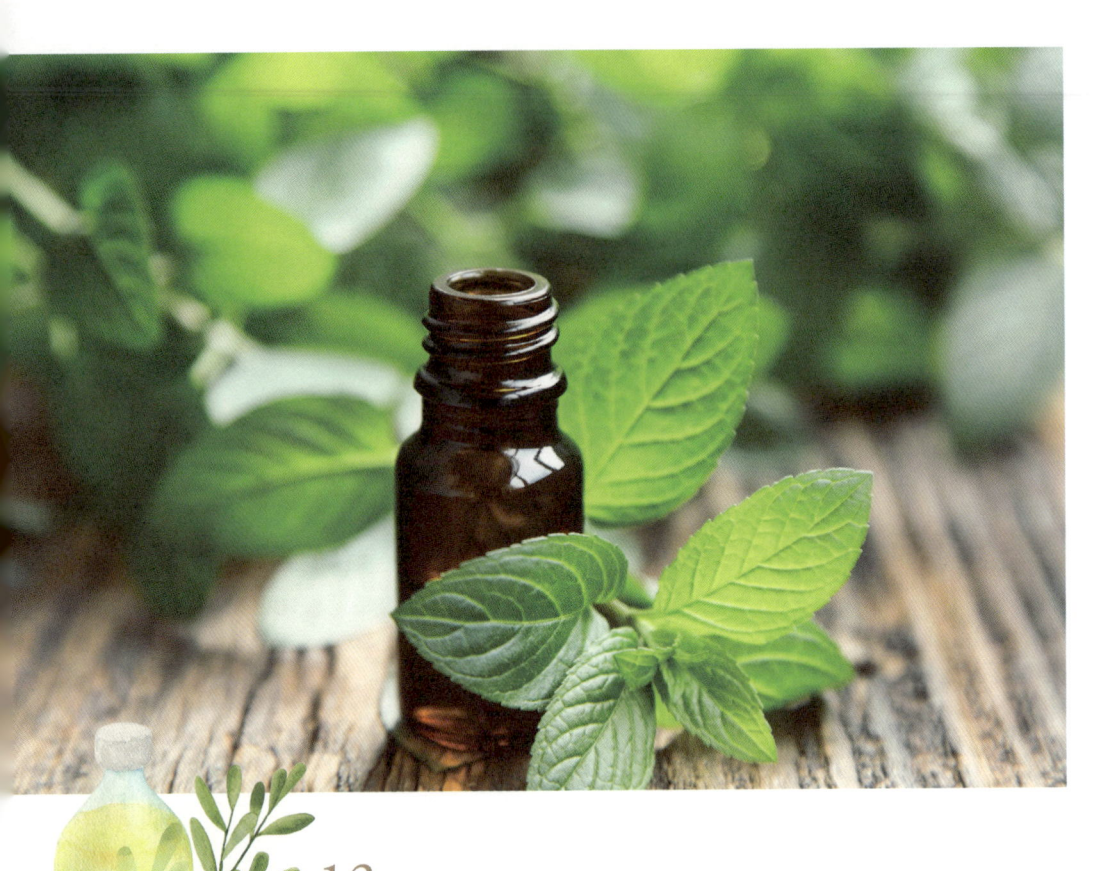

13. 升陽固脫複方

　　就五行而言，木為首，代表萬物重生，陽氣升發，意指萬物欣欣向榮，對應五臟六腑則是肝。肝主一身之氣機，要特別注意自己是否為肝氣很容易往上升的體質，保養肝臟相當重要。

此外，陰晴不定、溫差大、溼氣重，寒氣尚未完全消散，容易產生寒氣與濕氣鬱滯體內。所謂「寒濕從腳起」，足部為人體第二個心臟，祛濕驅寒仍為必要之舉，泡腳有升陽固脫之說。人體五臟六腑在腳上都有相應的投射區域，用適當的植物精油加上沐浴鹽泡腳，或是運用植物油搭配足底按摩手法，令陽氣生發、氣血暢通，加速新陳代謝，溫暖全身，還能提升氣色。

我在大學授課十多年來，學期中一定會安排一堂精油瀉利鹽的調配課。學生們在 DIY 的過程中，除了滿足嗅神經細胞吸收芳香分子、強化大腦邊緣系統的美好體驗外，再將調配好的瀉利鹽帶回家體驗足浴或是泡澡，一學期的課程都能為他們舒緩及放鬆肢體帶來滿滿的學習能量。

獨家配方

升陽固脫複方淨化鹽
德國洋甘菊精油 1 滴＋真正薰衣草精油 2 滴＋辣薄荷精油 2 滴＋香水樹精油 1 滴＋瀉利鹽 60g

精油新手的實用芳療

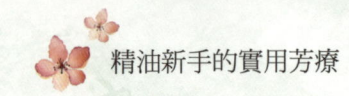

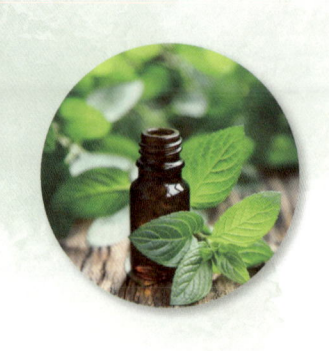

| 配方小常識

🌸 養肝精油

德國洋甘菊向來以其獨特的天藍烴成分聞名，因其精油顏色為藍色而被稱為「藍甘」，其五行屬木，能夠調理、紓緩敏感肌膚，修復破裂的微血管，消炎，抗過敏。同時也能幫助刺激膽汁分泌，緩和消化系統的不適，協助體內環保。

真正薰衣草（True Lavender）是所有品種中，氣味最細緻香甜的品種。植物語言為「滋養」，在情緒上的平衡與鎮定特性頗受好評，可以舒緩壓力、不安，建立均衡的睡眠型態，特別適合調理身心靈的陰晴不定、情緒起伏過大的困擾。

各類症狀的急救良方非**辣薄荷**（Peppermint）莫屬，包括肌肉鎮痛、關節與神經系統、頭痛等都有助益；消化系統與感冒鼻塞等也有緩解功效。

香水樹素來以鎮靜身心靈、帶來歡愉氛圍，甜美與優雅的花香，創造幸福感聞名。在肝氣上升時分，特別需要穩定神經系統、情緒舒緩與平衡生理與心理的酯類分子來協助平穩，香水樹精油溫柔的陰性能量便是最佳首選。

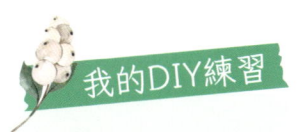

我的DIY練習

升陽固脫複方淨化鹽

製作方法｜先將德國洋甘菊 1 滴、真正薰衣草 2 滴、辣薄荷 2 滴及香水樹 1 滴，滴入小滴管瓶中，之後量測 60g 的瀉利鹽，再將兩者混合均勻即可。記得置於陰涼通風處保存，因未添加抗菌劑，盡量於三個月內使用完畢。

使用方法｜上述為一次足浴的使用份量，請讀者依照自己的需要，泡澡的話乘上兩倍的精油與瀉利鹽用量。

調合的替代材料｜精油：羅馬洋甘菊、迷迭香、坤希草、佛手柑、甜馬鬱蘭等。

SECTION 2

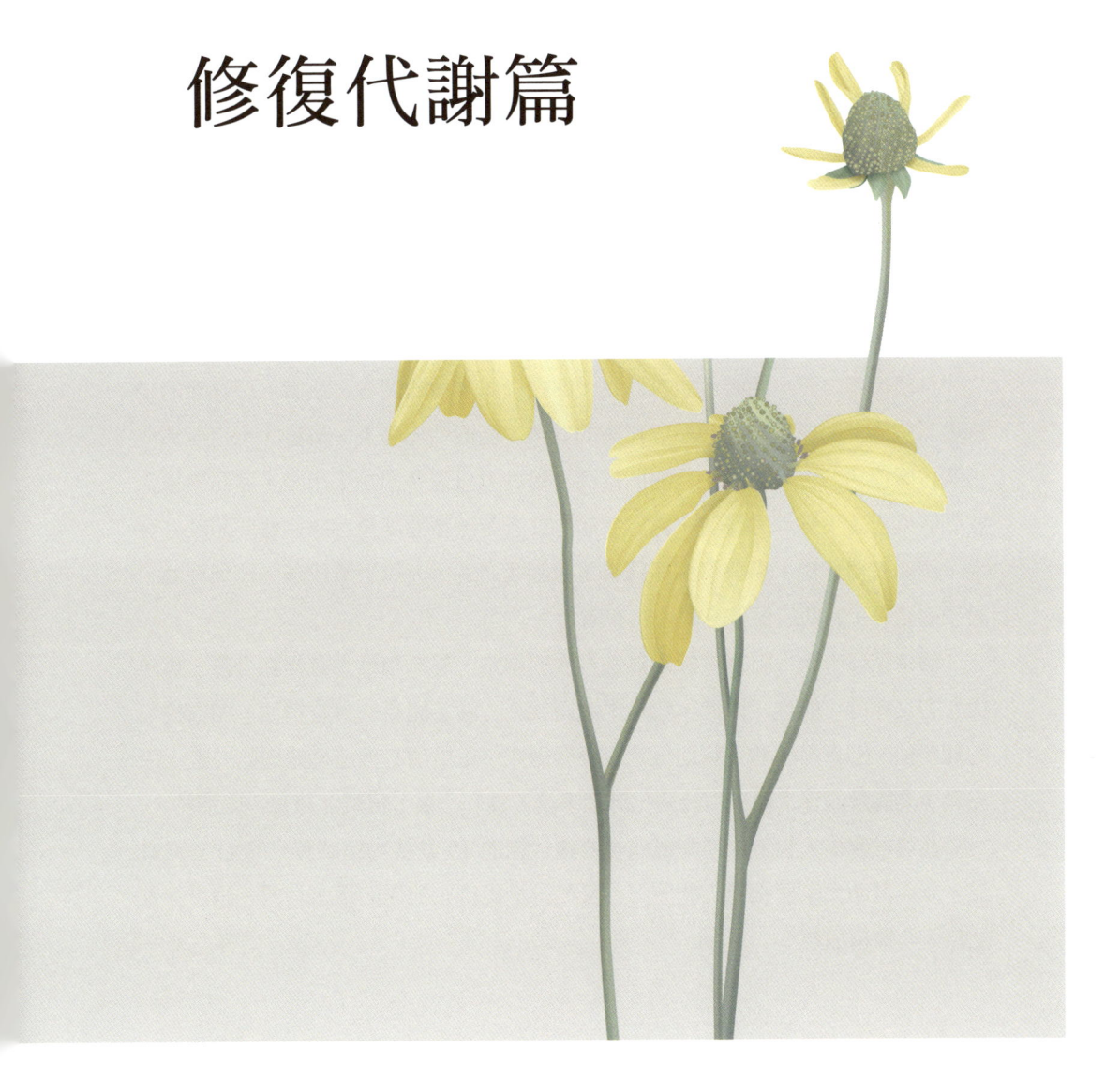

修復代謝篇

修復代謝保養重點

　　當你在日常生活中，無論是面對外界環境的變化還是身體狀況的調整，保持肌膚與身體的修復與代謝功能至關重要。面對又濕又熱又悶的氣候時，不舒服的黏膩感常常造成心情不美麗。臉上身上一旦出油，不免沾染許多看不見的病菌與汗水，極需要抗菌、控油、調節皮脂分泌、去除老廢角質與防曬修護。

　　皮膚保養方面，可以運用能夠好好抑菌與抗真菌，保濕抗發炎，以及幫助膠原生成、增加皮膚彈性、預防皮膚老化、修復柔嫩美肌的植物精華，如馬丁香、蘆薈、茶樹、雷公根等精油。

　　身體保養方面，此時可能有消化代謝與脂肪堆積的問題。皮膚上要注意的是避免累積過多的汗水，可能形成皮膚的異味、脂漏性皮膚炎、濕疹，也可能造成相關皮膚疾病的復發；消化代謝的鬱滯、體內濕氣過多卻排不出來、脂肪累積造成肥胖或皮膚下垂等的身體不適與疾病。許多芳療精油就是預防這些問題的好幫手，例如有機檸檬、馬鞭草酮迷迭香、樟腦迷迭香、大馬士革玫瑰、黑種籽油、君子樹油等，有助於保持身體清爽有活力。

　　情緒調理方面，阻塞在體內無法釋放的煩躁、怒氣和壓力會提高憂鬱、焦慮與心力交瘁的可能性。因此，我推薦運用代表「陰」能量的芳香精油，如柑橘類的葡萄柚、回青橙精油，幫助鎮定冷靜與撫慰、重拾信心與療癒疲憊的心靈。而充滿溫柔能量的香水樹，則能強化神經系統，提升心靈，溫暖並修復不安情緒。

　　在這一章中，我為你搭配最適合修復代謝的 13 款植物精華製成的 DIY 保養品，既能幫助大家揮別惱人的煩悶，又能為身體帶來絕佳的保水功效，修復保養加倍，心情超加分！

SECTION 2 · 修復代謝篇

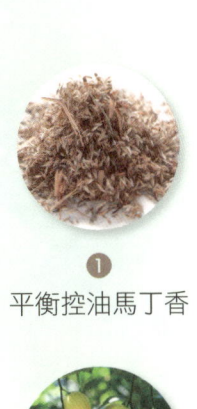

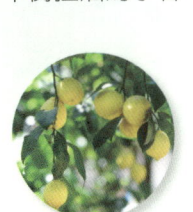

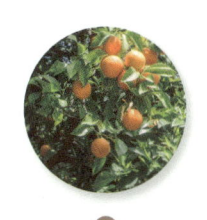

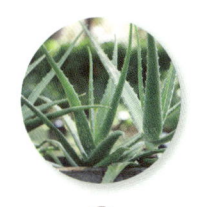

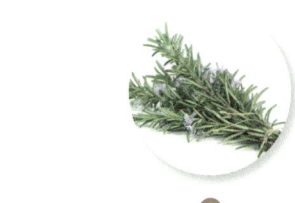

❶ 平衡控油馬丁香

❷ 角質代謝回青橙

❸ 曬後修護蘆薈膠

❹ 身輕如燕有機檸檬

❺ 打擊脂肪馬鞭草酮迷迭香

❻ 健胸按摩大馬士革玫瑰

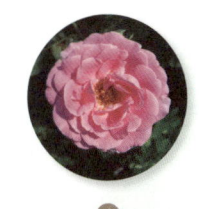

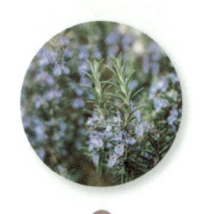

❼ 腿部緊實樟腦迷迭香

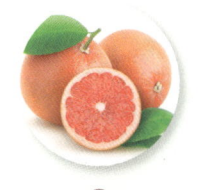

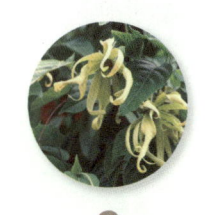

❽ 消除異味葡萄柚

❾ 身體角質清理香水樹

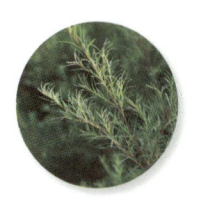

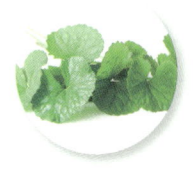

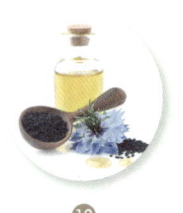

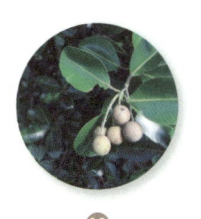

❿ 抑菌潔淨茶樹

⓫ 焦慮緩解複方

⓬ 消化順暢複方

⓭ 祛濕消暑複方

079

精油新手的實用芳療

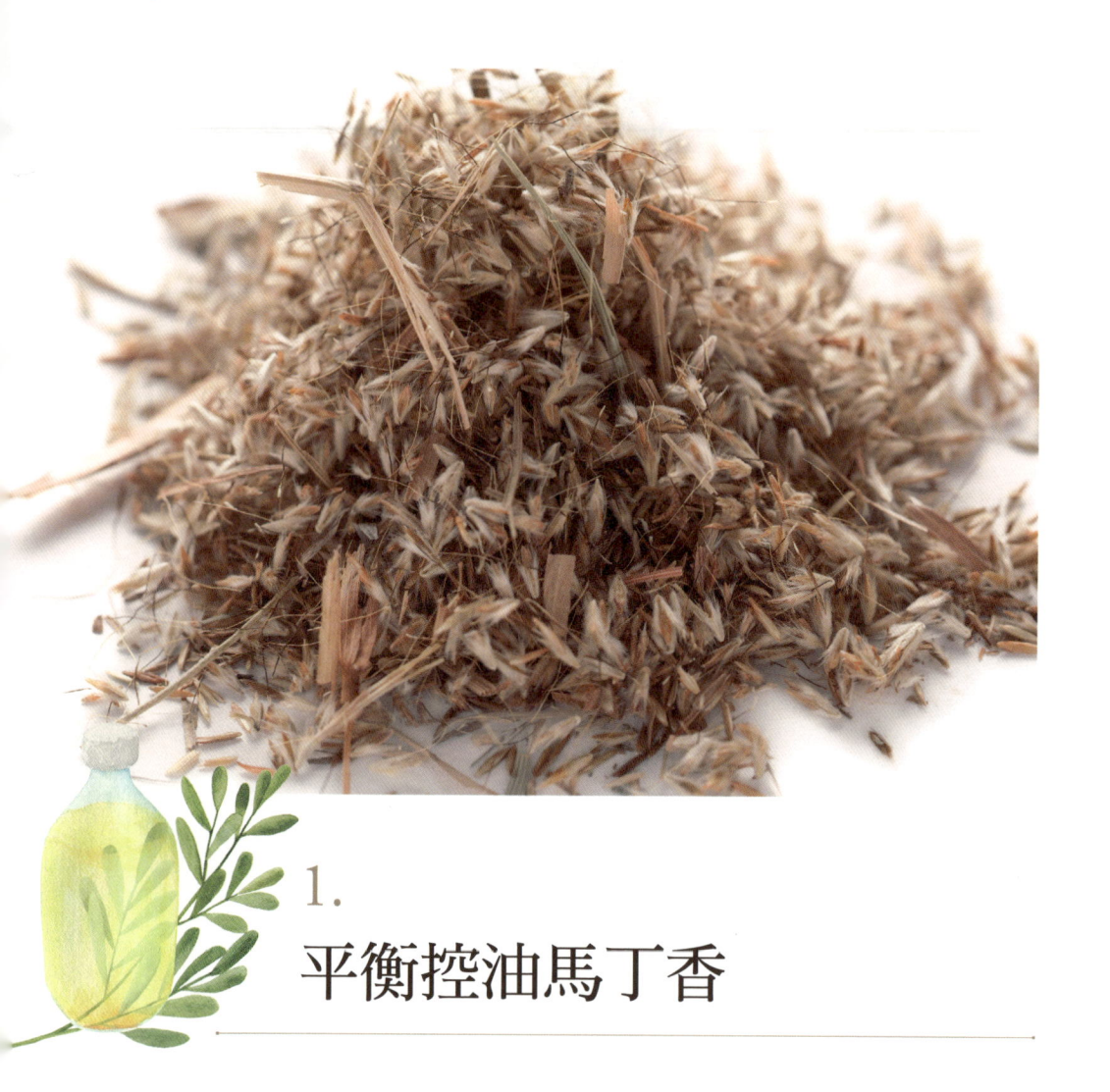

1. 平衡控油馬丁香

　　每當遇到濕熱的天氣來臨，油膩膩、黏呼呼的環境令人頭痛。再加上這時候皮脂腺分泌較為旺盛，毛孔阻塞的朋友又要擔心粉刺、青春痘的問題了。這種常見的皮膚疾病，會造成人體皮膚上皮脂腺或毛囊的發炎，局部病變時會產生能擠出白色或乳白色碎米樣粉汁的刺狀丘疹，最常見於青春期與年輕成人、工作壓力大的上班族群。加上，新冠肺炎流行以來，大家習慣戴著口罩，汗水悶在臉上，摩擦與不透氣，讓油性膚質的人更困擾。

我在學校教授芳香療法，自然而然的會特別注意到有皮膚問題的同學。如果又遇到考試或是要繳交報告的時候，常常會發現本來就油頭滿面的學生，臉上更是雪上加霜。同學說：「就一邊熬夜趕報告，又發現臉上粉刺一堆，想說順便擠一擠。」我問：「那妳有洗過手、洗過臉嗎？」同學很尷尬地搖搖頭。有的同學索性一邊看書，一邊貼粉刺貼片，沒想到真的太累了，就貼著睡著了，隔天早上起來發現鼻頭紅了一塊，好像過敏一樣。其實粉刺的解決之道是平日保養與耐心等候，用對適合的精油與健康的飲食與作息，才是不二法門。

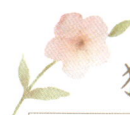

獨家配方

馬丁香平衡控油粉刺泥膜
馬丁香精油 3 滴＋真正薰衣草精露 2～3 湯匙＋酵母膠 1 茶匙＋綠泥岩粉 3 湯匙

| 配方小常識

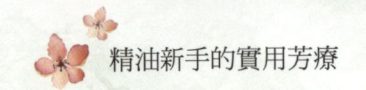

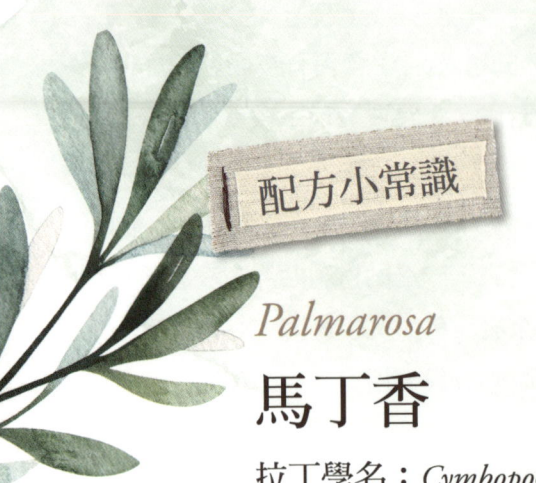

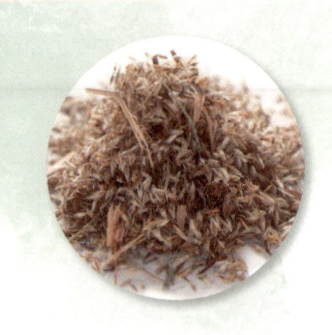

Palmarosa

馬丁香

拉丁學名：*Cymbopogon martini*

　　禾本科香茅屬的馬丁香精油，因為其字尾的 rosa，有些人翻譯為玫瑰草。含有高達 84% 的香葉草醇成分，使得它常被用來做為活化皮膚細胞、恢復肌膚光澤與彈性的護膚用品。有極佳的殺菌與抗真菌的功能，更適合拿來做粉刺、膿孢、濕疹等皮膚保養。同時馬丁香也有保濕、除皺與療疤的功效，香氣融合了玫瑰與青草的味道，很適合做為各類肌膚保養用品。它的植物語言為「適應力」，很適合療癒過度緊張或是因壓力與煩惱而陷入沮喪的身心狀態。

綠泥岩粉（Green Clay）

古埃及與羅馬時代都以沉澱後的泥土作為治療或保養皮膚的用途，而現代的法國仍然運用泥岩粉做為自然醫學的療癒方法之一。為確保泥岩粉的活性礦物成分，品質優良的泥岩粉只在日曬乾燥後，就進行包裝等後續作業。綠泥岩粉是吸附效果與排毒功能最好的一種泥岩粉，非常適合用在粉刺、青春痘、油性肌膚等保養上，製作面膜能夠達到清潔、去角質、平滑與軟化皮膚的效果，同時幫助放鬆與促進皮膚活化的功能。

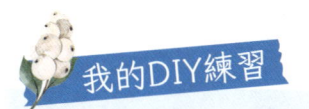

我的DIY練習

馬丁香平衡控油粉刺泥膜：約 1% 精油

製作方法 | 先將真正薰衣草精露 2～3 湯匙與綠泥岩粉 3 湯匙攪拌均勻成糊狀，再把馬丁香精油 3 滴與酵母膠 1 茶匙攪拌均勻後一起加入糊狀泥膜中，拌勻即可。如果製作份量較多，精油用量以 1% 為上限。

使用方法 | 洗臉後，將馬丁香粉刺泥膜厚敷一層於臉部至頸部位置，待十五至二十分鐘後用清水洗淨。若尚未達十五分鐘泥膜就乾燥了，可先行用清水沖淨，因為代表皮膚已經充分吸收完成。若屬較為敏感的肌膚者，敷膜前可以先薄敷一層蘆薈膠，鎮定皮膚。

調合的替代材料 | 精油：有機茶樹、馬鞭草酮迷迭香、真正薰衣草、羅馬洋甘菊、埃及天竺葵、回青橙（苦橙葉）等。
精露：羅馬洋甘菊、玫瑰、橙花。

精油新手的實用芳療

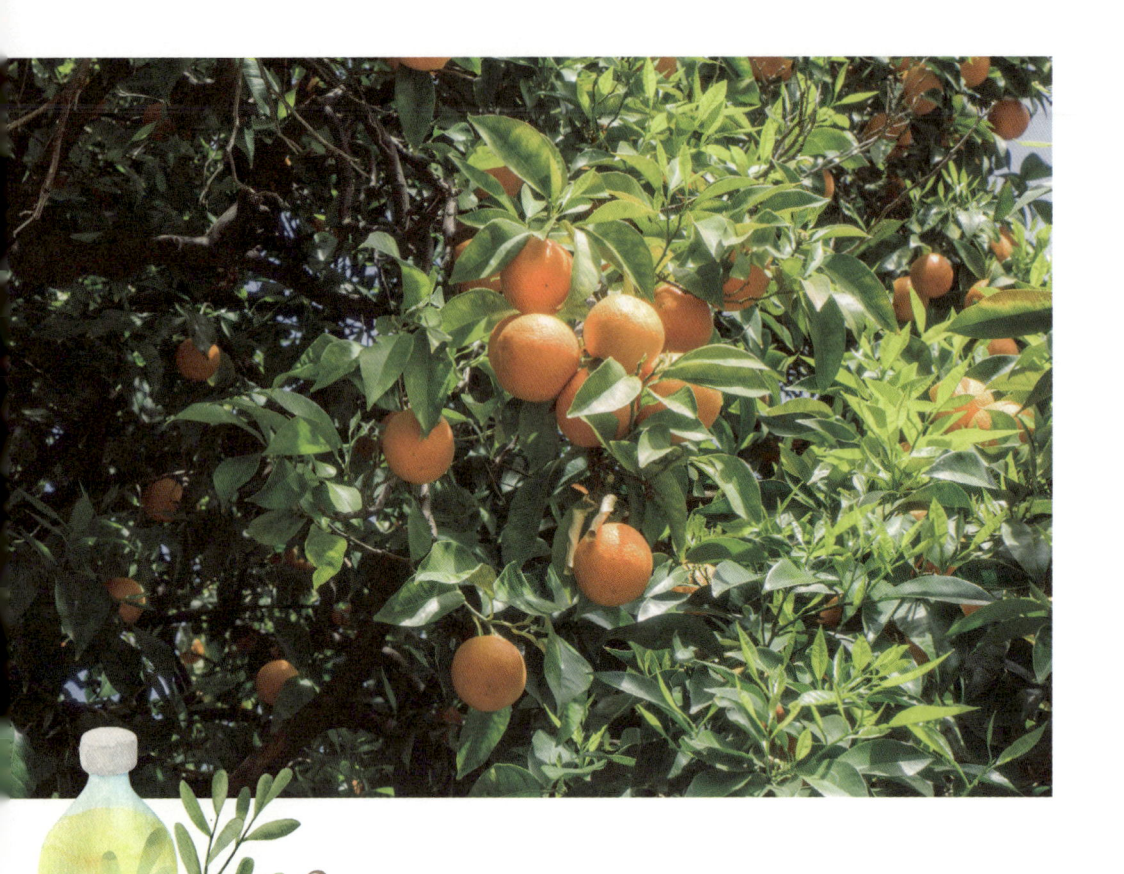

2. 角質代謝回青橙

　　學過皮膚學的朋友大概都知道，我們的皮膚分為表皮層、真皮層與皮下組織三大結構。其中表皮層最外層的角質層，大約四到六週會新陳代謝一次。當然這是在身心都處於最健康狀態之下的完美肌膚循環，不過隨著年齡增長，所處環境、保養方式與生活作息的改變，角質代謝會變得緩慢，甚至形成角質受損，失去弱酸性保護膜，皮膚反而不能健康地循環。

只要天氣稍微變熱，身處在亞熱帶、熱帶的女性們就會想要美白了。我周遭的女性友人很少有不在意皮膚是否白皙的，基本上每個人或多或少都有美白的產品，特別是幾位已經在公司擔任中高階主管的女強人型姐妹淘，每次聚會總是狂談美白保養的新產品。

可是她們常常覺得，即使狂擦美白保養品，肌膚看起來還是暗沉、不透白。有時候皮膚很會出油，但是看起來又很乾，摸起來粗粗的不平滑。也有很多人會覺得保養品吸收力變差，擦什麼都沒用，遇到保養的瓶頸。其實這都是角質堆積惹的禍。搭配能夠深度清潔與恢復肌膚活力，同時抗敏性較佳的紅泥岩粉，來強化去角質的功能，結果緊密又肥厚的老廢角質堆積消除了，保養品容易吸收了，暗沉的膚色也明亮起來了。

獨家配方

回青橙去角質淨膚泥膜
回青橙精油 5 滴＋真正薰衣草精油 5 滴＋埃及天竺葵精油 5 滴＋橙花精露 15mL＋紅泥岩粉 20g

精油新手的實用芳療

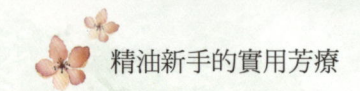

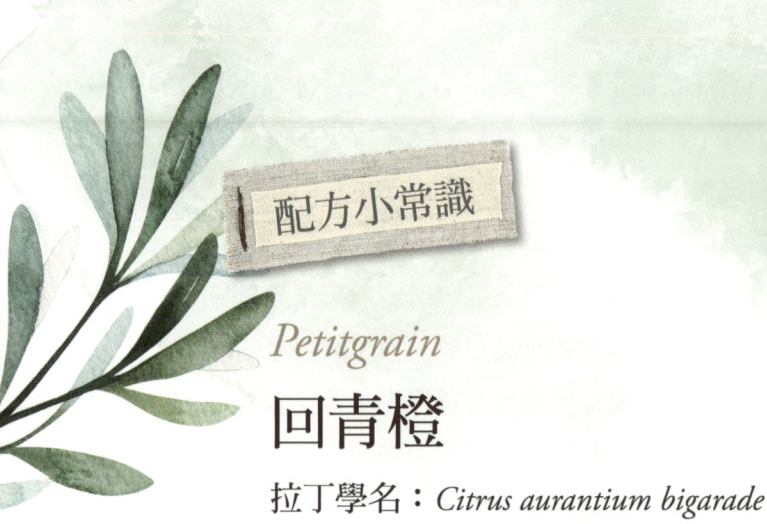

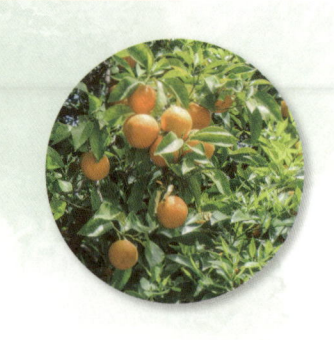

配方小常識

Petitgrain

回青橙

拉丁學名：*Citrus aurantium bigarade*

　　芸香科柑橘屬的回青橙精油，與橙花一樣來自苦橙樹，是苦橙樹的葉子部位，所以也有人翻譯為苦橙葉精油。有木質調的質樸沉穩、柑橘調的甜味，更襯著樹脂類精油的濃重，是一種穿透人心、耐人尋味的氣味。

　　回青橙精油能提高副交感神經的作用，並調整自律神經。高濃度的乙酸沉香酯的成分，讓回青橙有非常好的抗憂鬱、緩和焦慮不安、平衡神經系統的功能。不但具有鎮定、冷靜與平撫的「陰性」能量，讓內心遭遇不平靜、重大的困難與擔憂時，能夠防止心力交瘁，幫助身心進入休息模式，還能重拾信心與克服障礙，強化疲憊的心靈。

　　在皮膚保養方面，能夠活化皮膚組織，促進癒合傷口、結痂的效果。特別適合油性肌膚以及汗腺、皮脂腺分泌過盛的皮膚，也很適合作為頭皮調理，舒緩油膩的頭皮，減少產生頭皮屑。

🌸 紅泥岩粉（Red Clay）

　　紅泥岩粉是屬於吸收較好、較為油性滋養的溫和泥岩粉。適合乾燥、敏感或過敏的肌膚作為臉部與身體的泥膜。因為含有大量的氧化鐵成分，因此呈現天然的紅色。紅泥岩粉可以改善脆弱、斷裂的毛細管、鬆弛缺水的肌膚，重新恢復肌膚的彈性與活力。

我的DIY練習

回青橙去角質淨膚泥膜：2% 精油

製作方法 | 先將橙花精露 15mL 加入 20g 紅泥岩粉中，均勻攪拌後，再將回青橙精油 5 滴、真正薰衣草精油 5 滴、埃及天竺葵精油 5 滴調勻後，加入橙花紅泥膜中攪勻即可。

使用方法 | 潔顏後，將調合好的去角質泥膜均勻敷於臉部與頸部，待 15 至 20 分鐘後清水洗淨，最多不要敷超過 20 分鐘。若尚未達 15 分鐘泥膜就乾燥了，可先行清水沖淨，因為代表皮膚已經充分吸收完成。去角質保養平均每週進行一次即可，注意避開臉部有傷口的部位，以免刺激。

調合的替代材料 | 精油：馬丁香、有機茶樹、有機檸檬、羅馬洋甘菊、馬鞭草酮迷迭香、葡萄柚。

泥岩粉：綠泥岩粉、白泥岩粉、有機薏仁粉。

3. 曬後修護蘆薈膠

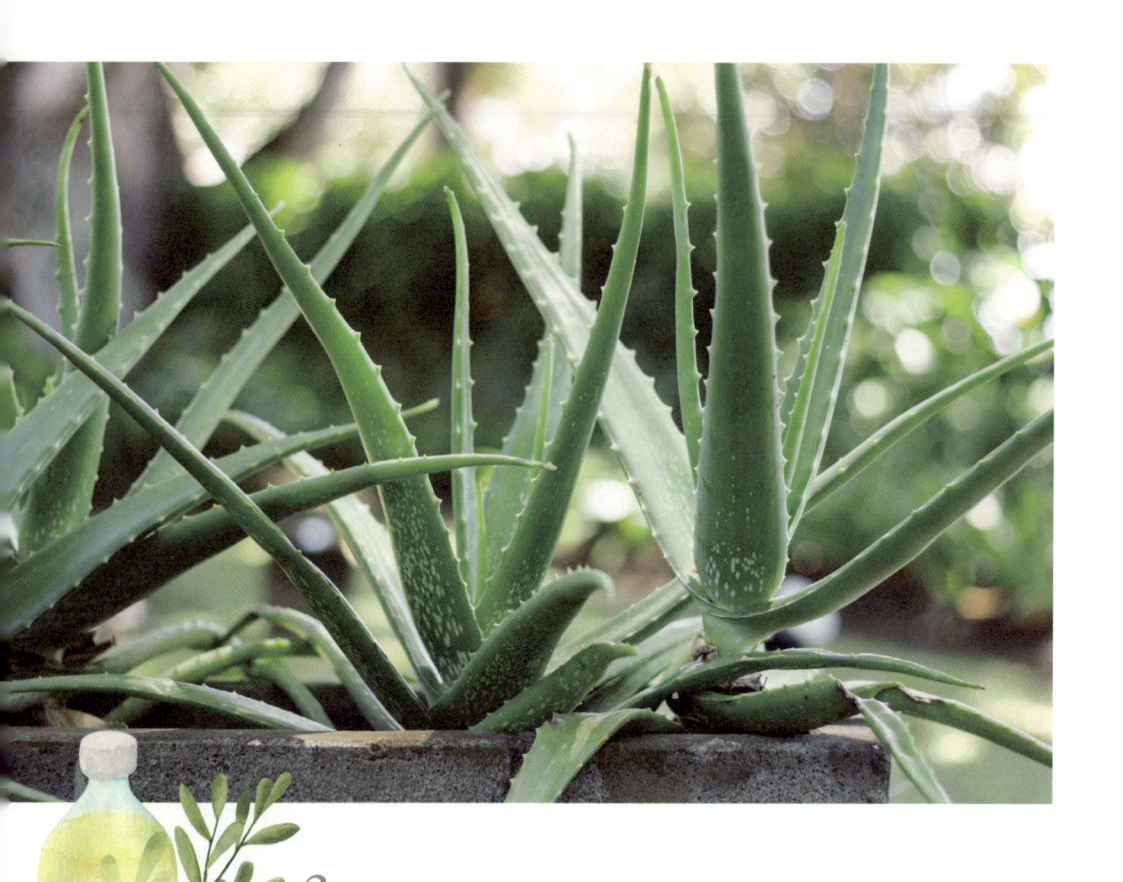

許多皮膚相關的研究顯示，紫外線照射是皮膚老化乾燥的頭號殺手，因此在強烈的紫外線照射下，儘管懂得擦上防曬乳的女生，也還是需要在回家之後，再次進行曬後修護的保養工作，以確保皮膚的傷害降到最低。

年輕的學生們在晴空萬里的豔陽下，特別能夠恣意揮灑青春的熱力與汗水；正值驪歌聲起的畢業時分，郊遊踏青或是拍攝畢業照都是最佳的季節。儘管選用了高防曬係數的防曬乳液，也知道每隔一段時間得再次補充，可是一天戶外活動下來，皮膚還是又熱又脹。因此，在我的保健美容課程中，常會教同學們運用手邊容易取得的素材，來自製曬後修護面膜。鎮定與舒緩曬後的肌膚效果極佳，特別是抹上冰冰涼涼的蘆薈，真的是舒暢無比！

獨家配方

曬後蘆薈薏仁膜
蘆薈膠 10g＋真正薰衣草精露 30mL＋有機薏仁粉 30g

配方小常識

Aloe Vera Gel
蘆薈膠
拉丁學名：*Aloe barbadensis*

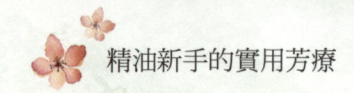

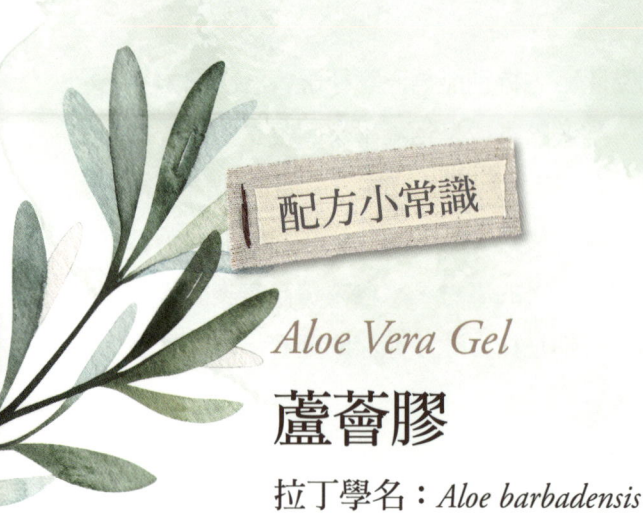

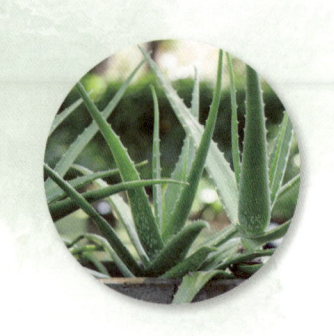

自古以來蘆薈（Aloe Vera）就是皮膚保養的聖品。古埃及美女使用從蘆薈果肉取得的汁液沐浴，即使烈日曝曬，肌膚依然健康美麗。珍貴的是葉子裡面透明無色的蘆薈膠（Aloe vera gel）；葉子表皮部分則苦寒，通常用作「瀉劑」，並不適用於皮膚保養。

蘆薈膠的成分很豐富，含有維生素 A、B、C、E 和多種礦物質與酵素。首先是保濕的功能，因為富含黏多醣，因此有很好的潤滑保濕功能。其中蘆薈素則能抑制黑色素而有預防曬斑的功能，並有消炎抗菌、止癢止痛的特性，對乾癢、粗糙龜裂的皮膚有很好的緩解作用。

此外，蘆薈肉的黏滑物質有深層清潔作用，加上含微量水楊酸，因此有助於加速老舊角質脫落，促進角質代謝。另外豐富的維生素 C、蘋果酸及葉酸均能促進膠原生成，可增加皮膚膠原和彈性，所以有防止和改善肌膚老化的作用。

SECTION 2・修復代謝篇

　　蘆薈含有的「緩基態酶」對皮膚炎、口腔炎、膀胱炎、支氣管炎等慢性炎症有治療的作用，能夠減少紅腫燙熱疼痛。同時「蘆薈抗原」經動物實驗確認它具有抗癌作用，可提高人體的免疫力與抗癌能力。記得盡可能選擇有機與無添加香精的純蘆薈膠，能夠減少香精添加可能造成的敏感，也不會影響天然植物精油的香氣。

🌸 薏仁粉

　　主要的脂肪酸是油酸（50%）及亞麻油酸（28%），富含胺基酸、維生素 B 群、維生素 E 及磷、鎂、鋅、鐵等礦物質，以及活性水潤因子，可活絡細胞循環。具有淨白、保濕、抗老、潤澤膚色、修護、舒緩、軟化角質、抗氧化、抗敏、消水腫與提振免疫等多重功能。記得選用有機天然工法製成的食用級薏仁粉，外敷內服，可加乘護膚效果。

我的DIY練習

曬後蘆薈薏仁膜

製作方法｜先將蘆薈膠 10g 與真正薰衣草精露 30mL 調合均勻，再加入有機薏仁粉 30g 用電動攪拌棒打勻即可。建議於一週內使用完畢。

使用方法｜適用全身，洗臉或沐浴後，取適量塗抹曬紅部位，待 10～15 分鐘後清水沖淨即可。

調合的替代材料｜精露：羅馬洋甘菊、玫瑰、橙花。
　　　　　　　　　薏仁粉：可用綠豆粉或綠泥岩粉取代。

精油新手的實用芳療

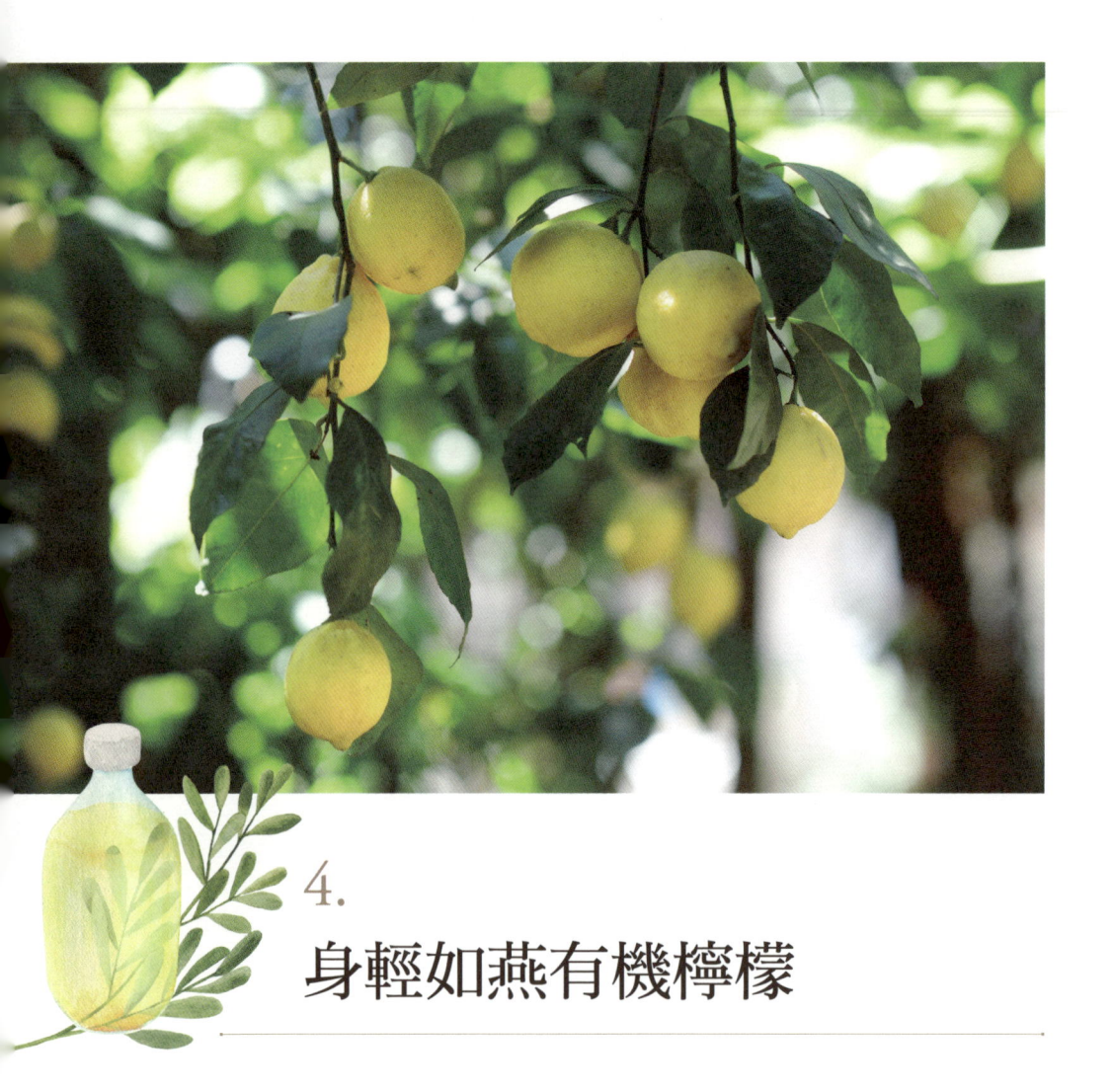

4. 身輕如燕有機檸檬

　　消化不良是一種臨床症候群，是由胃動力不足所引起的疾病，也包括胃蠕動不好的胃痙攣和胃食道逆流疾病。

　　電視上最近流行這樣的廣告：「喝咖啡、吃甜食，讓人胃食道逆流。」在我的瑜珈提斯課程中也有些同學反應過，他們胃部常常有悶脹感，容易打嗝，要將空氣從口中排出才會比較舒服。曾經也有人去醫院作整個消化系統的檢查，如肝臟、大腸鏡、小腸、胰臟、胃鏡等，結果顯示都很正

常，然而吃西藥也沒獲得比較好的改善。其實主要的問題可能還是要歸究於吃得太飽、過度的精緻飲食、高度的壓力與焦慮。

植物精油中有許多適合調理消化系統問題的精油，可以多加嘗試之外，也應避免易引起脹氣的食物，如：豆類、奶類、高油高糖食物、十字花科蔬菜、氣泡飲料。最好還能搭配適當的運動，如瑜珈與彼拉提斯，因為它們屬於身體的核心伸展運動，能有效幫助內臟器官的溫和蠕動。運動完後打嗝、放屁與利尿的狀況都是很自然的現象，對腸胃道的順暢極有助益，按摩加上運動，才能真正達到身輕如燕的輕盈狀態。

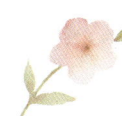

獨家配方

有機檸檬消化系統按摩膠
有機檸檬精油 10 滴＋回青橙精油 10 滴＋辣薄荷精油 10 滴＋真正薰衣草精油 10 滴＋甜杏仁油 10mL＋外用調和劑 10mL＋蘆薈膠 20g

精油新手的實用芳療

配方小常識

Lemon Organic
有機檸檬

拉丁學名：*Citrus limon*

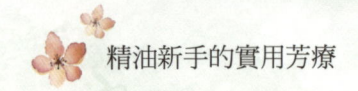

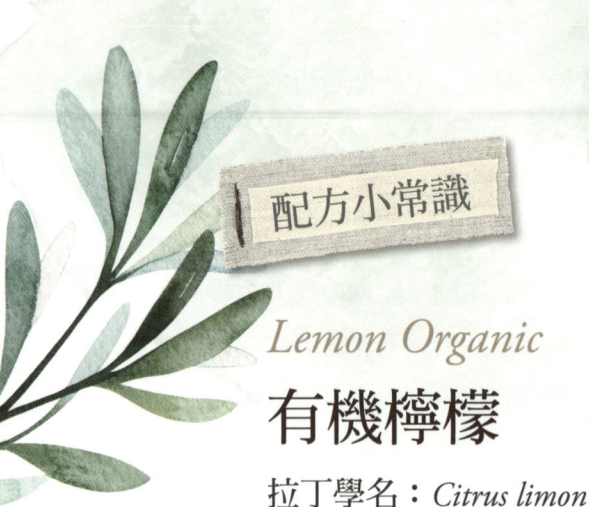

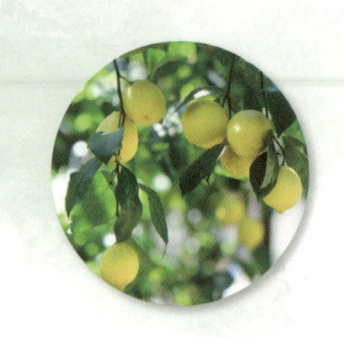

　　芸香科柑橘屬的檸檬精油，最為人稱道的當然是豐富的維他命 C。在海洋探險、軍隊征戰的過程中都是不可或缺的預防保健食材。由於檸檬烯與 β-蒎烯的成分，讓檸檬在促進血液與淋巴循環、排出體內老廢物質的功能卓著，也具有溶解結石、強化肝臟、增強免疫力與活化白血球的功能。在排水腫與瘦身、舒緩腿部疲勞或肌肉疼痛都有良效，尤其是促進油膩飲食的消化，幫助排氣、便祕。如果想嘔吐暈眩時也可與辣薄荷搭配使用，會成為消化系統的保護後盾。檸檬的香氣清新舒爽，有很好的抗菌功能，可以清淨室內空氣，調理油性肌膚，袪除體味與保持口腔清香。

我的DIY練習

有機檸檬消化系統按摩膠：5% 精油

製作方法｜將有機檸檬精油 10 滴、回青橙精油 10 滴、辣薄荷精油 10 滴、真正薰衣草精油 10 滴、甜杏仁油 10mL 與外用調和劑 10mL 調合均勻，最後加入蘆薈膠 20g，用電子攪拌棒打勻後，裝入罐中即可。如果製作份量較多，精油用量以 5% 為上限。

使用方法｜用餐前或餐後一小時，取適量消化系統按摩膠，以肚臍為中心點，順時針按摩三到五圈，或是在腸胃感到不適時也可使用。

調合的替代材料｜羅馬洋甘菊、葡萄柚、甜橙、有機檸檬草、薑、肉桂精油等。

搭配運動｜小腹婆 bye-bye 核心運動（詳見第 266 頁）。

揮別收假症候群的能量運動（詳見第 304 頁）。

5. 打擊脂肪馬鞭草酮迷迭香

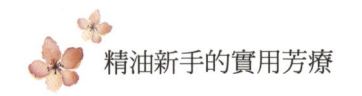

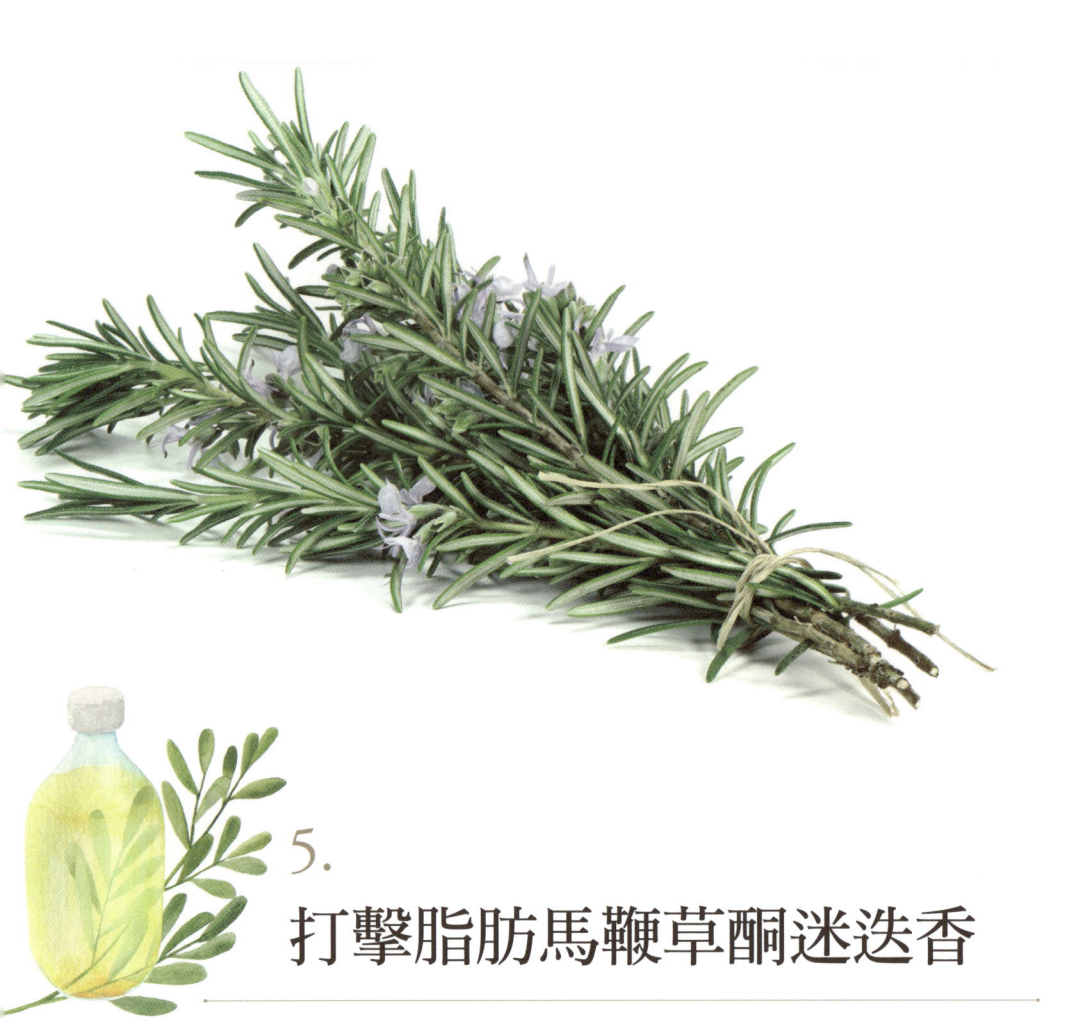

　　有許多女生會說，減肥是她一生的志業。聽起來有些無可奈何，但卻也是現代人追求青春美麗的寫照。其實我們可以換個角度來說，讓自己維持心目中的健康體態，能夠讓自己更加有自信、生活有品質，同時讓身體的機能維持在最佳的狀態，不失為最好的「氧身」觀念。

SECTION 2・修復代謝篇

在想穿著清涼一點的時刻,課堂上的學員們就會出現各式各樣如何塑身的問題,像是「老師,我想瘦肚子!」、「老師,怎麼樣可以瘦大腿?」、「有什麼精油可以消脂肪嗎?」、「哪些運動可以瘦身?」等。問題雖然琳瑯滿目,但其實答案很簡單!就是減量飲食、固定運動跟調整愉快的心情而已。

我在教瑜珈提斯與有氧課程時,有時候會在課前讓同學們使用獨家調製的配方按摩油先按摩腰腹、大腿與手臂部位,接著再進行運動。大家在運動時很明顯的飆汗,運動之後也有立刻褲子變鬆或是衣袖變寬的感覺,所以只要持之以恆的運動,搭配能幫助循環與代謝功能的植物精油,再加上適當的減食,要維持心目中的身材應該不是難事!

獨家配方

馬鞭草酮迷迭香打擊脂肪按摩乳
馬鞭草酮迷迭香精油 10 滴＋絲柏精油 10 滴＋杜松子精油 5 滴＋有機檸檬精油 5 滴＋精油專用基底乳 15mL

配方小常識

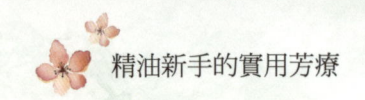

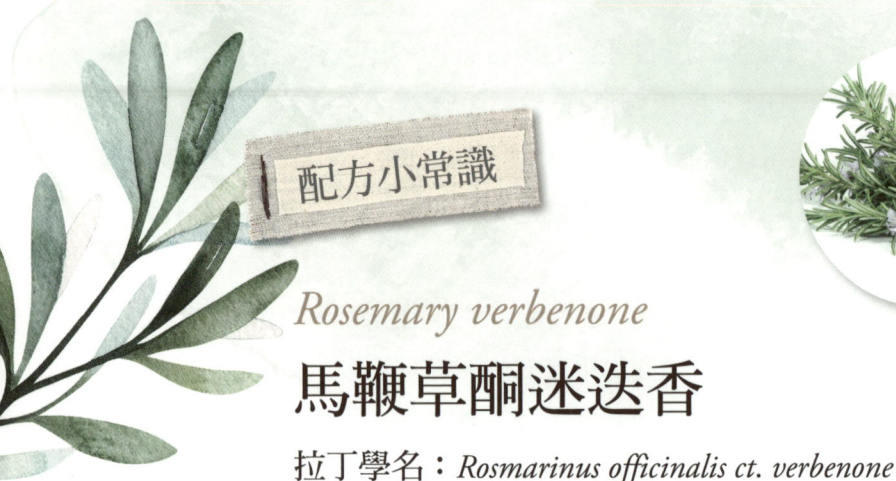

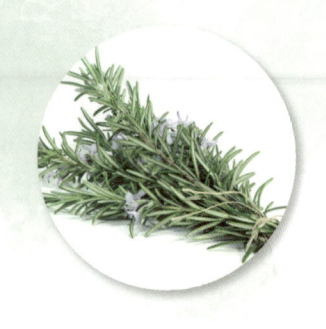

Rosemary verbenone

馬鞭草酮迷迭香

拉丁學名：*Rosmarinus officinalis ct. verbenone*

　　在芳香療法常運用的天然植物中，有許多有助於鬆動脂肪的精油，馬鞭草酮迷迭香（Rosemary verbenone）就是一例。

　　在法國與義大利的料理中，馬鞭草酮迷迭香經常運用在消除肉類腥味與促進消化的食材中。可有效調整自律神經、溶解脂肪與活化皮膚組織而被引進了芳療界。其中的馬鞭草酮對於肝臟機能失調有很好的調理功能，因此往往會添加在以排毒為概念的相關保養品。由於能夠促進膽汁分泌、幫助脂肪代謝，效果較其他種類的迷迭香更好。在心理上，馬鞭草酮迷迭香能夠適用於精神處於憂鬱或不安的狀態；也適用於飲食過量而暴肥時，迅速恢復自信與強化正面的身心能量。

精油專用基底乳

最好挑選含天然的甜杏仁油與椰子油萃取的精油專用基底乳，更接近肌膚的皮脂分泌，也具有良好的滋潤身體肌膚效果，就算不添加精油，也可以有很好的肌膚潤澤效果。洗完澡後，取適量全身按摩，會讓身體感覺到更加輕盈與放鬆喔！

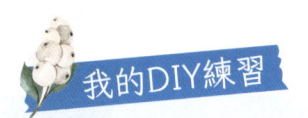

我的DIY練習

馬鞭草酮迷迭香打擊脂肪按摩乳：10% 精油

製作方法｜將馬鞭草酮迷迭香精油 10 滴、絲柏精油 10 滴、杜松子精油 5 滴與有機檸檬精油 5 滴先調合加入精油滴管瓶中搖勻，再加入精油專用基底乳 15mL 中攪拌均勻，裝入瓶中即可。建議於三個月內使用完畢。如果製作份量較多，精油用量以 10% 為上限。

使用方法｜進行運動前可先塗抹在想要瘦身的部位，或是於沐浴後塗抹全身（請避開臉部）。

調合的替代材料｜薑、中國肉桂、葡萄柚、辣薄荷、馬丁香、回青橙精油等。基底乳也可使用無香乳液取代。

搭配運動｜腰腹核心運動加強版（詳見第 270 頁）。
瘦腰減油有氧訓練（詳見第 274 頁）。
全身血液循環有氧操（詳見第 295 頁）。

精油新手的實用芳療

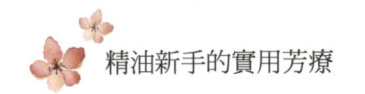

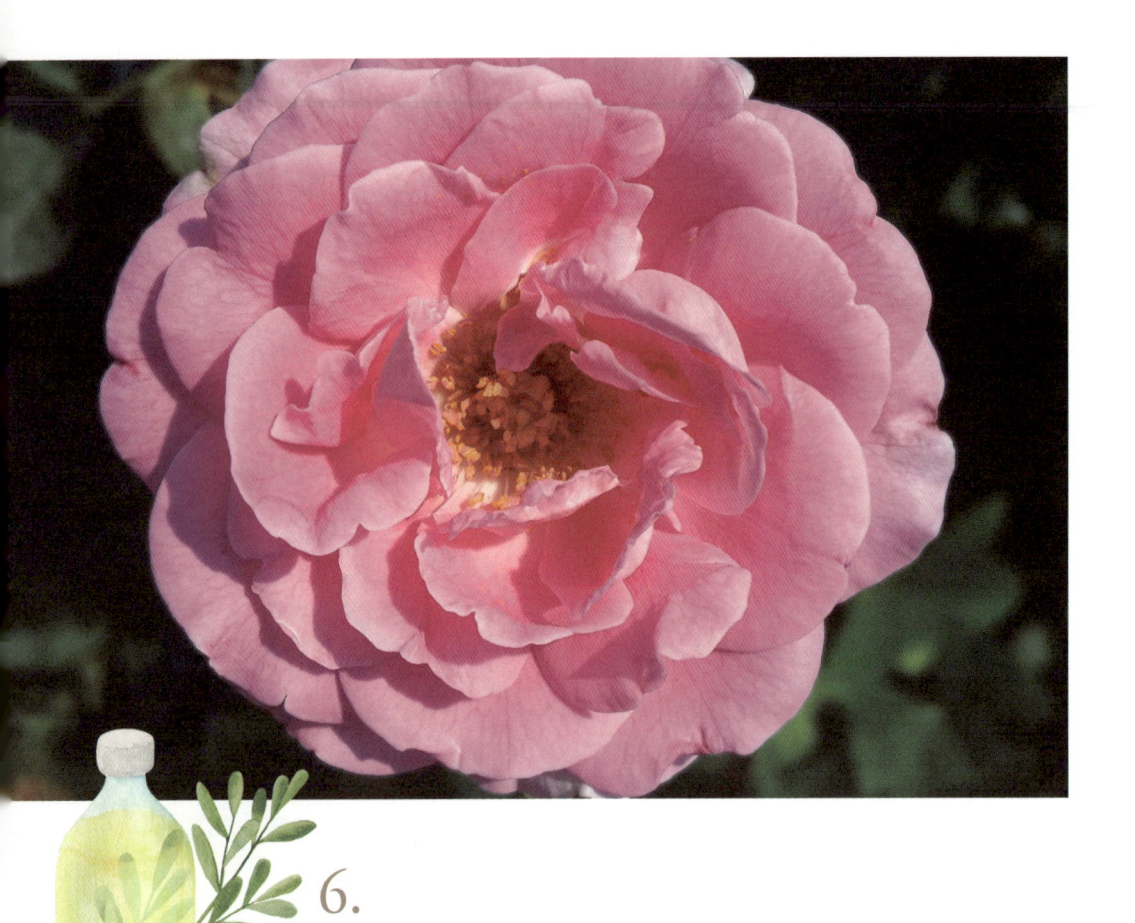

6.
健胸按摩大馬士革玫瑰

　　來到氣溫較高的時候，愛美的女生們通常薄衣輕縷，這時候上圍的身形也會隨之原形畢露，除了選擇適當的內衣維持上圍美麗形態，利用沐浴後幫「胸部」運動一下也很重要！若配合按摩霜效果會更好喔！

我在月子中心教授產後保養瑜珈時,坐月子的媽媽們都會詢問餵母奶後如何保養胸型的問題,即使是二十歲出頭的年輕媽咪也是如此。乳房的基本組成是乳腺、脂肪與結締組織,青春期時由於荷爾蒙增加,乳腺與脂肪都會成長,雌激素的功能可以幫助乳腺管發育,而產後的泌乳激素也能幫助乳房組織的生長。

因此,選用能夠刺激腦下垂體與下視丘,平衡荷爾蒙分泌的花中之后「大馬士革玫瑰」來保養乳房,既能喚起女性的本能,又能讓心情充滿了愛的能量。所以無論是女性的青春期、成熟期、生產到產後保養,我都會運用大馬士革玫瑰精油,來調製最美好的皮膚滋養霜。若再搭配簡易的按摩手法,幫助恢復肌膚的活力,也能提升自信與享受愛情的喜悅。

獨家配方

大馬士革玫瑰美胸按摩霜
大馬士革玫瑰精油 5 滴+大馬士革玫瑰霜 10g+甜杏仁油 20mL

精油新手的實用芳療

配方小常識

Rose

大馬士革玫瑰

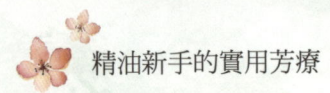

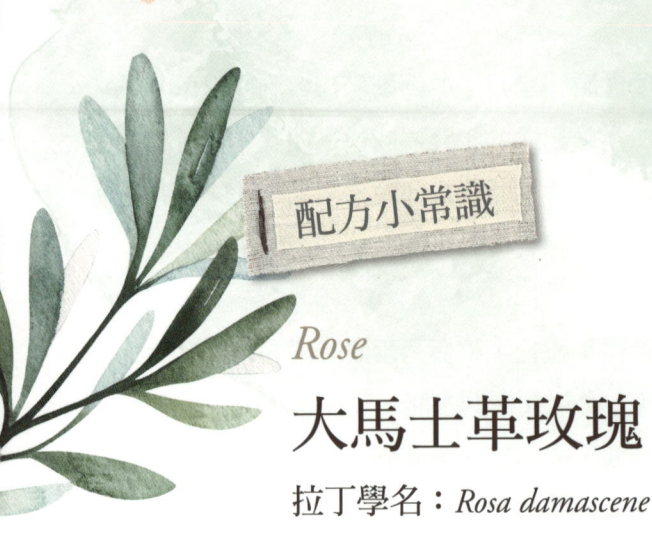

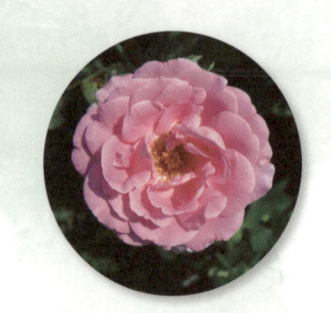

拉丁學名：*Rosa damascene*

　　薔薇科玫瑰屬的大馬士革玫瑰（Rose），是世界上最美麗的開花植物，希臘詩人賽佛（Sappho）稱它是花中之后，它的植物語言代表是「愛」。保加利亞的玫瑰谷，在每年五月的時節，於清晨五點由農夫熟練的集中採收，必須在九點之前還有晨露的時刻將花朵送去蒸餾，以保有玫瑰香氣最美好的精華。每一百朵新鮮的大馬士革玫瑰花，只能萃取出一滴玫瑰精油，珍貴而完美。

　　玫瑰具有抗炎、降低感染、活化與平衡女性荷爾蒙的特質，正如它花中之后的美名，為每一位女性創造如皇后般美麗高雅的肌膚與優雅氣息。它為人所知的平衡荷爾蒙分泌、通經、催情、軟化皮膚與收斂的功能，能夠恢復皮膚的彈性與光采，也具備淨化血液與強化肝臟功能等作用。因為具通經作用，懷孕初期請避免使用。

大馬士革玫瑰霜

以玫瑰為主成分,並富含多種精油成分的玫瑰療癒保濕霜,以第一道萃取的植物油與植物蠟為基底,添加了天然抗氧化劑與維生素等,擁有極佳的修復功能,適合所有膚質肌膚使用,可減緩老化、乾燥現象,促進肌膚底層細胞的代謝,讓細胞分裂持續保持活性,再生健康組織。所謂天然抗氧化劑是以迷迭香植物萃取,具有清除自由基的功能,阻抗肌膚衰老,保持肌膚彈性。

我的DIY練習

大馬士革玫瑰美胸按摩霜

製作方法｜先將 5 滴大馬士革玫瑰精油滴入 20mL 甜杏仁油,調勻後再加入大馬士革玫瑰霜 10g,以電動攪拌棒打勻即可裝入罐中。

使用方法｜沐浴後取適量塗抹於乳房,再搭配美胸 up up 按摩手法,效果更好。

調合的替代材料｜茉莉、橙花、真正薰衣草、埃及天竺葵、快樂鼠尾草精油。大馬士革玫瑰霜可用精油專用基底霜替代。

精油新手的實用芳療

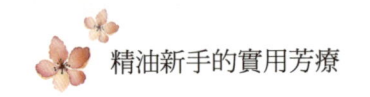

🌸 大馬士革玫瑰精露

PH 值介於 4.1～4.4 之間，特優級的玫瑰精露。香氣甜美，有如戀愛般的甜蜜，能夠提振情緒、抗發炎、保溼、收斂、抗老化，適合搭配各種皮膚的美容保養品，兼具心靈美容效果，使人恢復自信，讓心靈像天使一樣單純。可平衡身體內分泌及自主神經系統，可外用作「婦潔液」，或內用改善經前症候群及幫助排泄經血。與心氣或心輪最貼近，使心情開朗，不僅愛自己，也有能力把愛傳出去。

🌸 美胸 up up 按摩手法

沐浴後取適量玫瑰按摩霜均勻塗抹於胸部，再搭配以下穴點按摩手法，可以獲得事半功倍的功效喔！

首先，雙手施加一定的力道，將手臂內側肌肉往胸部集中，然後手伸到背後，將肉往胸前集中，再把胸部下方肌肉往上提，最後把胃部肌肉往上撥。接下來按摩提升胸線的穴道：膻中穴，位於胸部的正中央，左右乳頭連成一線的中心，以指腹施以一定力道，按摩約一分鐘；中府穴，兩側鎖骨下方的凹陷處，以指腹施以一定力道，按摩約一分鐘；天溪穴，胸部的側邊與胸部最高點相同的位置，兩手指腹同時按壓約一分鐘。（穴位詳見 313 頁）

另外，還可以搭配提高胸線的伸展操，動作如下：雙手合掌於胸前，手臂呈平行狀態，稍加力道向中間互推掌心，維持一分鐘；接著保持互推狀態，身體往右後方扭轉，停留五到八次呼吸，然後換左邊扭轉，一樣停留五到八次呼吸。最後將雙手前手臂緊貼，感覺夾住胸部外側，向上提升手臂，向上提升時必須維持手臂夾緊的狀態，進行十次，稍做休息後再次進行，總計一百次。

SECTION 2・修復代謝篇

7. 腿部緊實樟腦迷迭香

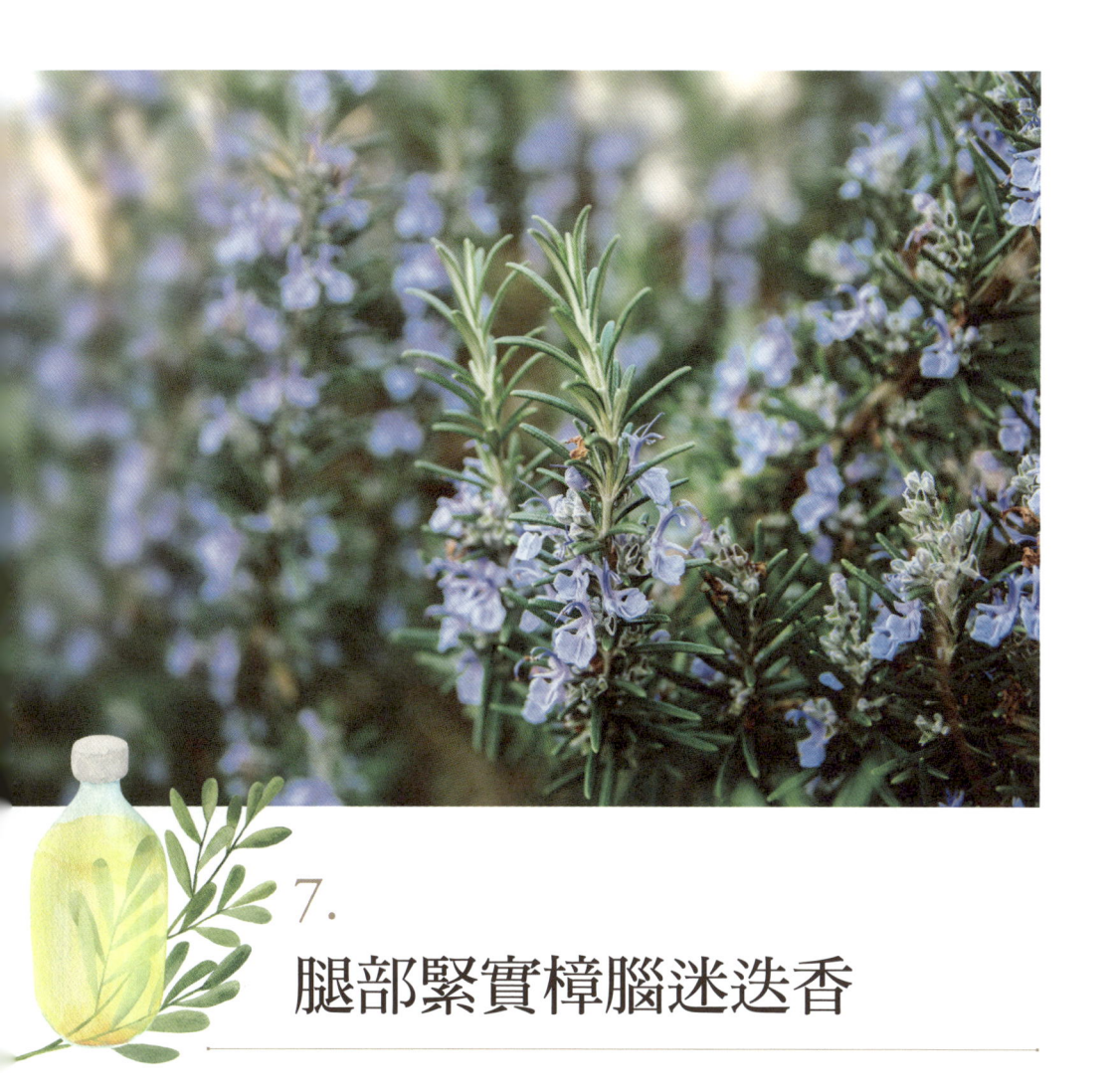

穿著迷你裙或短褲是女孩喜歡的裝扮之一,除了涼爽舒適之外,也展現青春活力與自信的一面。不過腿部的線條緊實與否,關係著這樣的打扮是否美觀與適合自己。

精油新手的實用芳療

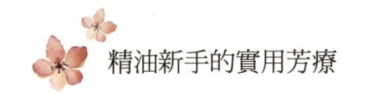

我在教瑜珈與彼拉提斯的課程中，常有同學詢問如何保持腿部的優美線條，我想最重要的關鍵在於適當的腿部運動以及有效的腿部按摩。而上班族們更要注意減少長時間坐在位子上不動的時間，盡可能每三十分鐘站起來活動一下，活絡腿部的循環。只要按照我的建議並認真執行的同學們，都能感覺到腿部的循環變好，而且舒緩了小腿與腳趾頭腫脹的困擾。

我通常會在課堂上搭配以樟腦迷迭香為主要成分的腿部雕塑按摩膠，在課前與課後讓同學預防運動時腿部可能的痠痛，與減少運動一小時下來的乳酸堆積，按摩膠涼爽的感受讓使用過的學員們都非常喜愛！

獨家配方

樟腦迷迭香腿部雕塑按摩膠
樟腦迷迭香精油 30 滴＋辣薄荷精油 15 滴＋絲柏精油 15 滴＋有機綠茶浸泡液 50mL＋蘆薈膠 50g＋外用調和劑 3mL

SECTION 2・修復代謝篇

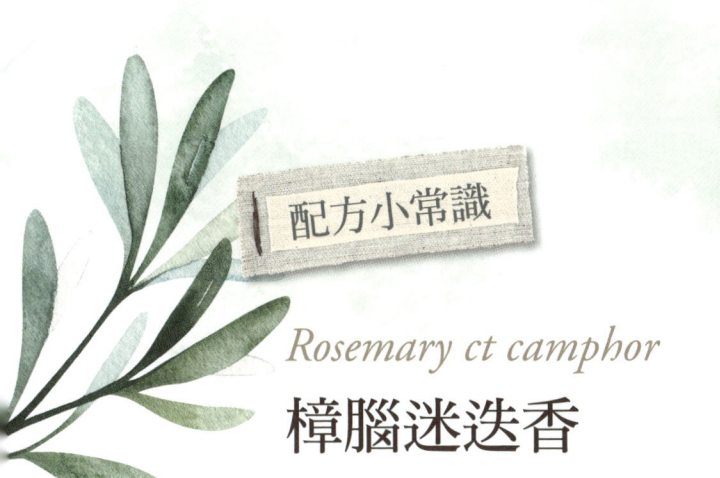

| 配方小常識

Rosemary ct camphor

樟腦迷迭香

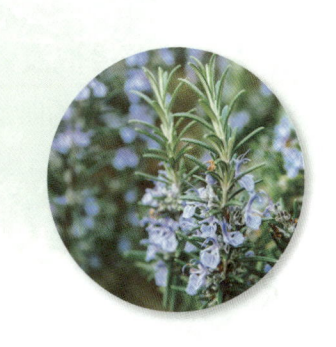

拉丁學名：*Rosmarinus officinalis ct. camphor*

　　《睡美人》是最為著名的童話故事之一，大家都知道昏睡了一百年的睡美人因為白馬王子的一吻而醒來；但其實這個美麗故事的真相是，一束迷迭香才是真正使得睡美人醒來的功臣。唇形科迷迭香屬的樟腦迷迭香，向來以它有名的樟腦味，幫助活化頭腦、增強記憶力、強化神經、提升血壓與促進循環而頗負盛名。它的拉丁學名 Rosmarinus，主要的意思是「海之露珠」，因為原本生長在地中海地區的迷迭香，春夏兩季會開滿淺藍或靛紫的小花；在歐洲的文明則視迷迭香為雋永回憶的象徵。樟腦迷迭香精油特別適用於神經肌肉的問題，主要可預防水腫、利尿、幫助血管擴張、暖化身體肌肉與收斂作用的精油。但要避免高濃度的使用，懷孕哺乳婦女與癲癇患者更需避免使用。

精油新手的實用芳療

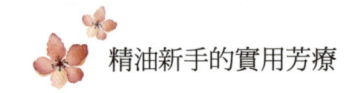

🌸 有機綠茶浸泡液

　　平常愛喝花茶的朋友，也可運用花茶浸泡液為素材，例如綠茶、玫瑰花、薰衣草、洋甘菊、茉莉花等來製作浸泡液，重點是選用有機栽種的花草。若是用乾燥的花草來製作，在浸泡前可以先用烤箱烤一下去除水分，一分鐘以內即可；若選用茶包者，則可以一包茶包 2g，搭配約 150～200mL 的純水，浸泡約一小時（請不要超過一天）再將花草浸泡液過濾後即可用來DIY。剩餘的浸泡液要盡早飲用完畢。綠茶富含兒茶素，能幫助抗氧化、清除自由基，同時有代謝體內毒素與淨白肌膚的功效。

我的DIY練習

樟腦迷迭香腿部雕塑按摩膠：10% 精油

| 製作方法 | 將浸泡好的有機綠茶浸泡液 50mL 與蘆薈膠 50g 調勻，然後將樟腦迷迭香精油 30 滴、辣薄荷精油 15 滴、絲柏精油 15 滴與外用調和劑 3mL 調勻，最後再將兩者混合打勻即可，裝入 120mL 玻璃精油瓶中，平時可保存於冰箱中。如果製作份量較多，精油用量以 10% 為上限。|

| 使用方法 | 建議在每日洗完澡之後，取適量塗抹腿上後，輕柔按摩雙腿，由腳踝往上引流至膝蓋後方，再由膝蓋後方推向前側大腿處至鼠蹊部。左右腿各進行三到五次按摩後，進行抬腿動作。進行按摩與抬腿動作時不妨放個輕柔的音樂，放鬆身心靈，就可以緩緩地進入甜甜的夢鄉囉。|

| 調合的替代材料 | 澳洲尤加利、杜松子、有機檸檬、馬鞭草酮迷迭香、薑、真正薰衣草、有機檸檬草、中國肉桂精油。|

| 搭配運動 | 提臀美腿伸展操（詳見第 278 頁）。
消小腿水腫瑜珈提斯（詳見第 287 頁）。|

SECTION 2・修復代謝篇

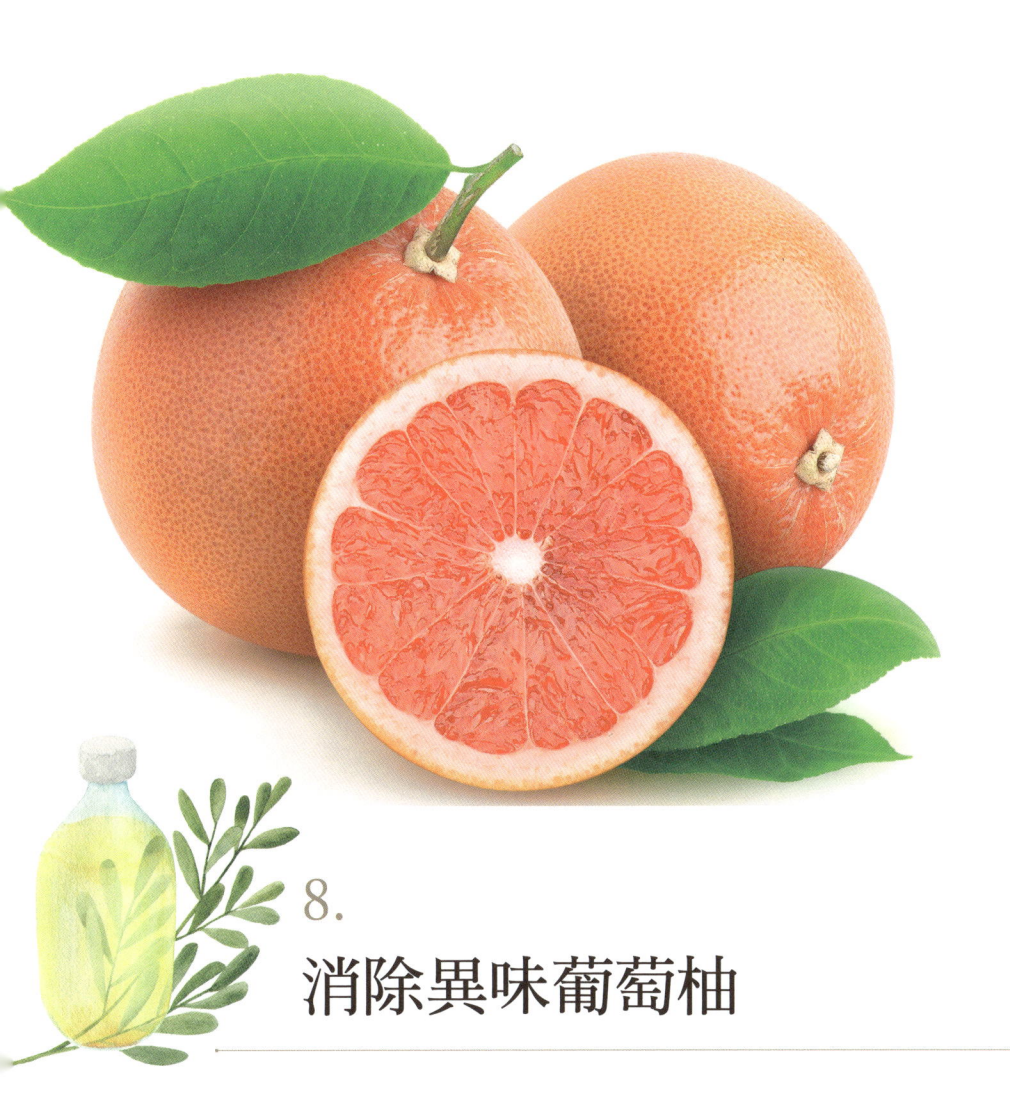

8. 消除異味葡萄柚

　　身處亞熱帶的臺灣總是悶熱潮濕，汗流浹背的情形時有所見，黏膩的身體不僅不舒服，還可能帶來令人不悅的氣味，影響一天的工作心情，也可能對他人帶來不便。如果遇到了心儀的男同事、愛乾淨的主管，或是與重要客戶洽談合作案時，不小心讓異味成了阻礙工作與感情的絆腳石，那可真是令人懊悔。

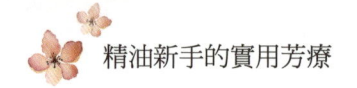

遺傳因素、肥胖、吃辛辣食物、過度肉食或多汗症等都可能導致體臭，這樣的人一定要每天洗澡。肥胖者洗浴後用毛巾擦乾或吹風機吹乾皮膚皺褶處，再用點抗菌產品和嬰兒爽身粉，也能減輕異味。天氣太熱時可以盡量選擇待在涼爽處以減少出汗，並穿吸汗的內衣、保持腋下部位的乾爽。日常生活切勿急躁緊張，飲食則盡量清淡，適當的運動也可以幫忙促進身體的代謝。

獨家配方

葡萄柚舒爽體香粉
葡萄柚精油 30 滴＋杜松子精油 10 滴＋絲柏精油 10 滴＋白泥岩粉 50g

配方小常識

Grapefruit
葡萄柚

拉丁學名：*Citrus paradise*

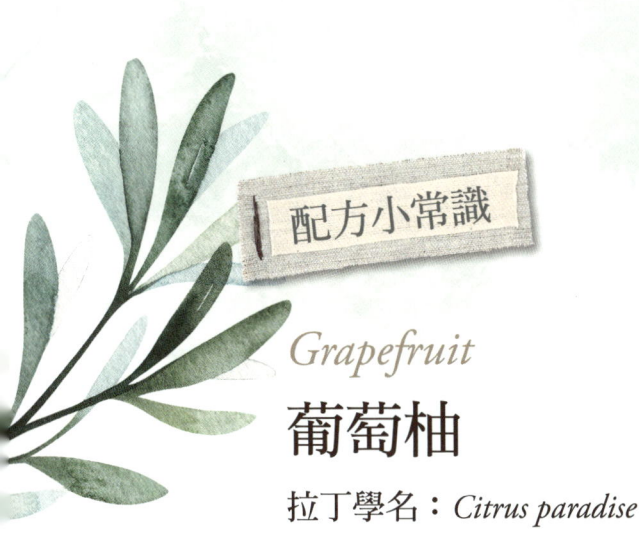

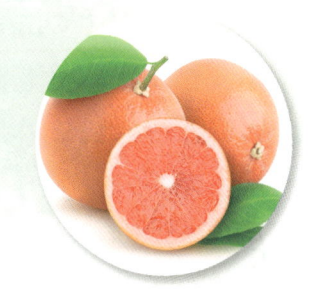

　　來自於芸香科柑橘屬。能夠振奮精神、調整食慾、幫助排氣與利尿的葡萄柚精油，擁有令人心曠神怡的果實香氣，可以讓因為壓力形成的肥胖焦慮一掃而空。

　　由於制汗的效果極佳，添加入按摩配方中也有改善體味的功效。葡萄柚精油的萃取法為果皮壓榨法萃取，因此建議選用有機栽種、無農藥的原料生長而成的精油為宜。具有光敏性，避免高濃度使用，使用後請勿立刻久曬太陽。

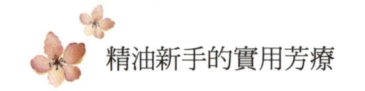

白泥岩粉（White Clay）

具有活性的泥岩粉富含多種的礦物成分，能發揮綜合的功效，因其具有吸附體內正離子的作用，而能促進循環並移除體內廢物，對於各類皮膚問題都有很好的調理作用。溫和的白泥岩粉適合敏感性與較脆弱的膚質，具有極佳的去體味作用，取代易致癌的滑石粉來做為體香粉的基底，不僅氣味佳，也可以防治身體異味與腳臭等問題。

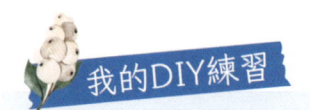

我的DIY練習

葡萄柚舒爽體香粉：5% 精油

製作方法｜先將葡萄柚精油 30 滴、杜松子精油 10 滴與絲柏精油 10 滴滴入精油滴管瓶中搖勻，再將混合好的精油慢慢滴入白泥岩粉 50g。由於白泥岩粉的質地細小，記得於加入精油時一邊滴入一邊攪拌至均勻，再裝入附有粉撲的爽身粉罐中。如果製作份量較多，精油用量以 5% 為上限。

使用方法｜頸部、腋下、手肘與膝蓋彎曲處、鼠蹊部、私密處與腳趾縫等易出汗處都可取適量塗抹。

調合的替代材料｜澳洲尤加利、辣薄荷、有機檸檬、馬鞭草酮迷迭香、真正薰衣草、有機檸檬草等精油。

SECTION 2・修復代謝篇

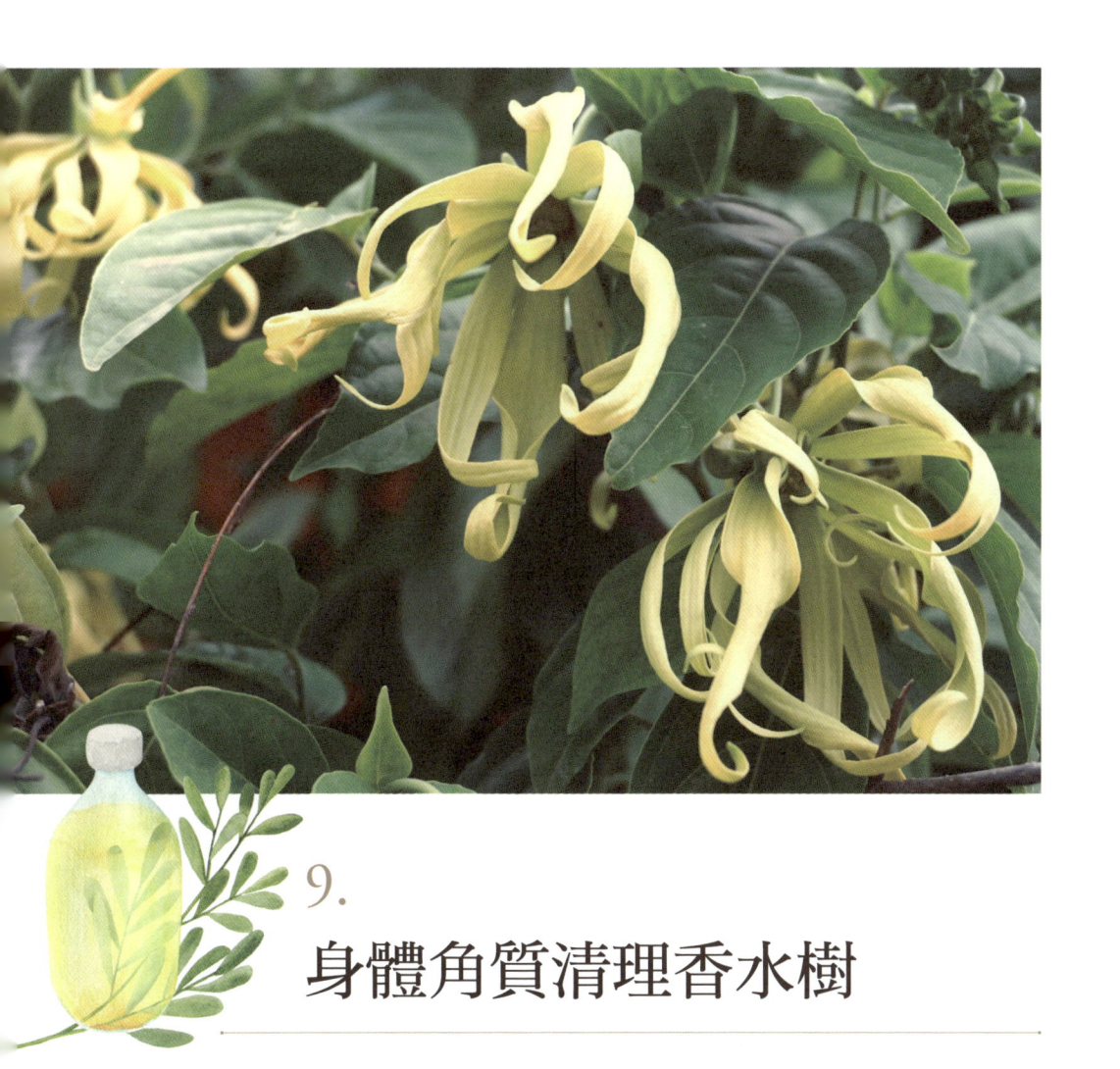

9. 身體角質清理香水樹

　　愛美的女生都知道要好好保養臉部與身體的重要部位，皮膚光滑細緻白皙總能看起來年輕好幾歲，不過如果要更細究肌膚是否保養徹底，檢查一下手肘與膝蓋肌膚就可能會露出馬腳。因此，擁有細緻的手肘或是清柔的膝蓋，對於重視保養的女性朋友，可說是不容忽視的細節。

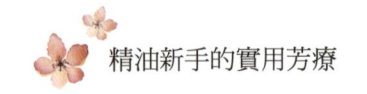

全身上下的關節部位是我們天天使用的地方，因此它的循環是否順暢也關係著我們的健康。我的芳療瑜珈提斯課程的學員不乏一些貴婦級的家庭主婦，既不需要擔負家中經濟的壓力，也不需要煩心孩子教育的瑣事，因此每週固定上課成了她們的生活重心。學習各種精油調製保養與保健用品，然後好好的運動來維持美好體態之餘，她們也很在意手肘、膝蓋與腳底等容易被忽略的部位，希望連這些部分的肌膚也能有好的修護。

曾有學員分享：「老師，我聽說關節部位的皮膚與腳底的細緻度與膚色，也是身體健康好壞很重要的觀察指標喔！」確實如此，腳底有許多反射區，而手肘膝蓋分別代表著四肢血液循環是否順暢健康的關鍵。這些學員不只是寵愛自己，其實也是很棒的健康生活實踐者，我當然要教她們善用香水樹。這能讓成熟皮膚恢復活力、又能讓身心感到寧靜平和的植物精油，來好好保養自己囉！

獨家配方

香水樹身體角質霜
香水樹精油 10 滴＋甜杏仁油 15mL＋花梨木松脂粉 15g

配方小常識

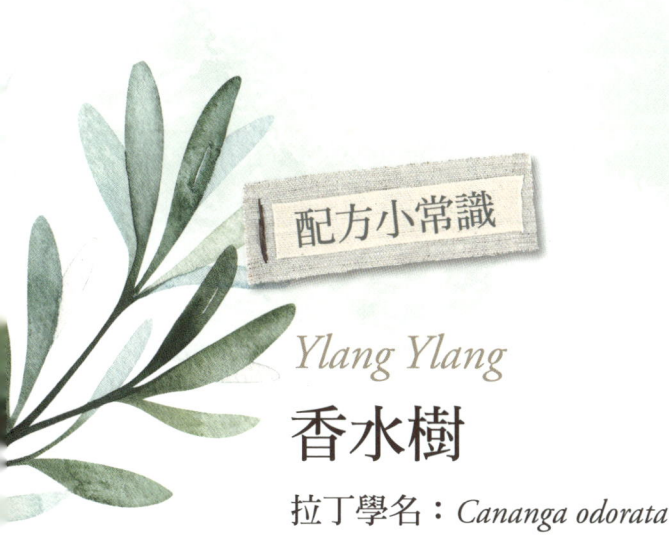

Ylang Ylang
香水樹
拉丁學名：*Cananga odorata*

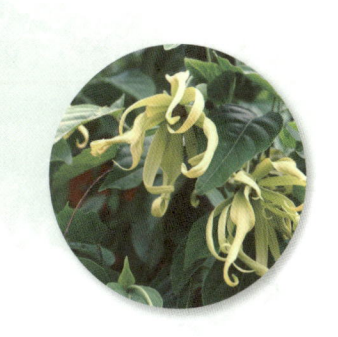

　　番荔枝科香水樹屬的香水樹精油，因其英文名稱為 Ylang Ylang，所以市面上有許多品牌都將它翻譯為依蘭。它是花瓣類精油的極品，有如茉莉般濃郁的花香，馬來語則為「花中之花」的意思。在皮膚上對於壓力型的暗瘡有非常好的防治功效，對於乾性或是油性的膚質都有很好的平衡作用。

　　香水樹擁有甜美、優雅、馥郁的奇異花香，能強化神經系統、提升心靈能量、降血壓並舒緩不安情緒。具有促進血液循環與優質的催情作用，改善荷爾蒙失衡，溫暖並修護生殖系統，讓女性能夠發揮溫柔的強大魅力。請避免高濃度使用，若需要開車或進行專注力的活動時也請避免使用。

精油新手的實用芳療

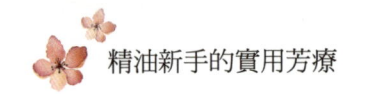

🌸 花梨木松脂粉（Rosewood Pine Scrub）

　　由松樹的樹心研磨的超細顆粒，並添加舒壓又能復癒肌膚的花梨木精油所製成的脂粉，能溫和的去除老廢角質，適合乾燥、敏感與輕微皮膚感染的肌膚。當皮膚能夠順著四到六週的角質代謝規律，讓老廢角質脫落、生成新的細胞，讓生命週期自然而健康的循環著，肌膚便能保持最有光采與活力的生命力。

我的DIY練習

香水樹身體角質霜：2% 精油

製作方法｜將香水樹精油 10 滴與甜杏仁油 15mL 調合均勻後，加入準備好的 15g 花梨木松脂粉調合，攪拌成均勻的糊狀即可。如果製作份量較多，精油用量以 2% 為上限。

使用方法｜沐浴後取適量美化身體角質霜於手肘、膝蓋、腳底等需要去除老廢角質的部位，輕柔畫圓磨擦，清水洗淨後即可恢復超細緻光滑美肌！每週使用一次即可。

調合的替代材料｜真正薰衣草、埃及天竺葵、馬鞭草酮迷迭香、馬丁香、回青橙等精油。

SECTION 2・修復代謝篇

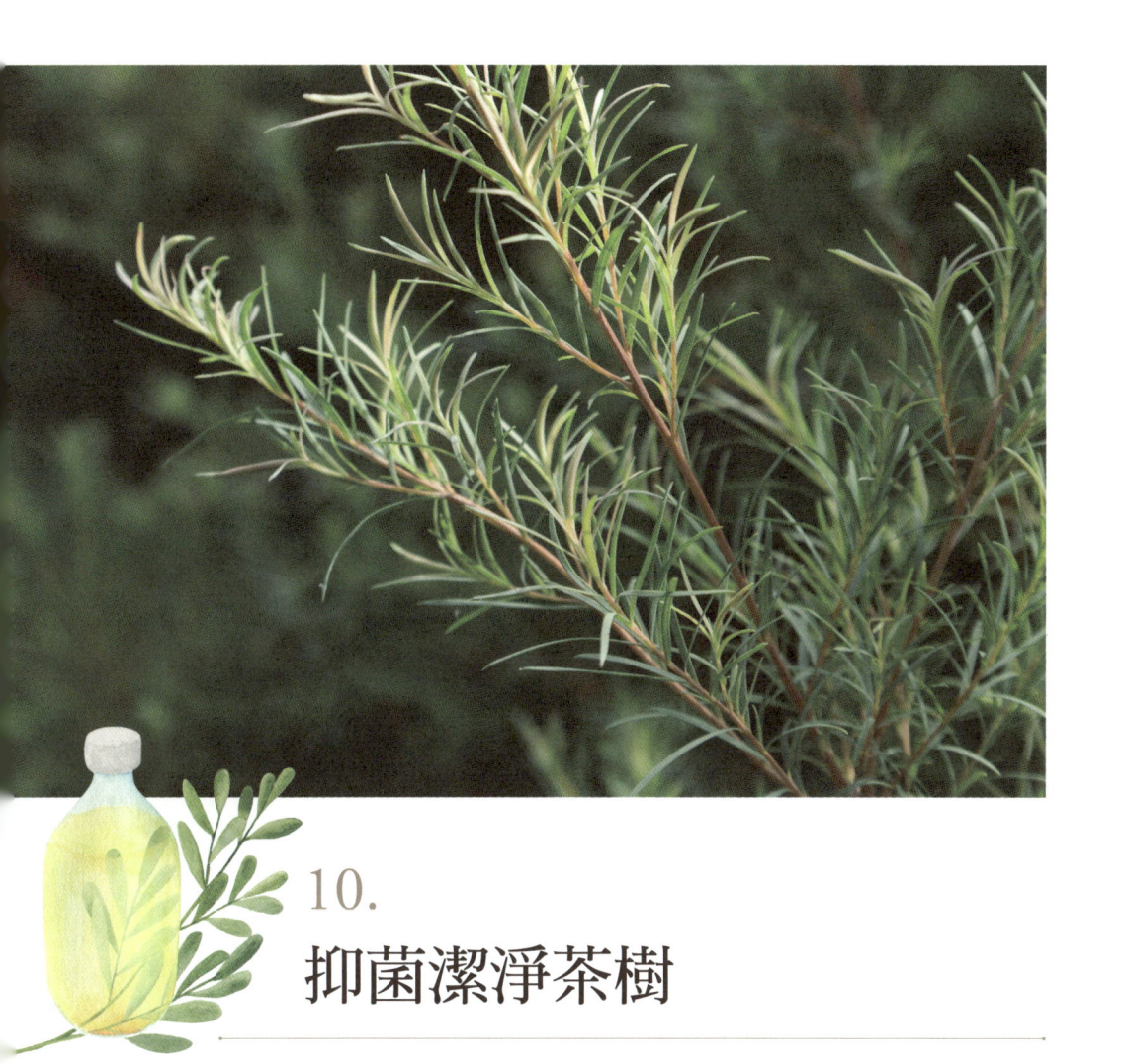

10. 抑菌潔淨茶樹

　　潮濕悶熱的天氣是細菌蚊蟲滋長的最適環境，若加上空氣污染的環境以及接觸未經清潔的家具、日常用品，或是身在野外郊遊等難以維持雙手潔淨時，細菌病毒往往藉由雙手進入口中，甚至進入身體黏膜組織，危害健康。

精油新手的實用芳療

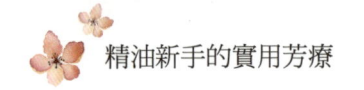

　　我在醫院的體重管理中心教瑜珈提斯與產後瑜珈，參與的學員有一部分是患者，也有為數不少的醫院同仁，對於維持雙手清潔自然有一定的需求與體認。醫院裡都會備有殺菌的酒精供進出醫院的民眾使用，可是對於長時間在醫院工作者而言，酒精是皮膚乾燥老化的元凶。因此我有時會用天然精油製作乾洗手液給學員試用，大家都感覺得到它的清潔性，而且因為添加了蘆薈膠，能夠保持肌膚的舒適感。其實使用這樣的乾洗手液，比起只用清水洗手卻沒有好好保養雙手，更有保養效果喔！

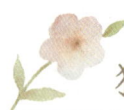

獨家配方

茶樹抑菌乾洗手液
茶樹精油 15 滴＋有機檸檬精油 15 滴＋蘆薈膠 12g＋外用調和劑 1.5mL＋75% 酒精 38 mL

SECTION 2・修復代謝篇

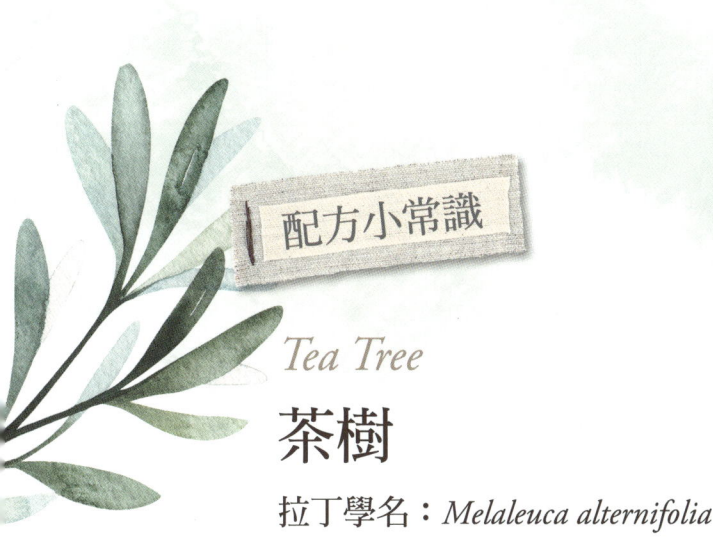

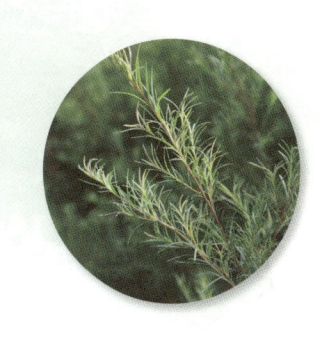

配方小常識

Tea Tree

茶樹

拉丁學名：*Melaleuca alternifolia*

　　桃金孃科白千層屬的茶樹精油，應該是芳香療法初學者最熟悉的精油之一。1770 年虎克（Hook）船長將茶樹這植物帶回英國進行研究，發現它的優質抗菌效果。1923 年有醫學報告指出，茶樹精油的抗菌力比石碳酸高出十三倍。澳洲治療物品管理局所認可的標準茶樹精油，其萜品四醇含量必須高於 30%，而 1,8-桉油醇含量則需低於 15%。其中的萜品四醇，具有抗發炎、抗感染、抗菌、抗病毒的絕佳提振免疫作用，對於念珠菌、痤瘡與皰疹的急救很有幫助，也有強化自律神經系統、祛痰、癒合傷口、去除鬱滯的功能。懷孕初期與皮膚敏感者請避免使用。

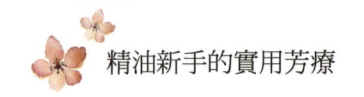

75% 酒精

酒精的化學名稱為乙醇，化學式為 C_2H_5OH，是一種無色透明和強烈刺激味的液體。最主要是清潔、殺菌與消毒的功能。選用 75% 的酒精殺菌功能佳，但是因為揮發性高，相對會使皮膚上的水分容易流失。要自製酊劑（藥酒）時則建議採用 95% 藥用酒精，純度較高。

我的DIY練習

茶樹抑菌乾洗手液：2.5% 精油

製作方法｜將茶樹精油 15 滴、有機檸檬精油 15 滴先和外用調和劑 1.5mL 調合後，加入 12g 蘆薈膠攪拌均勻，最後再加入 75% 酒精 38mL，用電動攪拌棒打勻，裝入精油噴瓶中。如果製作份量較多，精油用量以 2.5% 為上限。

使用方法｜需要潔淨雙手時均可使用。

調合的替代材料｜澳洲尤加利、有機檸檬草、馬丁香、中國肉桂、沉香醇百里香、馬鞭草酮迷迭香、辣薄荷、葡萄柚、杜松子等精油。

SECTION 2・修復代謝篇

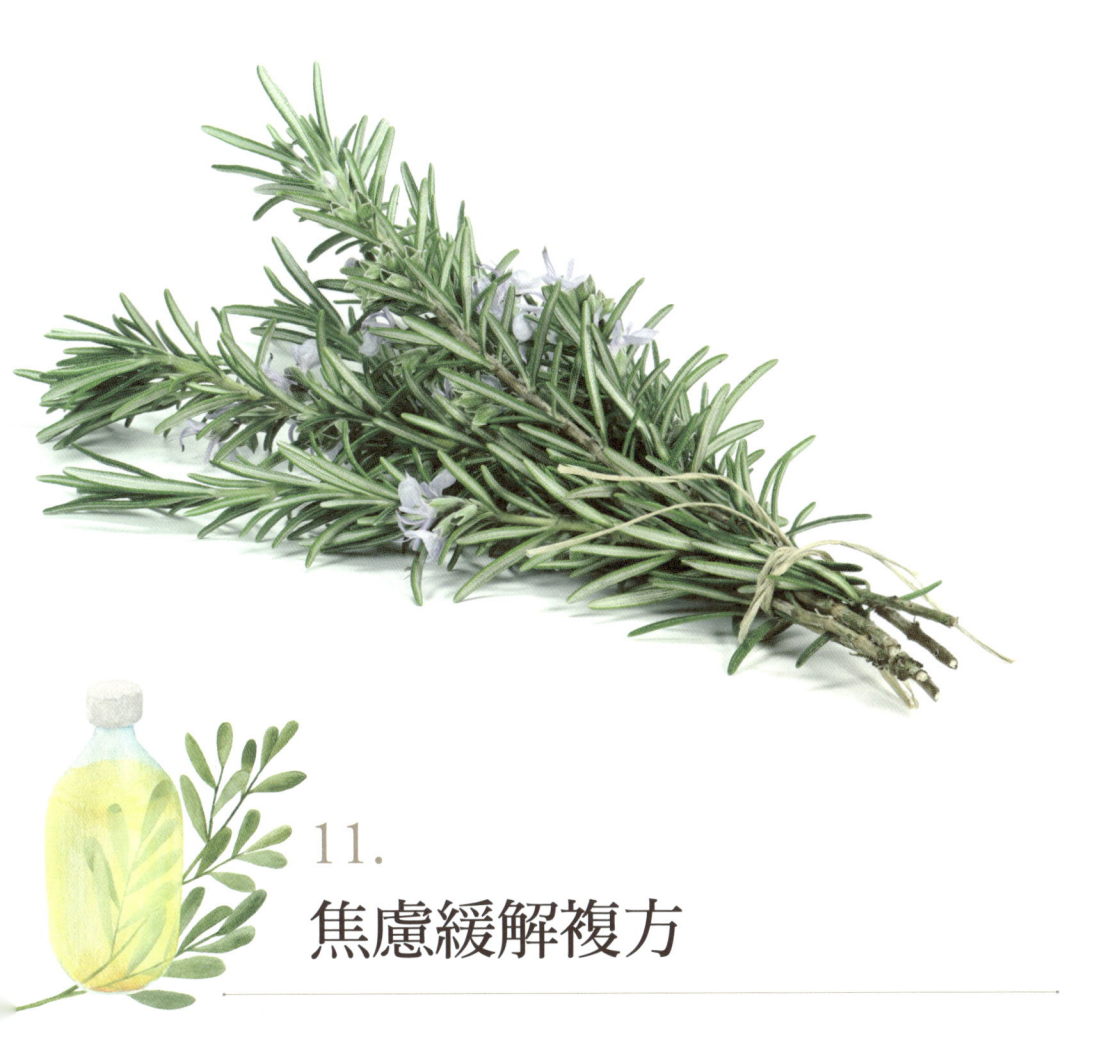

11. 焦慮緩解複方

　　焦慮是一種普遍且正常的情緒反應，通常由壓力或不確定性引起。它可以表現為內心的緊張、不安、擔憂或恐懼，並伴隨著生理反應如心跳加快、出汗和肌肉緊繃。雖然適度的焦慮能幫助我們應對挑戰和威脅，但過度或長期的焦慮可能影響日常生活和健康。在日常生活中，許多人會在公開演講、考試、工作壓力或人際互動時焦慮。這些時刻，精油複方可以作為一種天然的輔助工具，幫助緩解焦慮情緒。

精油新手的實用芳療

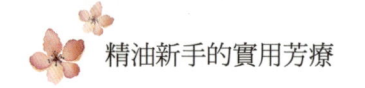

雖說焦慮不一定就是不正常的反應，其實適當的焦慮不僅無須避免，反而可以促使個體表現超出平常的水準。例如，人在緊張的狀態下可工作得更專注，或在緊急時有跑得更快，力氣更大的情形。在我的芳療舒壓課程中，確實有不一樣焦慮表現的學員，常見如顫抖、肌肉緊繃、坐立不安、戰戰兢兢、易受驚嚇、煩躁、心悸、胸悶、冒冷汗、口乾、頭暈，嚴重的甚至強烈到以為自己要死掉或失控，像恐慌發作。

身為瑜珈與芳療老師，我認為適度的運動與運用適合平衡中樞神經系統的天然植物精華，是緩解與調理身心最佳的夥伴，不妨找個身體狀態能夠接受的運動，持之以恆的活動，再搭配能調節嗅覺神經細胞再生能力的精油，打造抗壓與調節自律神經系統的芳香妙方。

獨家配方

焦慮緩解複方滾珠瓶
馬鞭草酮迷迭香精油 5 滴＋真正薰衣草精油 5 滴＋佛手柑精油 5 滴＋檜木精油 5 滴＋雷公根療癒油 5mL＋甜杏仁油 15mL

SECTION 2・修復代謝篇

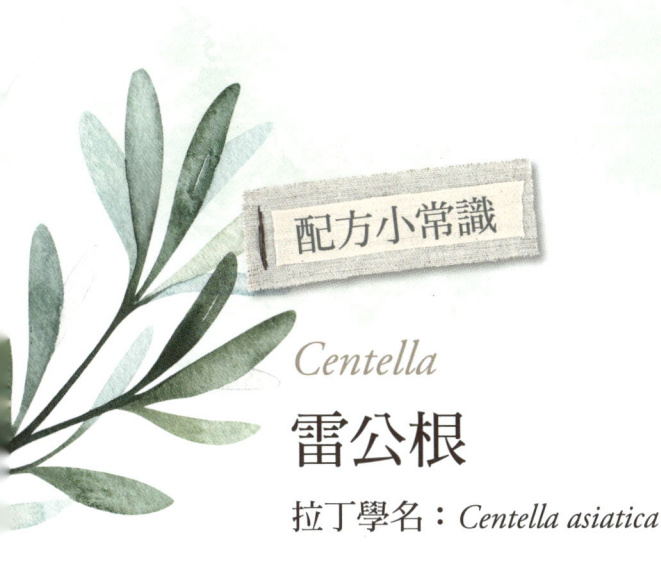

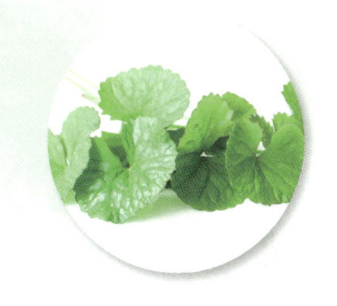

配方小常識

Centella
雷公根

拉丁學名：*Centella asiatica*

　　雷公根草也稱為積雪草，分布在全世界的熱帶與亞熱帶地區，屬於繖形科，三千年來一直被亞洲醫生所使用，可以用來刺激蛋白纖維化合物的生成，是幫助皮膚自我修復、傷口癒合的良方，至今亞洲人還經常用它製作藥物軟膏，用來幫助傷口癒合。歐洲中古時期，則用於改善痲瘋病的皮膚，對安撫過敏性肌膚極有功效。阿育吠陀醫學認為雷公根能溫和刺激有助於滋養並平衡神經系統，其關鍵成分「積雪草苷」，可幫助身體維持健康的神經傳導物質的順暢，鎮靜中樞神經系統，廣為瑜珈及冥想推崇人士所喜愛。

　　雷公根能促進膠原蛋白再生與傷口癒合，尤其是凸起的傷疤蟹足腫，實驗證明雷公根療癒油因為含有三萜烯酸，能有效促進皮膚的骨膠原生成、強化皮膚的修復功能，對於皮膚病變所引起的潰爛有很好的修復功能。

精油新手的實用芳療

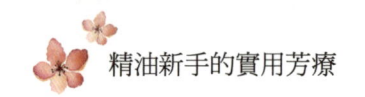

香氣質地一流，非常適合芳療使用的美膚油，能去疤、防止妊娠紋、抗敏。

我的DIY練習

焦慮緩解複方滾珠瓶：3% 精油

製作方法 │ 先取 20mL 滾珠瓶，滴入迷迭香、真正薰衣草、佛手柑及檜木精油各 5 滴，然後分別量好雷公根浸泡油 5mL 及甜杏仁油 15mL，滴入滾珠瓶中搖勻即可。

使用方法 │ 隨身攜帶，需要時可塗抹於太陽穴、人中、耳後與心輪位置等。

調合的替代材料 │ 羅馬洋甘菊、西澳檀香、芳枸葉、甜橙、甜馬鬱蘭等精油。

12. 消化順暢複方

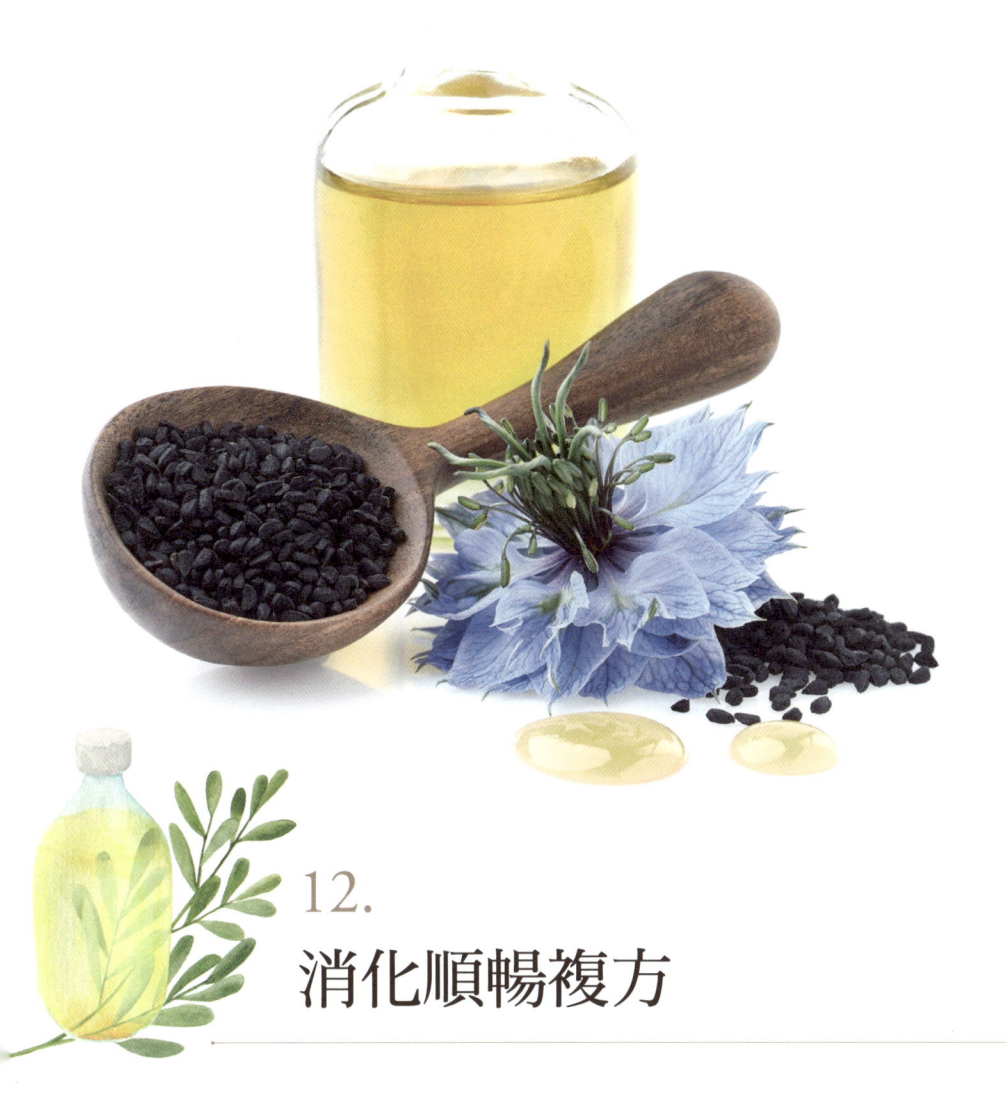

　　消化不良是現代人常見的通病，尤其生活壓力大、飲食速度過快、暴飲暴食更加劇了功能性消化不良病徵出現。根據衛生福利部統計，臺灣每年因腸胃及消化困擾而就醫的人數高達 470 萬人次，電視廣告中關於腸胃疾病的成藥宣傳也屢見不鮮。

精油新手的實用芳療

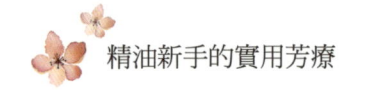

若是曾經確診過 covid-19，身體的免疫系統產生過傷害，保護力下降，也可能造成腸道菌叢跟腸道環境的不穩定，導致胃腸道症狀惡化，食慾不振、容易噁心嘔吐，也更容易感受到壓力、出現情緒低落、焦慮等情況，進入惡性循環，讓胃腸不適更嚴重。

我在大學授課時，經常發現年輕的學生們三餐不定時，為了趕上課或是打工，消化不順暢的情形比比皆是。因此，在課堂上我常常發揮「苦口婆心」的嘮叨，除了提醒他們正常作息飲食、注意蔬菜水果的攝取之外，當然也會教他們三個訓練核心肌群的運動：單手單腿平衡式、屈膝側垂與捲背式（詳見第 267～269 頁），運用消化順暢複方蘆薈膠，加上按摩，減緩腸胃道發炎的機會，清除累積體內的毒素。

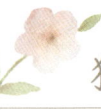

獨家配方

消化順暢複方蘆薈膠
薑精油 2 滴＋肉桂精油 2 滴＋杜松子精油 2 滴＋檸檬精油 4 滴＋黑種籽油 5mL＋蘆薈膠 15mL

配方小常識

Black Seeds oil
黑種籽油

拉丁學名：*Nigella sativa*

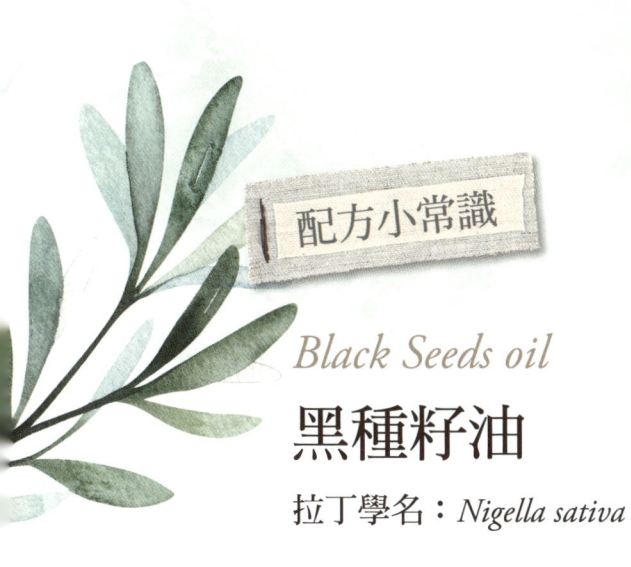

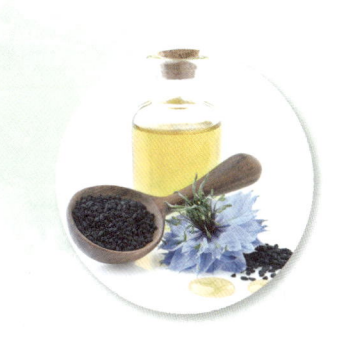

在中東國家，黑種籽油被譽為 Habat-al-Baraka，意思是「祝福的種籽」，具強力的健康益處，用在皮膚與消化系統的保健上赫赫有名。時至今日，許多醫學報導均提到黑種草籽油具有很好的抗炎成分，有助於改善濕疹引起的發炎。

黑種籽油的知名成分為「百里醌」，被證明具有有效的抗發炎特性。研究表明，百里醌可以抑制促發炎細胞因子和介質的產生，從而減少發炎並減輕與濕疹相關的症狀，同時也具有抗氧化活性，可以保護皮膚免受氧化壓力引起的損傷。氧化壓力被認為會導致濕疹發病機制、促進發炎、損害皮膚屏障功能並造成組織損傷。

黑種籽含有亞麻酸和 γ-亞麻酸，它們是不飽和脂肪酸，對於調節血脂與體內的胰島素水平有幫助。此外，另一重要成分「麝香醌」，具有抑制真菌的功效，可用於緩解足部真菌、腸道真菌病和陰道酵母菌的感染。並且也具有抗痙攣特

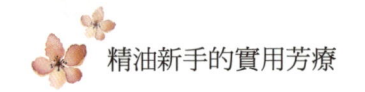

性，使其可用於治療腹脹，減少胃液的產生，幫助舒緩胃灼熱，緩解腹瀉。

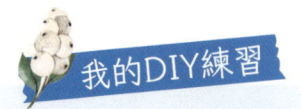

> ### 我的DIY練習

消化順暢複方蘆薈膠：2.5% 精油

製作方法 | 將薑精油 2 滴、肉桂精油 2 滴、杜松子精油 2 滴及檸檬精油 4 滴調入小滴管瓶中搖勻，再量測黑種籽油 5mL 與蘆薈膠 15mL，將兩者攪拌均勻後入瓶罐中。夏日時可置於陰涼通風處或冰箱保存，因未添加抗菌劑，盡量於三個月內使用完畢。

使用方法 | 腸胃不順時，可取適量強化天樞穴、關元穴（穴位見 313 頁）按揉，搭配大腸部位順時針的輕撫按摩，然後加上吹風機低溫吹拂約 30 秒，效果更好。

調合的替代材料 | 辣薄荷、馬鞭草酮迷迭香、佛手柑、絲柏等精油。

SECTION 2・修復代謝篇

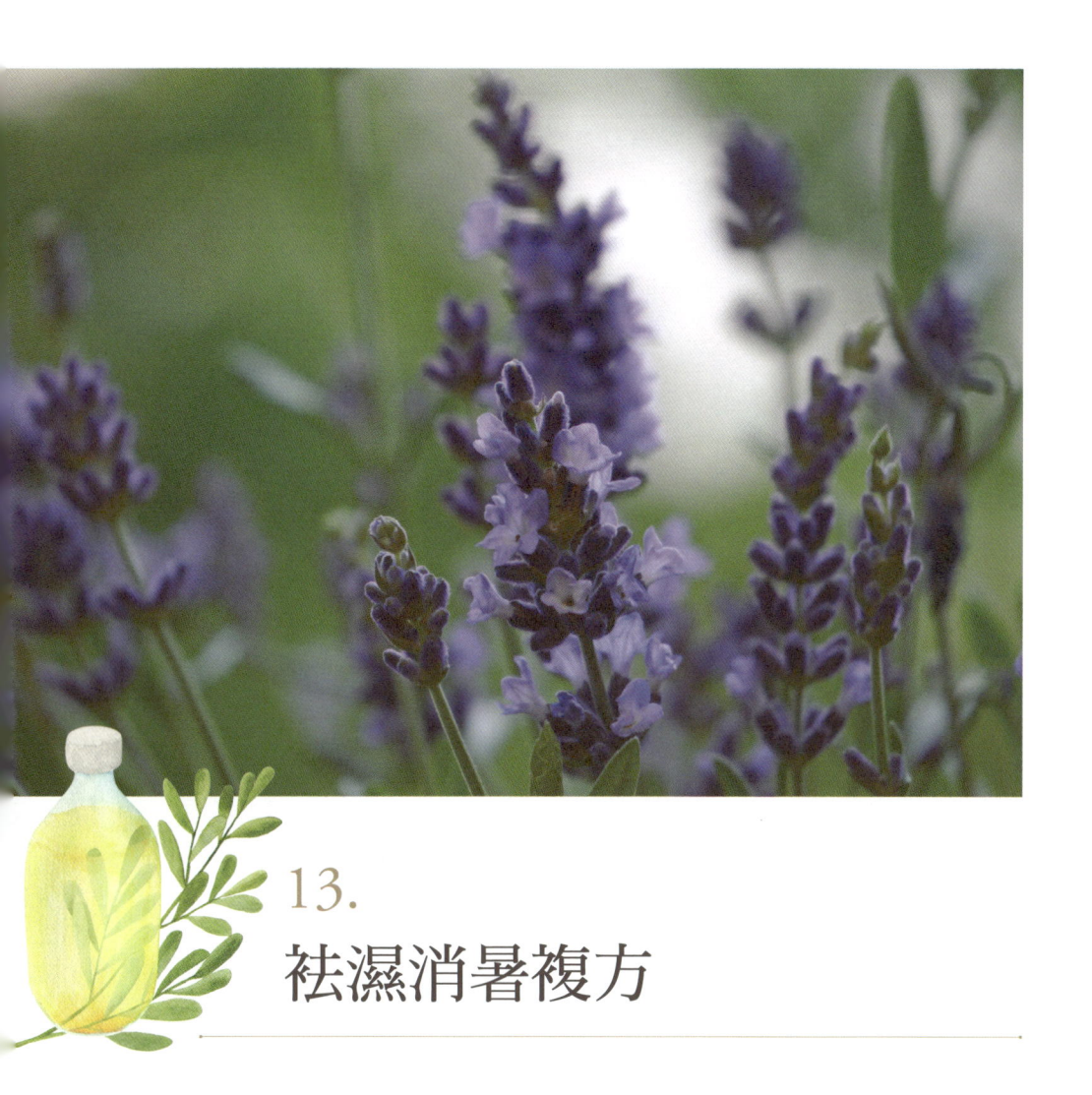

13. 祛濕消暑複方

　　根據網路媒體《報導者》指出，新冠肺炎流行數年來，臺灣的確診人數應該有近 1500 萬人次，等於一半以上的人口曾經染疫。病毒入侵人體後，需要靠免疫系統來將病毒清除，因此免疫力不佳者，是確診的高危險族群，甚至可能形成長期的副作用與後遺症。

精油新手的實用芳療

炎熱天氣，常見失眠、口乾舌燥、火氣大等上火症狀，甚至熱到氣虛無力，或出現水腫、疲倦四肢無力、皮膚癢、濕疹症狀加重。我有位朋友一直有免疫力不良的身體狀況產生。有一天，她無意間在頸部近耳處摸到一顆突起的異物，經過檢查確定是腮腺腫瘤，安全起見必須手術切除。手術後她下巴與近耳處腫脹頗為明顯，傷疤疼痛，甚至因為耳內膿瘍有稍微影響聽力的狀況而惶惶不安。此時除了安心靜養外，我也推薦她使用君子樹療癒油（又名瓊崖海棠療癒油），沒想到幾天後腫脹的情形有效緩解，心情恢復後，身體很快地復原了。

獨家配方

祛濕消暑複方按摩油
乳香精油 1 滴＋白千層精油 1 滴＋真正薰衣草精油 2 滴＋甜橙精油 2 滴＋君子樹療癒油 10mL

SECTION 2・修復代謝篇

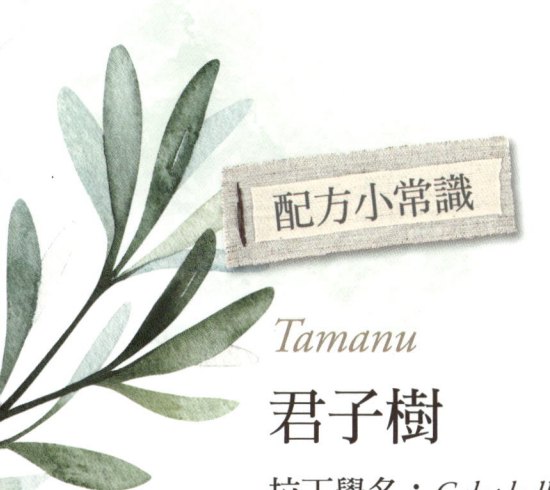

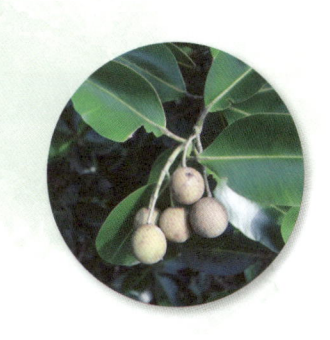

配方小常識

Tamanu

君子樹

拉丁學名：*Calophyllum inophyllum*

君子樹又名瓊崖海棠，具有療癒和保護的特性，強效止痛與促進疤痕修復的消炎效果。它也能與玫瑰果油調合使用修復效果更好。在南洋群島地區，它被用來舒緩因麻瘋、坐骨神經痛以及風濕而引起的疼痛，並且用來治療潰瘍與嚴重傷口。

此外，它常被製藥業用來治療皮膚龜裂所使用的藥膏，對於較為嚴重的皮膚問題也十分有效。富含萜烯類及酚類化合物，包括苯甲酸（benzoic acid）有消炎、抗菌或清潔殺菌的特性。

君子樹在處理難癒合的傷口聞名於世，如糖尿病體質患者。更常用於對抗疱疹病毒，協同羅文莎葉療癒疱疹病毒，同時體內濕氣過重者，君子樹也有很好的祛濕退熱的功效。

在對抗各種皮膚問題和感染時，能對抗病菌、消炎及激勵免疫系統的精油包括乳香、白千層、真正薰衣草與甜橙。

精油新手的實用芳療

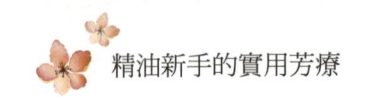

我的DIY練習

袪濕消暑複方按摩油：3% 精油

製作方法｜先取 10mL 深色精油壓瓶，滴入乳香精油 1 滴、白千層精油 1 滴、真正薰衣草精油 2 滴與甜橙精油 2 滴，最後再將君子樹療癒油 10mL 加入精油瓶中搖勻即可。一次盡量不要製作過量，三個月內使用完畢為佳。

使用方法｜患部初期可先使用君子樹療癒油薄敷一層，一天三次。待患部傷口癒合後，可開始使用袪濕消暑複方按摩油，在洗臉或沐浴後，塗抹於患部。

調合的替代材料｜羅馬洋甘菊、西澳檀香、迷迭香、佛手柑、天竺葵等精油。

SECTION 3
抗敏潤肺篇

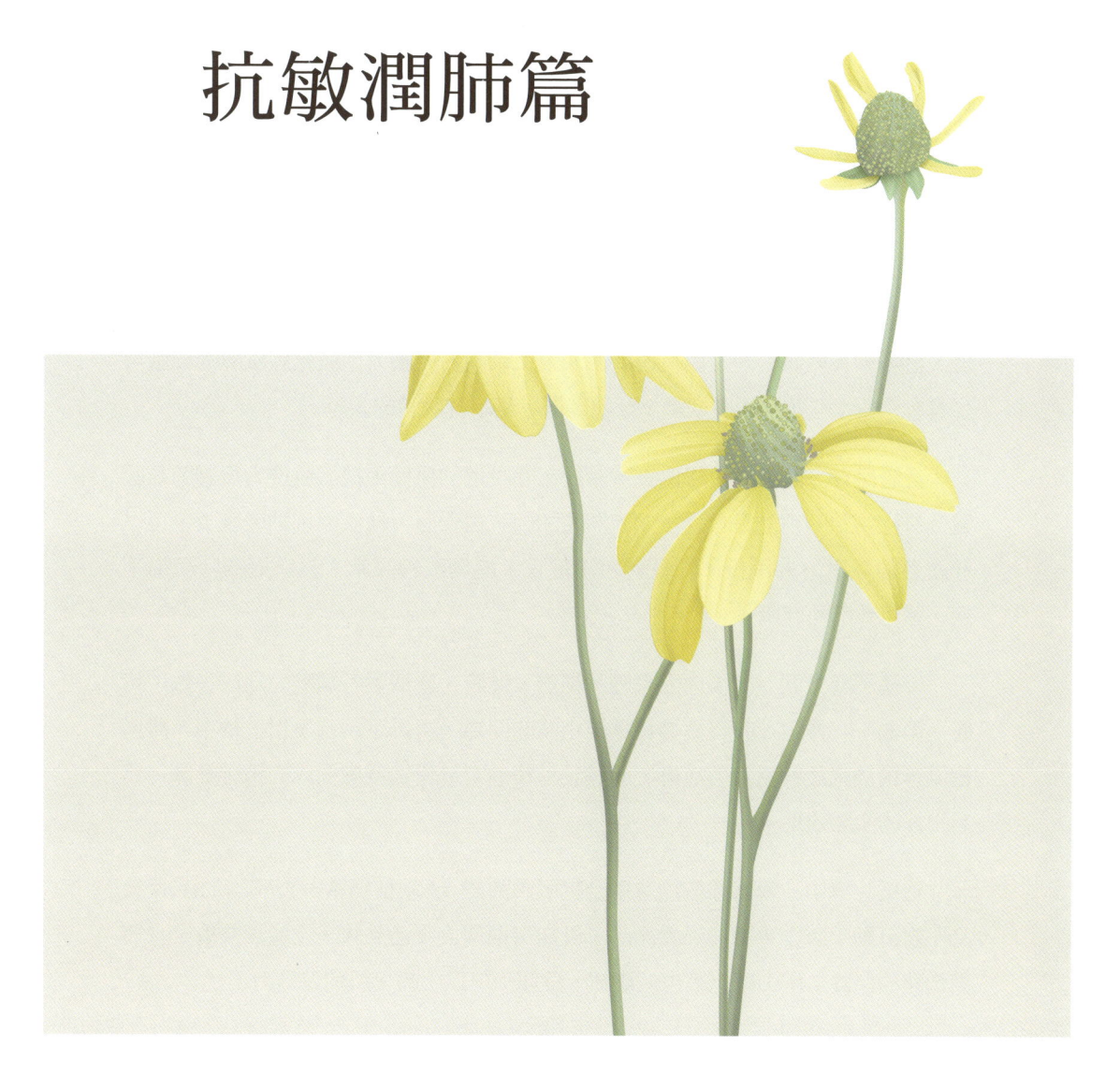

抗敏潤肺保養重點

　　當你感覺到氣溫下降漸有涼意時，皮膚會開始容易敏感、缺水乾燥，甚至容易緊繃，出現脫屑、過敏的現象，如果你先前曾長時間的過度日曬，肌膚也更容易暗沈、出現斑點沉澱。這時候透過植物精油，將滿滿的氧氣與水分鎖在肌膚中，避免過敏，照顧好呼吸系統，保持好氣色，就是接下來的保養重點。

　　皮膚保養方面，抗過敏、補水保濕與消除暗沉是首要任務。可以搭配運用的植物精華包括德國洋甘菊、茉莉及桂花等花瓣類的珍貴精油。德國洋甘菊因為富含天藍烴，有極佳的消炎與抗過敏的功效；茉莉對於壓力型與乾燥肌膚的細胞再生具有良效；桂花讓皮膚細嫩，延緩衰老，是暗沉肌膚的救星。

　　身體保養方面，你可將保養重點放在呼吸道的保健，提振免疫力與潤肺是關鍵。氧化物類的精油是首選，如澳洲尤加利、白千層，祛痰與抗黏膜發炎，可以紓緩各類呼吸道的困擾。乳香與西澳檀香，能夠改善咳嗽、長新冠的呼吸道不適，強化肺部的健康。

　　情緒調理方面，如果你因家庭、經濟、健康、感情等各類壓力造成失眠、焦慮、緊繃、心悸等，有自律神經系統相關的問題，可以選用佛手柑、檜木、甜馬鬱蘭等精油來緩解壓力與焦慮。而黑雲杉精油對於慢性疲憊造成的精神萎靡，具有很好的激勵效果。

　　在這一章中，我為你搭配最適合抗敏潤肺的 13 款植物精華製成的 DIY 保養品。自己動手製作專屬的保養產品，既能突顯個人生活品味，也能讓皮膚、身體與情緒的保養工作，既抗敏也能潤肺，發揮十倍以上的美肌與保健力！

SECTION 3 · 抗敏潤肺篇

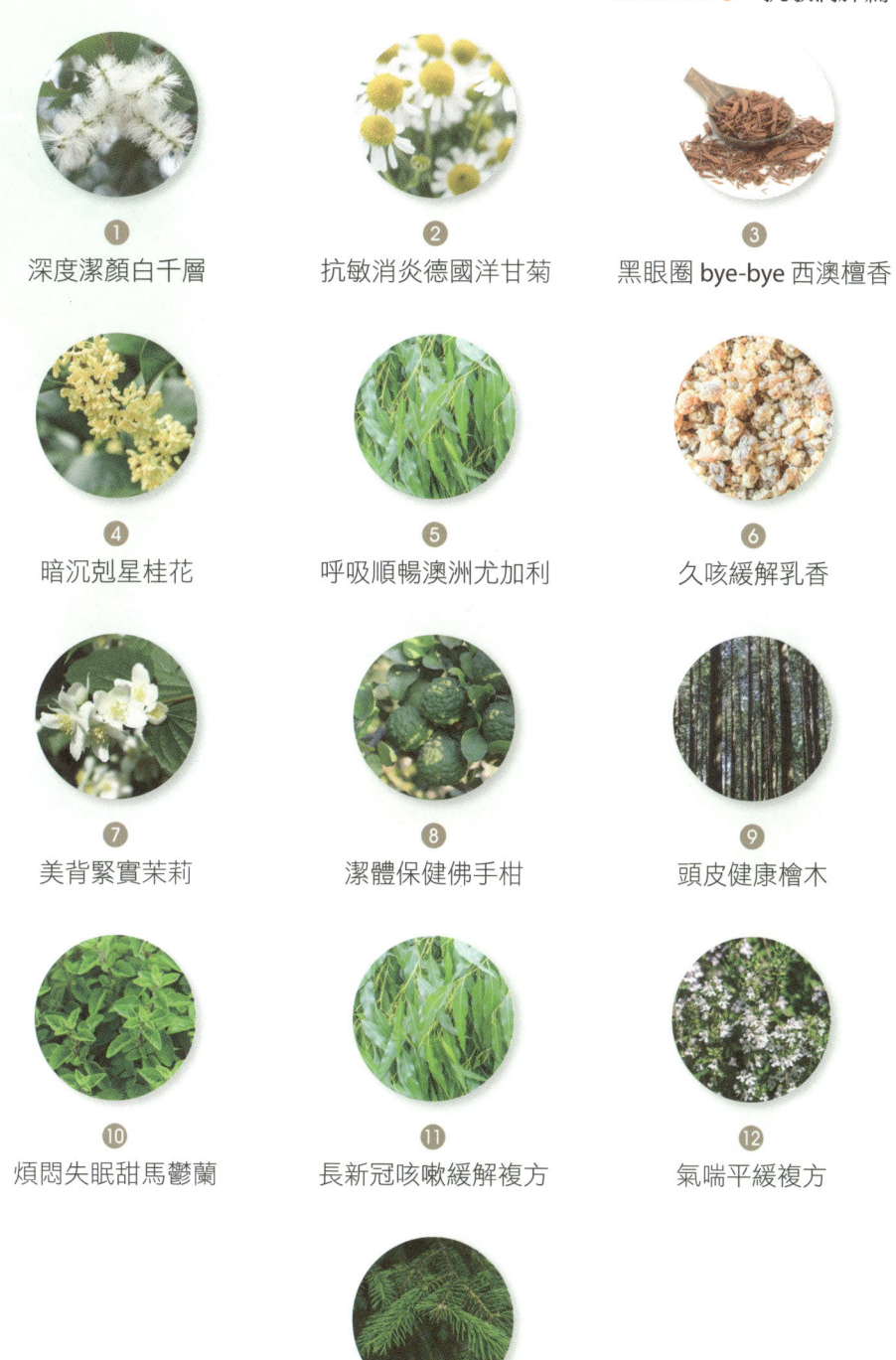

❶ 深度潔顏白千層

❷ 抗敏消炎德國洋甘菊

❸ 黑眼圈 bye-bye 西澳檀香

❹ 暗沉剋星桂花

❺ 呼吸順暢澳洲尤加利

❻ 久咳緩解乳香

❼ 美背緊實茉莉

❽ 潔體保健佛手柑

❾ 頭皮健康檜木

❿ 煩悶失眠甜馬鬱蘭

⓫ 長新冠咳嗽緩解複方

⓬ 氣喘平緩複方

⓭ 潤肺腸濡複方

135

精油新手的實用芳療

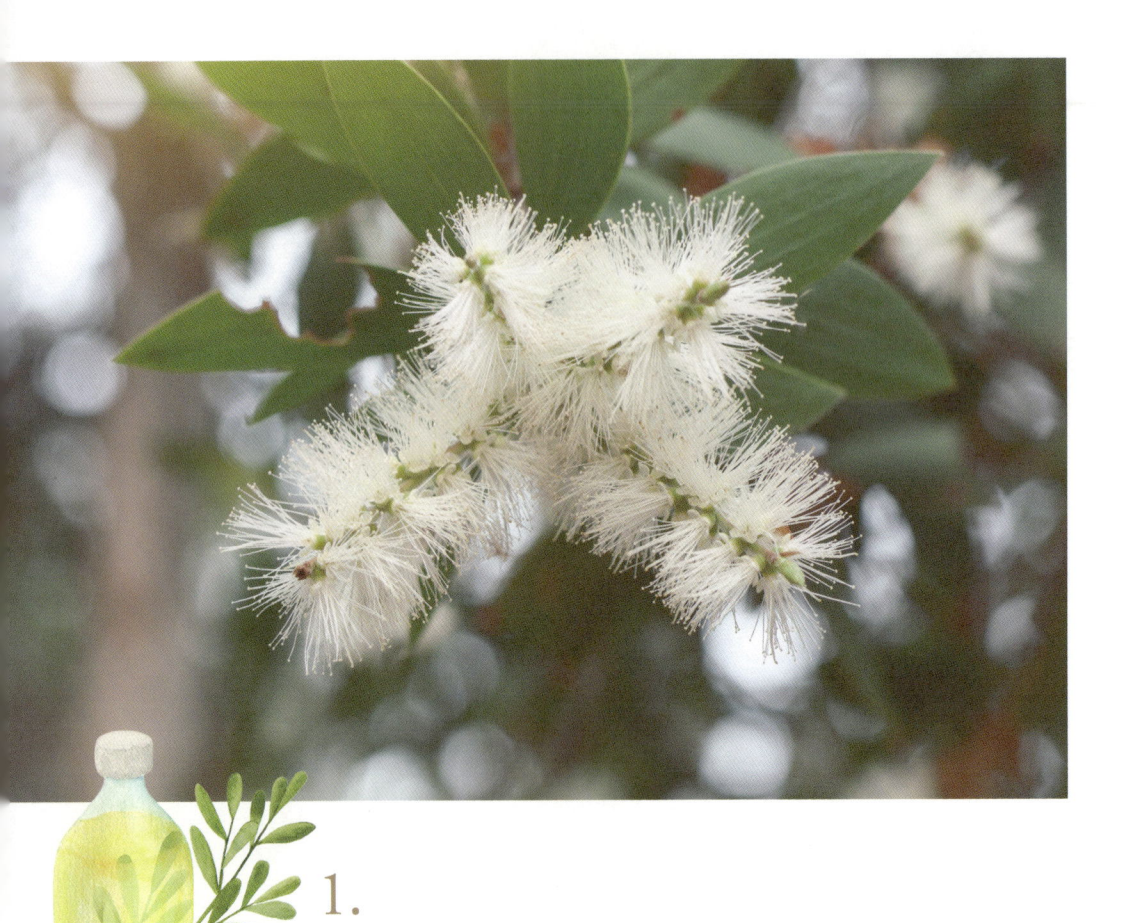

1.
深度潔顏白千層

　　即使不上妝或是只上淡妝的美人們，也絕對不能忽略的保養步驟就是清潔。特別是一整天工作或在外活動下來，累積在皮膚表層的污垢和角質，也是造成毛孔粗大的原因之一。因此清潔肌膚的目的在於幫助肌膚抗菌、提高細胞再生的速度，使皮膚更新恢復正常、平衡皮脂分泌，同時預防皮膚發炎與舒緩肌膚壓力，並讓肌膚更容易吸收保養品帶來的滋養。

我在大學任教的學生中，無論是男生或是女生，總是有幾位學生肌膚是屬於「臉油得可以煎荷包蛋」的那種。每次上課時看他們使用吸油面紙、或是每節下課跑去廁所洗臉，臉上的弱酸性保護膜被過度清洗，而使得角質層變薄、肌膚更加乾燥，反而冒出更多油脂來保護皮膚時，都為他們感到無奈與不捨。

基本上，油性肌膚是因為臉上皮脂大量分泌，在遇到臉上的其他細菌時又分解成游離脂肪酸，而產生油光，溫度與濕度當然也造就細菌產生的多寡。因此若能採用有效護理痘痘肌、油性肌，同時能夠促進皮膚細胞更新與預防脂漏性皮膚炎的白千層精油，將能有效消炎、抗感染、抗氧化、且抑制皮屑芽孢菌增生。而我最推薦的清潔方法，就是運用方便可得的精露與有機蘋果醋製成的潔顏滴露，既清爽又能真正達到潔顏與保護角質層的功效。

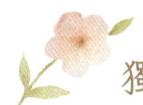

獨家配方

白千層潔顏滴露
白千層精油 20 滴＋玫瑰精露 10mL＋有機蘋果醋 10mL＋外用調和劑 10mL

精油新手的實用芳療

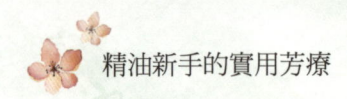

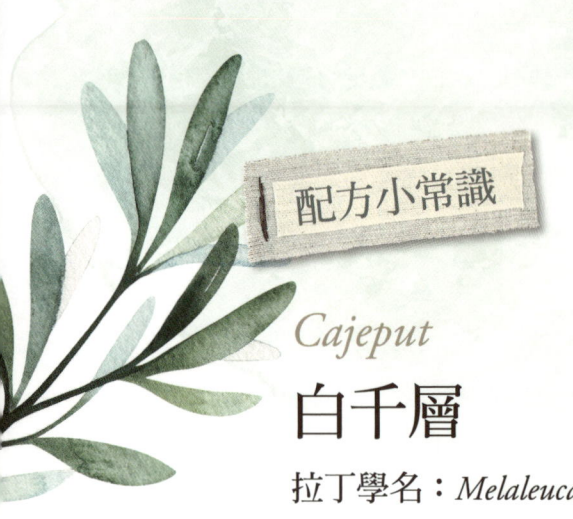

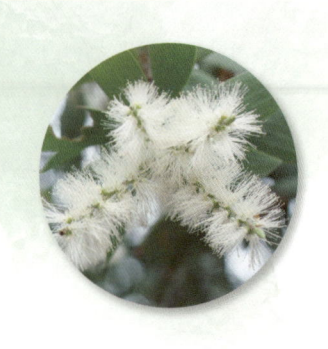

配方小常識

Cajeput
白千層

拉丁學名：*Melaleuca cajuputi var.cumingiana*

  桃金孃科白千層屬，臺灣常見的剝皮行道樹種類，白千層精油，富含 1,8-桉油醇、α-松油萜烯、α-萜品醇等知名的抗菌、抗真菌、抗病毒功效，作用在呼吸道、胃腸道、生殖泌尿系統的感染、發燒與發炎等。皮膚方面則具有更新皮膚細胞，強化角質代謝的功能，同時對於暴露在 X 光、CT 的游離輻射中，或放射線治療傷害的皮膚，具有絕佳的防護效果。

  自 2019 年底以來所流行的新冠肺炎，普遍被發現患者有腦霧與精神疲乏的現象，白千層精油清新醒鼻\溫暖的香氣，在處理與緩解這類困擾得到了不錯的輔助。孕婦及 30 個月以下的兒童請避免使用；六歲以下的兒童則避免使用在臉、頸、胸等部位。

🌸 有機蘋果醋

蘋果醋含有果酸、維生素、礦物質與酵素，果酸能夠抑菌與清潔肌膚角質，礦物質則能幫助抑制易腐細菌生長，同時滋潤細胞，平衡肌膚酸鹼值。最好選用有機製成、不含糖的蘋果醋，無論是外用在皮膚上或是內服使用都較為適當。

我的DIY練習

白千層潔顏滴露：3% 精油

製作方法	玫瑰精露 10mL＋有機蘋果醋 10mL＋外用調和劑 10mL，三者混合均勻後，加入白千層精油 20 滴，裝入 30mL 有滴口的深色精油瓶中。記得置於陰涼通風處保存，因未添加抗菌劑，盡量於三個月內使用完畢。
使用方法	每次卸妝後，準備臉盆裝入溫熱水，滴入 20 滴白千層潔顏滴露，取紗布巾浸潤盆中，再敷於臉上，進行三到五次深呼吸後，再次將紗布巾入臉盆中浸潤，至少進行五回合。之後可直接進行化妝水等個人保養動作。
調合的替代材料	真正薰衣草精露、羅馬洋甘菊精露、橙花精露、聖巴克茉莉原液。
洗臉 Tips	這時候也不能忘記提醒重視保養的朋友們正確的洗臉方式：每天早晚各進行一次洗臉即可，過度頻繁的洗臉次數反而會造成皮膚乾燥，破壞皮膚的弱酸性保護膜，使臉部出油更嚴重喔！

精油新手的實用芳療

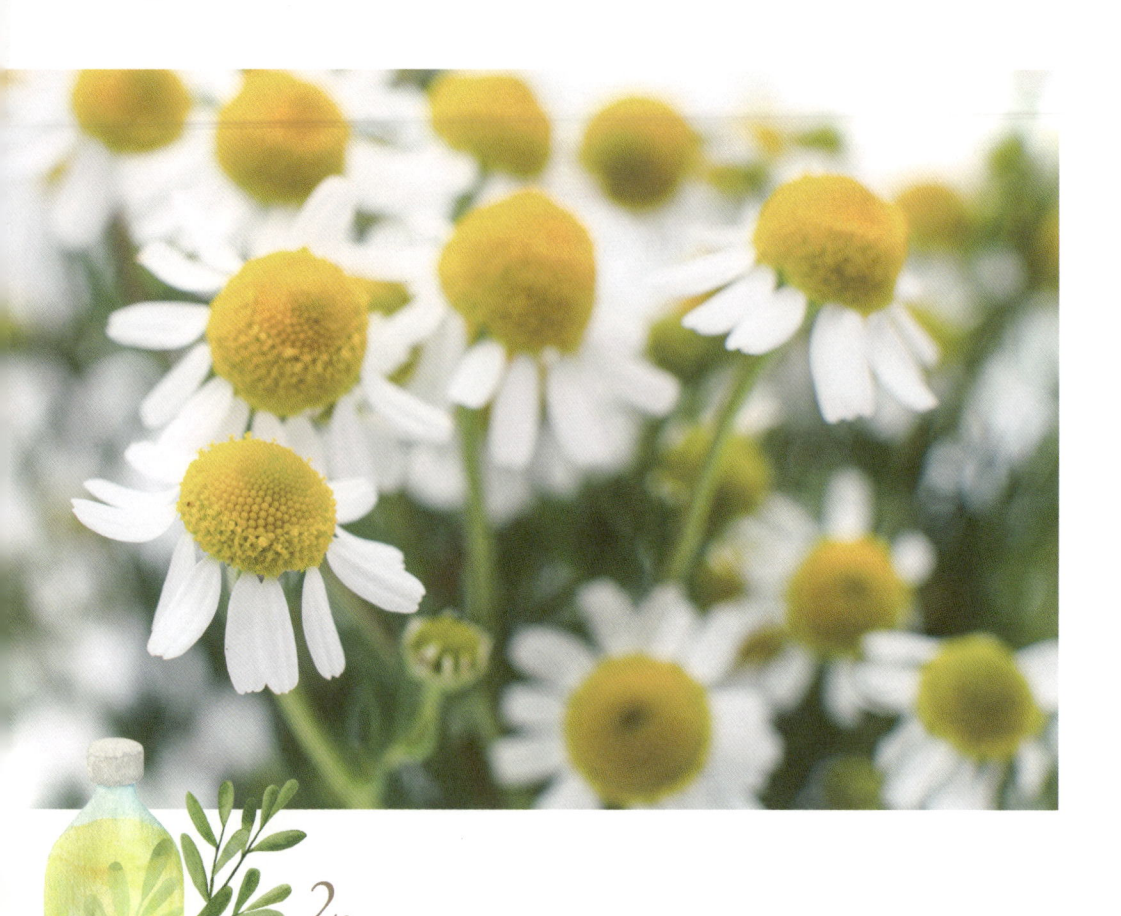

2. 抗敏消炎德國洋甘菊

　　敏感性的肌膚似乎是現代人膚質的主要寫照。除了遺傳性體質，以及長期接觸過敏源環境造成皮膚敏感外，其實許多美妝專家都指出，使角質層失去防禦力最大的元凶，應該是使用含酒精成分，或是保養品含有使產品更容易攪拌、具溶脂力與黏度降低的化學成分（如：乳化劑、增稠劑、界面活性劑）。其次則是使用刺激成分，如水楊酸、麴酸、維生素 A 酸等可能造成過敏的保養品，甚至是不新鮮的左旋維他命 C，都可能因氧化形

成對皮膚有傷害的物質。

常有人擔心混搭不同品牌保養品，造成功效成分相抵；卸妝油油脂等級不佳，又停留臉上過久，可能造成過敏肌；或是面膜敷過夜，因為浸潤角質時間過長，皮膚軟化，使得其他添加成分跟著進入皮膚而產生過敏危機。

因此，我總是提醒參加芳療課程的同學們，選用天然的植物萃取、促進細胞再生與消炎的天然精油。使用產品的成分越簡單、越精純是避免敏感肌的關鍵之一。透過香氣舒壓、靜心冥想的練習，定期的瑜珈提斯運動或是其他活絡身體的休閒活動，讓身體內部的發炎指數降低，一旦減少自由基，多吸收一些好的氧氣與養分，就能保持肌膚的最佳狀態。

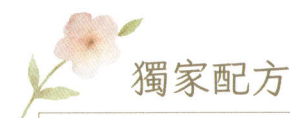

獨家配方

德國洋甘菊抗敏面膜
德國洋甘菊精油 5 滴＋外用精油調和劑 5 滴＋真正薰衣草精露 15mL＋蘆薈膠 10g＋優質紙面膜

精油新手的實用芳療

配方小常識

German Chamomile
德國洋甘菊

拉丁學名：*Matricaria recutita*

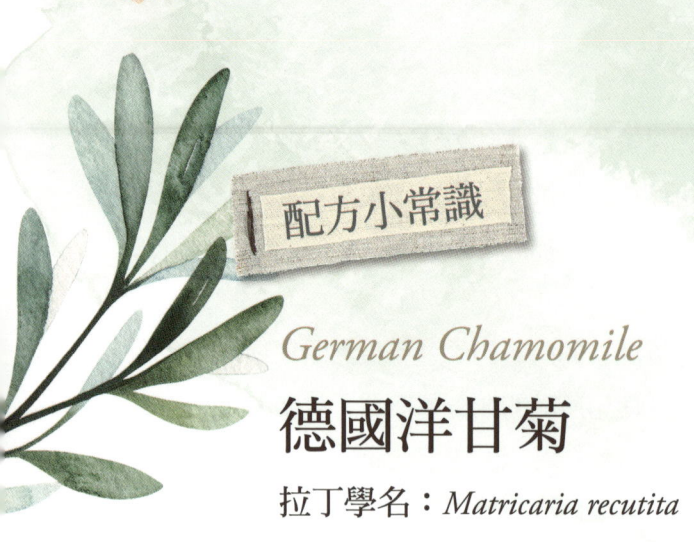

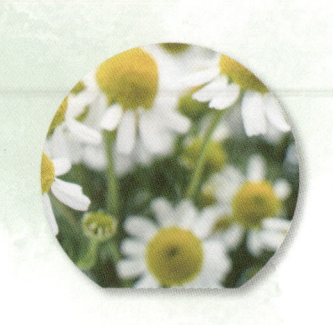

黃色的花芯、外圈圍繞著放射狀的小白花瓣，彷彿是豔陽的縮影。在北歐的神話中，洋甘菊的名字即是「光明之神」。菊科母菊屬的德國洋甘菊常讓人誤以為它的花與葉可以搓出深藍色的汁液，其實這深藍色的精油狀汁液是在萃取的過程中，自然形成的天藍烴。

德國洋甘菊常見於西方庭院花園中，夏暑時分一朵朵小白花散發著淡雅香氣，清爽而純粹，其主要成分沒藥醇與天藍烴有著極佳的消炎、消腫、抗過敏與鎮定舒緩的作用。特別是抗組織胺的功能絕佳，能夠促進傷口癒合，具有治療灼傷、瘀青、濕疹、牛皮癬與皮膚再生的功能。德國洋甘菊也有很好的消化系統修護功效，可以健胃、祛脹氣，促進消化與療癒十二指腸潰瘍等益處。在心靈上，德國洋甘菊為你移除生命的限制，幫助你停止挑剔自己及他人。如果你讓舊習退去，學習更掌握自己，那麼生命的旅程將會有意想不到的收穫。

優質紙面膜

選用紙纖維較細緻且不易遇水脫屑的質地，較能完整吸收精華液並服貼臉部，以不織布材質最好。面膜敷於臉部肌膚後，會在肌膚表面形成薄膜，使肌膚暫時與空氣隔離，肌膚中的水分因為面膜的覆蓋，無法蒸發而能持續滋潤保濕肌膚。隨著肌膚的溫度升高，毛細孔張開，污垢與老舊的角質容易被排出，也容易讓皮膚吸收面膜成分。優點是不用清洗、使用方便，敷完後肌膚馬上就有改善的感覺。因為貼片式面膜多半比較濕潤，皮膚在高溫高濕的情況下，精華液中的保濕因子等成分能幫助皮膚控制水分，所以敷完立刻水水嫩嫩的。

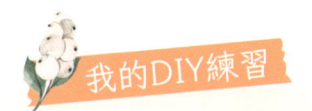

我的DIY練習

德國洋甘菊抗敏面膜：1% 精油

製作方法｜先將真正薰衣草精露 15mL 與 10g 蘆薈膠調合均勻成水膠，再將德國洋甘菊精油 5 滴與外用精油調和劑 5 滴調合好，加入之前準備的水膠中攪勻，裝入密封式耐精油夾鏈袋中，置於冰箱冷藏。如果製作份量較多，精油用量以 1% 為上限。

使用方法｜準備敷面膜前先將優質紙面膜放入夾鏈袋中，待精華液完全浸潤紙面膜後即可取出使用。

調合的替代材料｜茉莉、橙花、洋甘菊、薰衣草、花梨木、檀香、馬丁香、絲柏、乳香、沒藥等精油。

橙花、羅馬洋甘菊、大馬士革玫瑰等精露、聖巴克茉莉原液。

精油新手的實用芳療

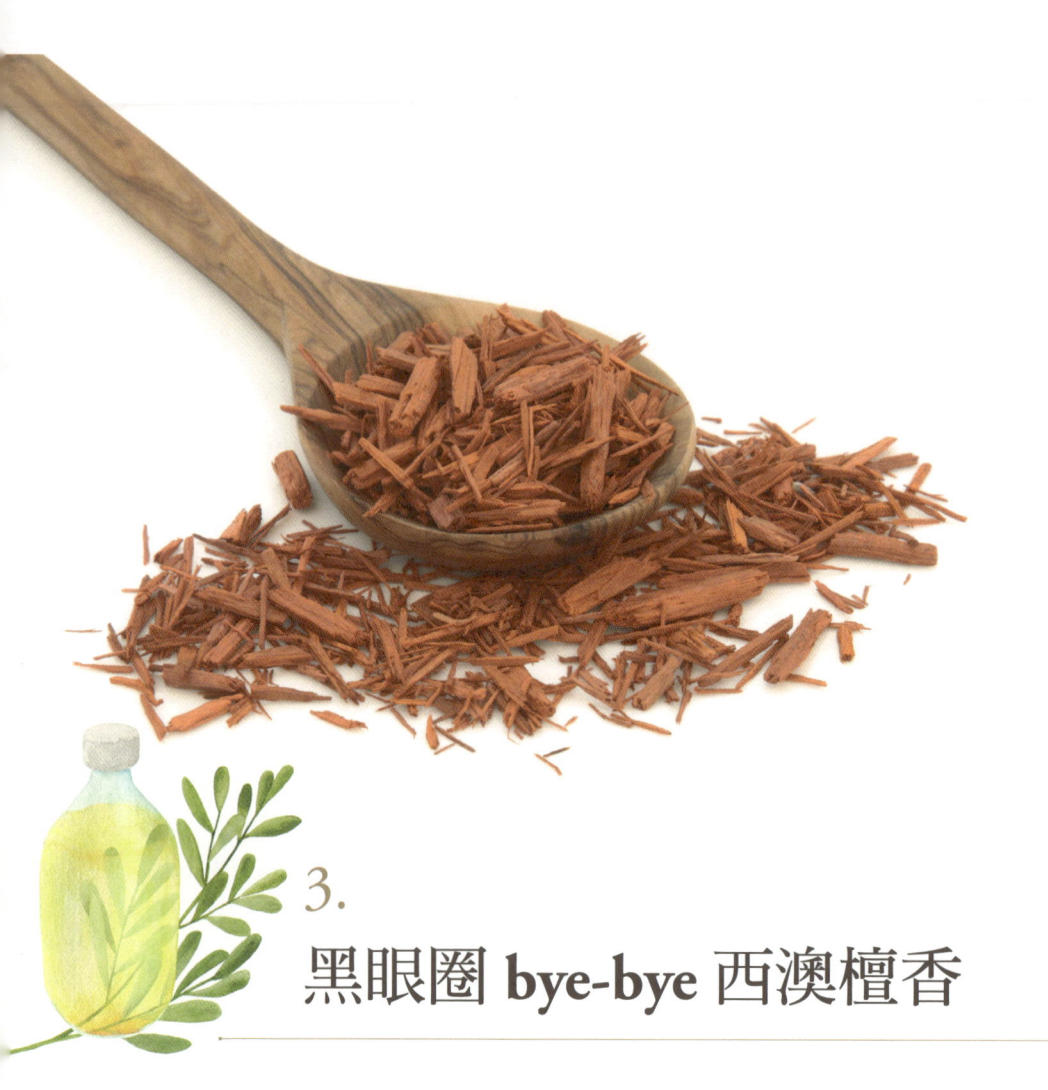

3. 黑眼圈 bye-bye 西澳檀香

　　眼部皮膚本來就比較薄，因此含水量少、易乾燥，加上眼睛的動作又多，也容易受到周遭環境的影響，長期下來就容易乾燥缺水而產生皺紋；現在的人長時間盯著電腦螢幕、滑手機，大量使用眼睛而不自覺；在臺灣，鼻子過敏的問題者也不少，這些因素也容易造成眼睛發紅、黑眼圈、眼周皮膚發炎、浮腫、敏感及乾燥等現象，因此選用安全、成分單純、溫和不刺激的眼周保養產品很重要。

每當我看到學生掛著一副黑眼圈來上課,就為他們的健康擔心。某學生說:「老師,我其實很早睡耶,不到十二點就躺在床上喔,可是翻來翻去都睡不著,所以又爬起來跟朋友聊天。」他還極力證明是有先乖乖聽話上床睡覺。也有學生說:「我覺得我應該是皮膚白,加上有點感冒或是鼻子過敏的關係,才會出現黑眼圈的啦!」不管是因為失眠的關係,或是鼻子過敏、感冒鼻塞的問題造成的黑眼圈,我都希望藉由調配一些精油保養品改善他們的狀況。沒想到具有抗發炎、收斂血管良效的西澳檀香精油竟然解決了這樣黑眼圈的問題,也讓我更有信心用它幫助別人。

獨家配方

西澳檀香黑眼圈舒緩眼霜
西澳檀香精油 1 滴＋德國洋甘菊精油 1 滴＋真正薰衣草精油 2 滴＋卵磷脂載體 1.5mL＋精油專用基底乳 15g

精油新手的實用芳療

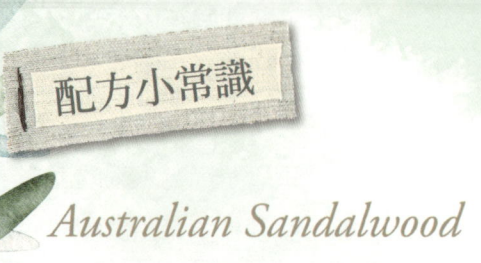

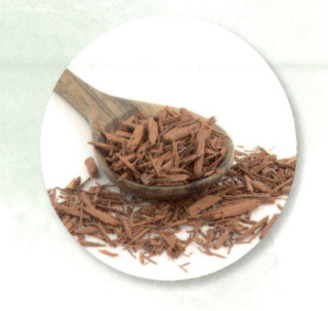

配方小常識

Australian Sandalwood
西澳檀香

拉丁學名：*Santalum spicatum*

　　檀香科檀香屬的西澳檀香，向來是靜坐冥想與靈修常用的精油。特別是當心思紊亂、各種負面情緒充斥內心時，檀香的香氣能夠讓心靈沉靜，心思澄淨，重新感受當下的自我狀態與內心對話，同時放大第三隻眼的洞察力，調整自我肝火過旺的暴躁體質。

　　α與β檀香醇能夠提高心血管的循環與強化心臟的能量，整體而言對於去除鬱滯、抗發炎、鎮靜收斂、軟化皮膚，以及改善過敏與龜裂的皮膚很有幫助。呼吸道方面也是檀香的強項，能夠改善咳嗽、喉嚨發炎等呼吸道的問題。

卵磷脂載體（Soy Liposomes）

卵磷脂載體是大豆卵磷脂中極細小的天然磷脂球體，富含必需脂肪酸及卵磷脂膽鹼，真正改善皮膚的含水度、改善皺紋及幫助皮膚再生，可以預防黑頭粉刺與面皰形成。因其極為細小，同時能夠滲入表皮層，將保養品的精華與活性物質負載於磷脂球體中，帶入真皮層才釋放出來，因此大多用在高單價的保養品與醫療用品中。其功效比氫化的卵磷脂載體或是動物提煉的磷脂質，或稱神經醯胺（ceramides，天然保濕因子，油溶性，為角質層中重要的油性活膚成分，能建立和維持肌膚脂質之屏障，填補清潔過度所造成的角質流失縫隙，適合作為熟齡肌膚滋潤使用，能協助建構皮脂膜，強化肌膚保溼能力）更佳。

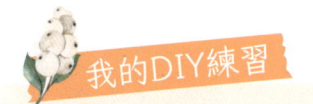

我的DIY練習

西澳檀香黑眼圈舒緩眼霜：1.25% 精油

製作方法	先將西澳檀香精油 1 滴、德國洋甘菊精油 1 滴與真正薰衣草精油 2 滴加入 1.5mL 的卵磷脂載體中，調勻後再加入精油專用基底乳 15g，攪拌均勻裝入深色精油玻璃罐中。置於陰涼通風處，避開濕熱環境，可保存半年。如果製作份量較多，精油用量以 1.25% 為上限。
使用方法	洗完臉，擦完化妝保濕水之後，取適量由眼頭往下眼窩處輕點按摩至眼尾，再往上眼皮輕點按摩約三圈，待完全吸收即可。
調合的替代材料	乳香、沒藥、玫瑰、茉莉、橙花、桂花、埃及天竺葵等精油。

精油新手的實用芳療

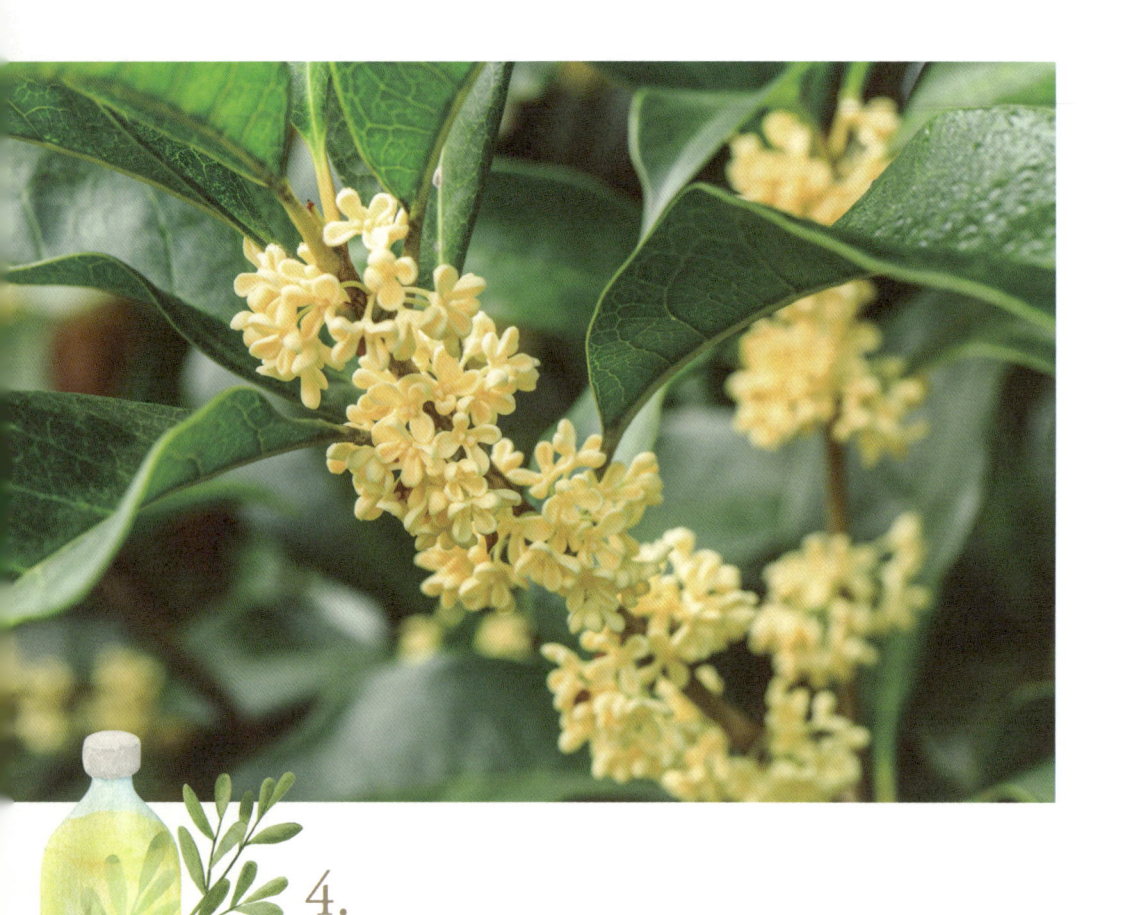

4. 暗沉剋星桂花

　　黑斑（dark spots）又稱「色斑」，好發在臉部，常見於女性，是一種嚴重影響人們美觀並使人心煩的皮膚問題。目前研究證明，黑斑主要是因皮膚黑色素，也就是麥拉寧色素異常沉澱，而且分布不均勻所造成。引起臉部皮膚黑斑的成因有許多，歸納起來主要有以下幾種因素：長時間曬太陽、使用品質不良或含鉛、汞及藥性太強的化妝品、內分泌（荷爾蒙）失調、消化功能紊亂，以及肝臟機能減退、精神壓力過重、睡眠不足、精神

緊張不安和遭受重大打擊、貧血等多種原因。

　　人的一生當中，難免會有碰撞意外使皮膚受損等經歷，皮膚細胞的恢復過程也會因為使用的治療藥品、生活作息、飲食習慣或是保養不當，使得新增生的皮膚細胞組織在取代正常皮膚的纖維組織（纖維化）時，進而產生疤痕。在纖維化的組織中，膠原纖維形成在單一方向上的對齊排列，而不是正常組織中隨機形成的網狀。因此瘢痕組織（scar tissue，疤痕）中的膠原纖維，可能會形成皮膚的深淺顏色不一、組織邊緣的不規則形狀、皮膚凹陷或突起。此時能夠美容肌膚的桂花精油，以及促進細胞再生的玫瑰果油就是皮膚再次青春的救星。

獨家配方

桂花青春按摩油
桂花精油 5 滴＋真正薰衣草精油 5 滴＋羅馬洋甘菊精油 5 滴＋玫瑰果油 5mL＋雷公根藥草油 5mL＋荷荷芭油 20mL

配方小常識

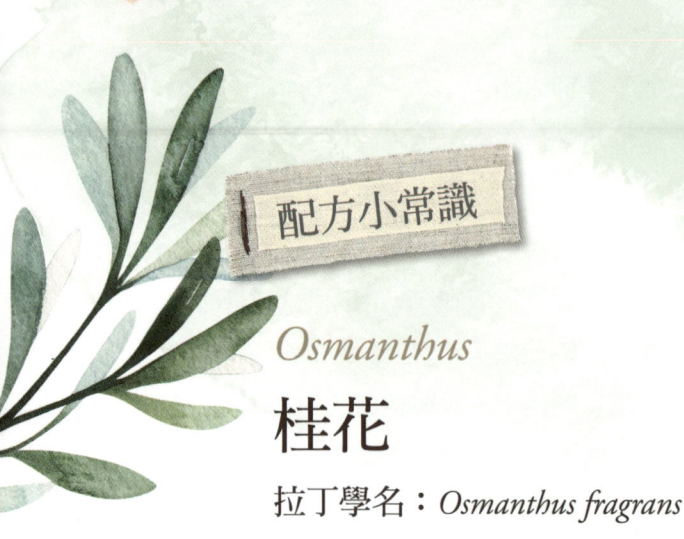

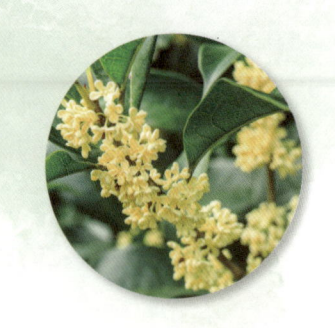

Osmanthus

桂花

拉丁學名：*Osmanthus fragrans*

木樨科木樨屬，桂花精油主要有四大品系：金桂、銀桂、四季桂、丹桂，一般是由花較大呈金黃色的金桂提取，有原精和 CO_2 兩種萃取法，萃取自花的部位。自古以來就是中藥材，因為氣味芳香宜人，當成茶飲能提神醒腦、清喉、消除心煩氣躁並幫助入眠。

桂花不僅可以舒緩呼吸系統，疏通體內的淤塞現象，也能安撫情緒與神經系統，改善失眠與頭痛疲勞等不適狀況。富含 β-紫羅蘭酮，因此具有強力穿透的氣味分子，並具有溫和祛痰的作用。另有芳樟醇分子，散發穩重的甜香味，既能溫和抗菌又可提升免疫力，鎮定神經與幫助入眠。同時具有美容美白肌膚，排解體內毒素及通便等功效，女性使用桂花精油能讓皮膚細嫩，延緩衰老，體內還會發出淡淡香味。

玫瑰果油（Rose Hip Oil）

許多人都以為玫瑰果油會有濃濃的玫瑰花香，其實不然。它主要是一種生長在安地斯山脈與智利南部的野生玫瑰的果實，而葉子則會散發出一種甜甜的香味，玫瑰果也是天然維生素 C 的最佳來源。萃取的方法包括冷壓萃取與溶劑萃取兩種，但以冷壓萃取質地較優。主要成分有亞麻仁油酸與次亞麻仁油酸等必需脂肪酸，這也是玫瑰果油知名的促進細胞組織再生、對抗所有種類疤痕與斑點的卓越功效。除此之外，臉部細紋與皺紋，粉刺、老化、乾燥與缺水缺油的肌膚，也有很好的保濕與滋潤效果。油質屬於較為黏稠的黃色，比較不建議單獨使用，與其他的天然植物油搭配使用，按摩的效果更好。

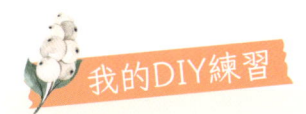

我的DIY練習

避免黑斑 Tips

1. 防止毛孔阻塞，適當潔顏、按摩、敷臉等保養工作。
2. 多攝取維生素 C 含量高的美白食物及水果。
3. 營養補充，並健全肝臟功能。
4. 多食用含鈣量高的食物。
5. 保持愉快心情，適當放鬆。
6. 充足的睡眠與良好的睡眠品質。
7. 妊娠前後作適當的保養及護理。
8. 避免長時間曝曬在陽光下，做好防護、遮瑕工作，選擇防曬、維持彈性組織的保養品。
9. 避免食用色素含量高的食物與飲料。
10. 適當的運動，以促進血液循環及新陳代謝。

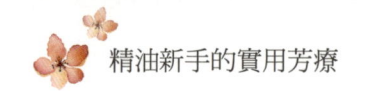

我的DIY練習

桂花青春按摩油：2.5% 精油

製作方法｜將玫瑰果油 5mL、雷公根藥草油 5mL 與荷荷芭油 20mL 先調合好，置入深色玻璃滴管瓶，再將桂花精油 5 滴，真正薰衣草精油 5 滴與羅馬洋甘菊精油 5 滴依序滴入調合好的基底油中，搖勻即可。置於陰涼通風處，建議三個月使用完畢。如果製作份量較多，精油用量以 2.5% 為上限。

使用方法｜每日潔顏並噴上保濕化妝水後，取適量按摩全臉與頸部。也可針對身體其他需要淡斑或有疤痕的皮膚部位使用。

調合的替代材料｜精油：茉莉、橙花、埃及天竺葵、西澳檀香、乳香、沒藥等。

植物油：胡蘿蔔籽油、金盞花藥草油、椰子油、甜杏仁油。

SECTION 3・抗敏潤肺篇

5. 呼吸順暢澳洲尤加利

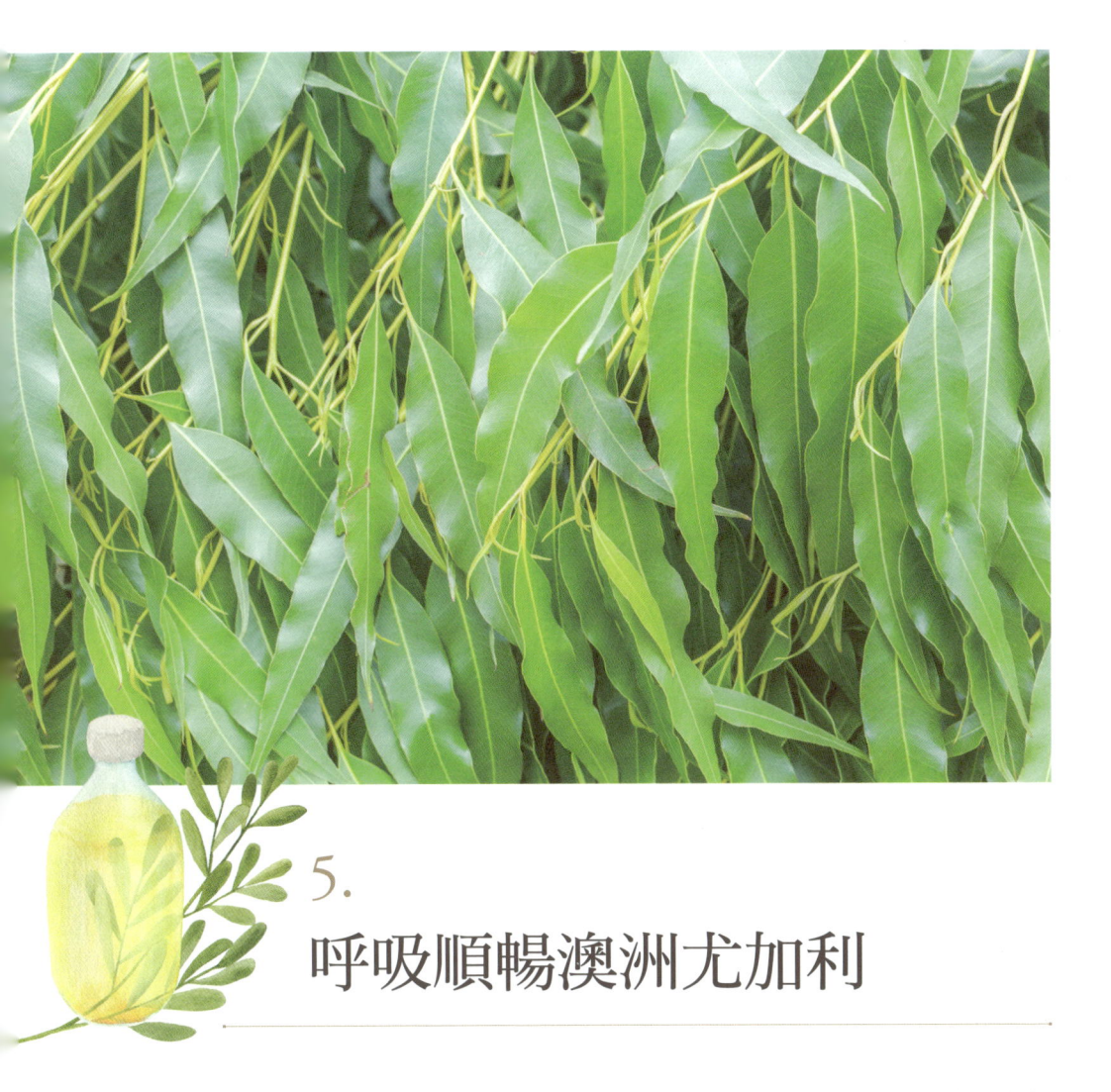

　　我們的呼吸系統包括鼻腔、鼻竇、咽喉、喉頭、氣管、支氣管及肺部等。隨著一吸一吐之間，細菌、病毒、空氣中的塵蟎粉塵等也會隨之進入鼻喉，進而來到氣管與肺部。預防呼吸道困擾的第一步驟，就是打造防止異物入侵的天然防護屏障：隨身準備具備抗菌、抗病毒的精油與精油漱口水，讓身體具備有效的「氧身」防護罩。

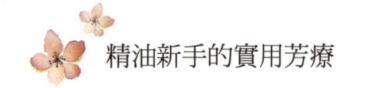

過敏性鼻炎的問題在我的芳療或是瑜珈提斯班級中屢見不鮮，也或許這是臺灣的環境與氣候形成的通病吧。許多人從年輕時會使用鼻黏膜噴劑來治療，雖有效卻讓人擔心類固醇在體內的累積，因此許多來學習芳療的同學都是希望能透過天然植物的活性效果，幫助舒緩鼻炎的問題。

精油界有許多能夠刺激外分泌腺，減少產生黏液，祛除痰液阻塞的明星，就是澳洲尤加利。運用植物精華製成的鼻滴油，搭配呼吸法的練習，既能幫助鼻腔黏膜組織自然的蠕動，分解黏稠的痰液，又能在清新的香氣中，緩和鼻塞帶來的頭痛、記憶力衰退，甚至是心情沮喪。當然配合每週一次的瑜珈彼拉提斯運動，讓這群擁有「季節變化偵測鼻」的同學們，能夠在植物能量輔助中，提升有品質的生活型態。

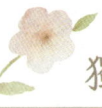

獨家配方

澳洲尤加利好呼吸鼻滴油
澳洲尤加利精油 2 滴＋沉香醇百里香精油 2 滴＋真正薰衣草精油 1 滴＋有機芝麻油 5mL

SECTION 3・抗敏潤肺篇

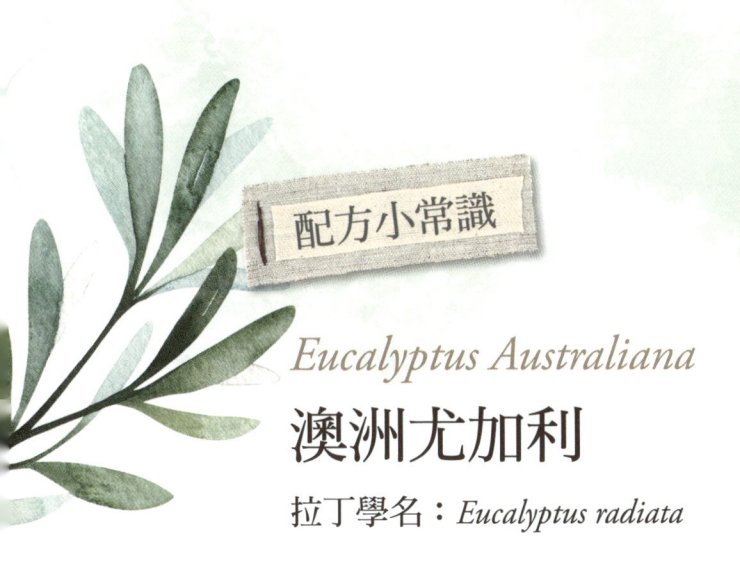

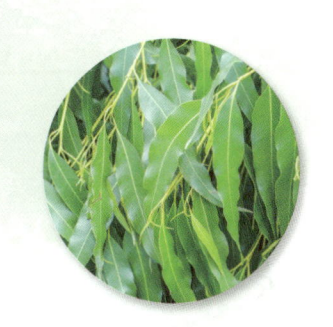

配方小常識

Eucalyptus Australiana
澳洲尤加利

拉丁學名：*Eucalyptus radiata*

　　澳洲尤加利是可愛無尾熊的最愛，大家一定知道這個散發著如綠地草原般的清新香氣、提振人心的植物。澳洲人驕傲的說這是他們獻給全世界人類最美好的禮物。全世界有六百多種的尤加利樹，成長迅速，又能帶給生態環境彷彿森林浴般的芬多精負離子淨化功能。

　　桃金孃科尤加利屬的澳洲尤加利，含有高濃度的 1,8-桉油醇，屬於氧化物類精油，主要用在緩解呼吸道問題。祛痰、抗黏膜發炎、止咳、抗菌與強化免疫力的功能絕佳，對應中醫所認為的滋補「衛氣」，它的特點就是提振免疫力。非常適用於舒緩咽喉炎、鼻竇炎、氣喘、感冒、發燒、扁桃腺炎、耳朵疼痛與花粉熱等問題。在感到身心不一致的紊亂感時，澳洲尤加利的香氣能夠加以提振並帶來充沛的活力。懷孕初期的婦女與極度敏感的肌膚請謹慎使用。

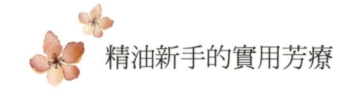

芝麻油（Sesame Oil）

拉丁學名：*Sesamum indicum*

「芝麻開門」是一千零一夜故事的經典臺詞，希伯來人、巴比倫人與埃及人都將芝麻視為長生不老與生命的來源，而芝麻油也是印度阿育吠陀傳統醫學認為最重要的身心靈排毒用油，傳統上是使用白芝麻種籽來製作品質優良的油品，在飲食與皮膚保養的運用上相當有助益。

芝麻油的穩定性極高，含有大量的必需脂肪酸與多元不飽和脂肪酸，具有很好的肌膚修護與潤澤能力。芝麻素（sesamine）與 β-穀固醇等成分能夠讓芝麻油品保持新鮮與穩定，強化肌膚結構的完整性，並具有清除自由基、代謝體內重金屬的功效，天然的維生素 E 則有很好的抗氧化與防護肌膚的功能。芝麻油輕微的親水性，在作為泡澡用的基底時，感覺很清爽不油膩。在芳香療法的使用上建議選用特級冷壓萃取者，較能保持原有的營養成分。避免使用烹調用的麻油，那不適合製作芳療產品。

我的DIY練習

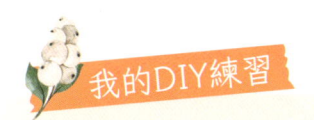

澳洲尤加利好呼吸鼻滴油：5% 精油

製作方法 ｜ 準備 5mL 玻璃滴管瓶，依序將澳洲尤加利精油 2 滴、沉香醇百里香精油 2 滴與真正薰衣草精油 1 滴置入瓶中，再將芝麻油 5mL 滴入，充分搖勻即可。建議三個月內使用完畢。如果製作份量較多，精油用量以 5% 為上限。

使用方法 ｜ 每次取一滴好呼吸鼻滴油滴入一側鼻孔，並輕壓另一側鼻孔後進行深呼吸，鼻滴油將緩緩浸潤至喉腔，分解鼻咽喉黏液。再以相同方式進行另一側鼻孔深呼吸。

調合的替代材料 ｜ 辣薄荷、茶樹、馬丁香、乳香、西澳檀香、羅馬洋甘菊、德國洋甘菊等精油。

精油新手的實用芳療

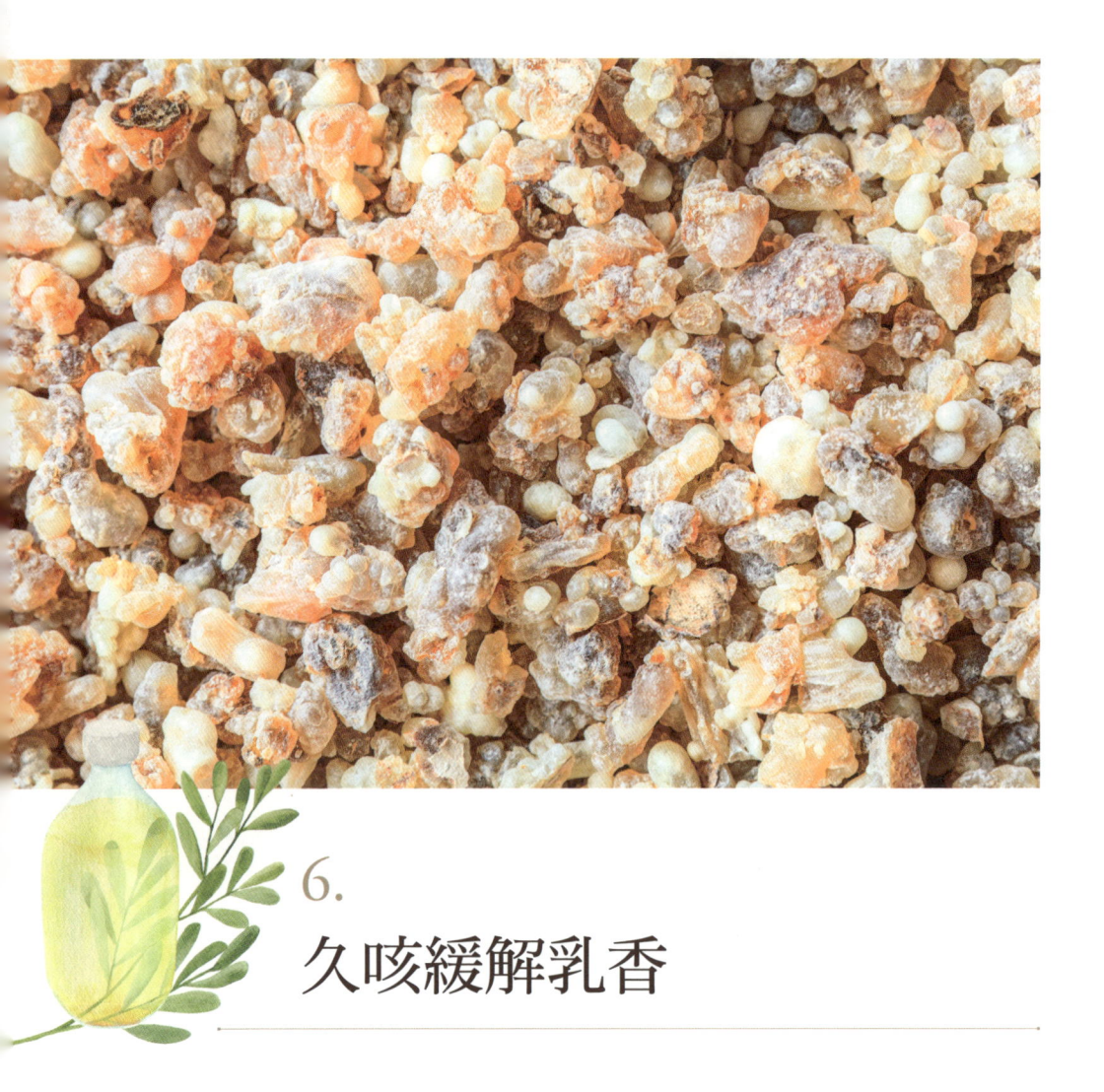

6. 久咳緩解乳香

　　我們的鼻子主要負責為鼻腔保溫、維持濕潤與過濾外來異物，而氣管與支氣管則能分泌黏液、黏著粉塵，再透過上皮細胞的纖毛運動推向咽喉，最後透過咳嗽的動作將痰排出。在臺灣這樣亞熱帶潮濕型氣候的環境下，患有過敏性鼻炎的人比例相對較高，甚至在感冒過後，由於深層的發炎部位難以恢復而久咳不癒，加上季節變換或是處於溫差較大的戶外與室內空調環境，都可能使得免疫系統產生問題，喉嚨抵抗力不佳，進而形成

睡眠品質不良,精神不濟。

　　我有一位前同事,同時也是我瑜珈提斯課程的重要學員之一,是位三十出頭的年輕媽咪,家中有上小學與剛滿兩歲的可愛女兒。她說因為小孩氣管不好,一直有鼻涕倒流、喉嚨卡痰等問題。雖然生活上沒有太大影響,只是偶爾入睡後會因為咳嗽醒來,而影響了隔天需要上班的爸媽,但是吃藥好像也沒什麼大起色。有一次我介紹她使用以舒緩第五脈輪(喉輪)為主的精油,包括羅馬洋甘菊、甜橙、馬丁香與乳香精油的配方,逐漸有了改善,現在兩個小孩很好入睡,還常常跟媽咪要精油按摩,母女之間也因為睡前的按摩時光,感情更加緊密呢!

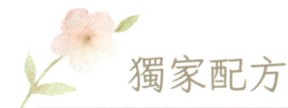

獨家配方

乳香舒胸暢快按摩油
羅馬洋甘菊精油 5 滴＋甜橙精油 10 滴＋馬丁香精油 10 滴＋乳香精油 5 滴＋甜杏仁油 15mL

配方小常識

Frankincense
乳香

拉丁學名：*Boswellia carterii*

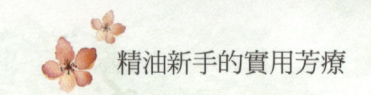

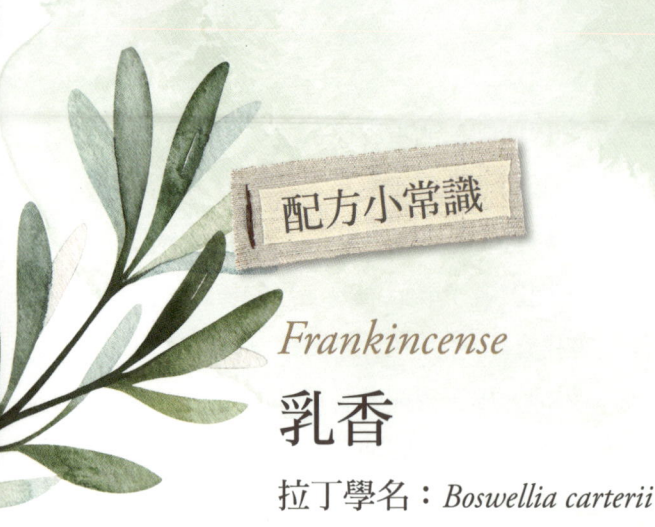

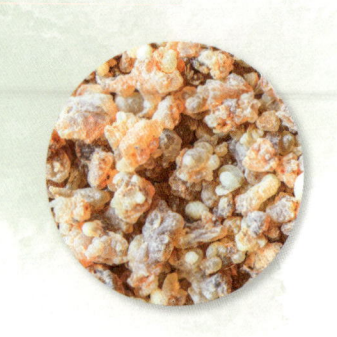

　　聖經裡提到，耶穌誕生在伯利恆後，東方三博士前來朝聖，帶來了三樣禮物：黃金、乳香與沒藥，象徵耶穌的三重身分：萬王之王、無上之神與凡人肉身。橄欖科乳香屬的乳香精油，其樹脂類的型態，彷如「天使的眼淚」。焚香的習俗自新石器時代開始便有，人們焚香以敬天祭神，古埃及更以珍貴的植物為木乃伊淨身，以求崇敬並取悅神，而能獲得神的接引再次輪迴重生。最濃郁而持久的香氣是來自樹皮的樹脂類精油，帶著甘甜味的香氣，有溫暖與保護的作用，高含量的單萜烯成分，使得乳香能激勵免疫系統，幫助維持身體的舒適與緩和內在的焦慮。極佳的祛痰、止咳、抗黏膜發炎與抗病毒能力，在皮膚上更能活化皮膚細胞、促進傷口癒合與結痂、滋養老化與成熟型的皮膚。

我的DIY練習

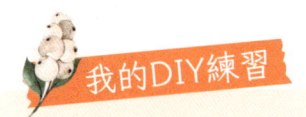

乳香舒胸暢快按摩油：成人最高 10% 精油

（七歲以下小孩做成 2.5% 精油，以下精油材部分只需要 1/4 分量）

製作方法 | 羅馬洋甘菊精油 5 滴、甜橙 10 滴、馬丁香 10 滴、乳香 5 滴先混合好於滴管瓶中搖勻，再加入甜杏仁油 15mL，裝入深色玻璃精油瓶中。

使用方法 | 每日早晚各一次，取適量舒胸暢快按摩油，於喉部、前胸與後背塗抹後輕柔按摩。

其他用法 | 若沒有甜杏仁油，則可以將以上四種純精油依建議的比例調入滴管中，滴一滴於掌心搓熱後嗅聞，並做四四八深呼吸六到八回，也可以滴在枕頭上、手帕或面紙上嗅聞。

調合的替代材料 | 澳洲尤加利、茶樹、羅文莎葉、絲柏、真正薰衣草、沉香醇百里香、西澳檀香等精油。

Tips：四四八深呼吸練習 | 取適量舒胸暢快按摩油於手掌心溫熱後，將掌心靠近鼻腔深呼吸時維持四秒，讓精油分子充分進入鼻腔中，然後閉氣四秒，使精油分子與肺泡細胞融合，最後長吐氣八秒，讓體內細菌氣體充分排出體外。

7. 美背緊實茉莉

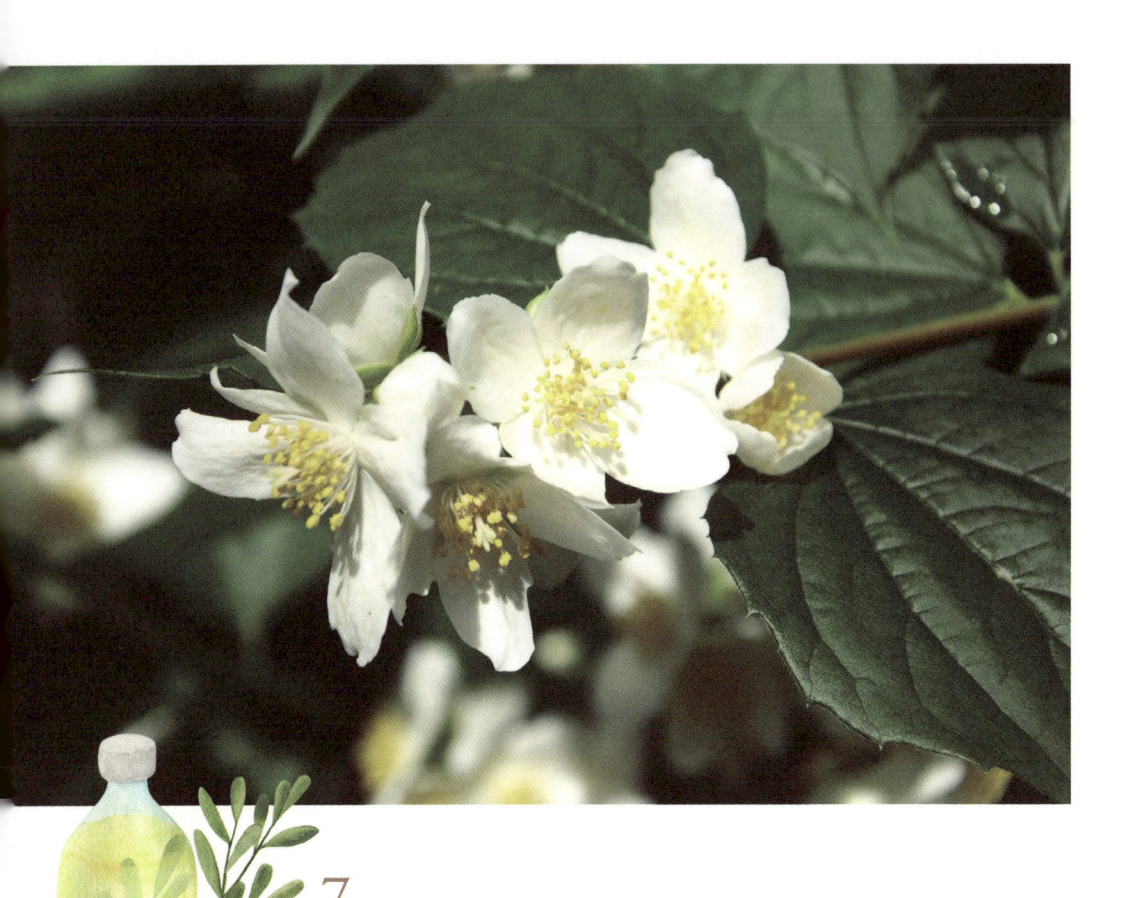

　　以脊椎為中心，人體的骨骼與肌肉有自然的曲線，但隨著我們的生活習慣與不良姿勢，開始扭曲我們原有的自然線條。再加上女生們從青春期發育開始羞於抬頭挺胸，長時間不自覺的駝背，會讓背部肌肉使用不當、左右不平衡，常常一邊比另一邊有力氣，造成脂肪局部堆積。

　　我常在路上看到很多國、高中女生習慣性的駝背，等到年紀更長，能夠健康的面對身體發育的自然現象後，恢復標準的儀態是最好不過。萬一

因此而讓脊椎變形破壞了美麗的身形，甚至造成未來的腰痠背痛那可就得不償失。所以運動就是增加身體負荷、加強骨質極有效率的方式，再搭配強化骨骼肌肉系統的精油，也不失為一個良好的輔助方法。

　　瑜珈提斯的課堂中，常有媽媽帶著女兒來練習核心肌群與調整背部的線條，運用花中之王茉莉精油甜美馨香的芬芳，為心靈帶來自信與開朗；用強化與鎮靜神經的功能，來緊實背部肌肉的力量與塑型。運動加上按摩油，確實讓許多母女檔都慢慢展現了自信，綻放渾然天成的優雅體態。

獨家配方

茉莉美背緊實按摩乳
茉莉精油 10 滴＋樟腦迷迭香精油 45 滴＋絲柏精油 45 滴＋精油專用基底乳 45mL＋迷迭香抗氧化劑 10 滴

精油新手的實用芳療

配方小常識

Jasmine
茉莉

拉丁學名：*Jasminum officinale*

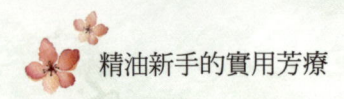

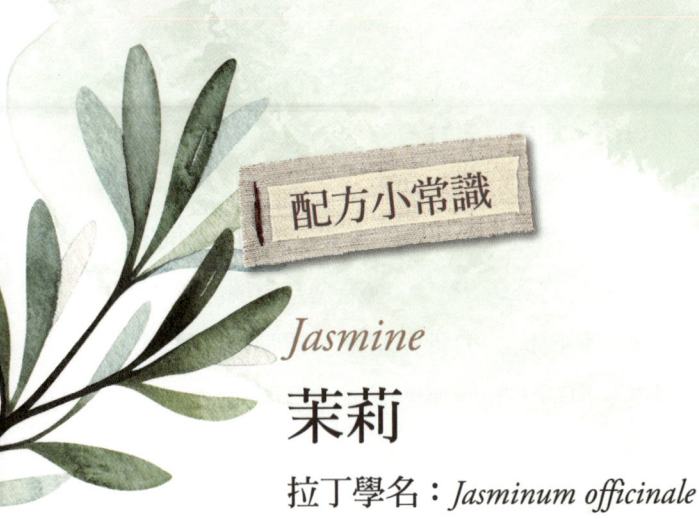

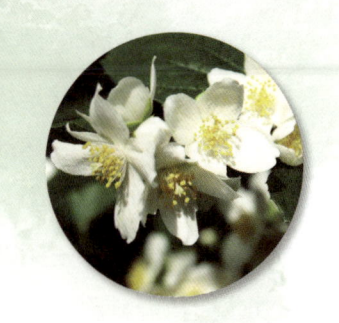

　　在印度文化中，茉莉代表了「愛之花」，含有「愛的回報」之意；婚禮上新娘、新郎配戴茉莉，富裕的人家甚至會在喜床上鋪滿茉莉花來裝飾。法國的拿破崙即使在戰場上，也要隨身帶著茉莉香水，幫助他集中注意力。

　　木樨科茉莉屬的茉莉，是以高純度的己烷提煉，因為其乙酸苯酯具有提振、令人精神愉快的振奮特質，傳統上視為催情的良藥，滋補男性的生殖系統，其來自茉莉內酯成分的芬芳香氣讓人保持樂觀、充滿自信。極佳的安定神經作用，有助女性經前症候群的改善，與幫助生產時的子宮收縮，對於壓力型、過敏或乾燥有皺紋的肌膚很有幫助。

🌸 迷迭香抗氧化劑（Amiox）

　　由天然的桉油醇迷迭香精油萃取的有效天然抗氧化劑，添加於自製的各類滋養霜與乳液中，能夠抗氧化並清除自由基，同時延長保存期限。

🌸 聖巴克茉莉原液

　　與精油的香氣一致，運用低溫真空技術所萃取的植物細胞液，完整保留植物細胞內外的活性精華，同時也符合人類弱酸性皮膚細胞所需要的營養成分，能平衡肌膚清潔後的酸鹼值，滿足喜愛茉莉香氣的芳療愛好者，對於肌膚保濕、抗菌、抗敏、抗老化與各種滋養的需求。

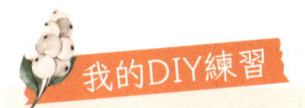

我的DIY練習

茉莉美背緊實按摩乳：10% 精油

製作方法｜將茉莉精油 10 滴、樟腦迷迭香精油 45 滴與絲柏精油 45 滴調合均勻，再滴入量好的 45mL 精油專用基底乳中，用電動攪拌棒打勻，最後加入迷迭香抗氧化劑 10 滴調勻即可。雖添加了迷迭香抗氧化劑，還是必須置於通風處，遠離潮濕溫熱環境，並盡量於半年內使用完畢。如果製作份量較多，精油用量以 10% 為上限。

使用方法｜每天洗完澡後，取適量按摩肩頸與背部，能夠加強放鬆肌肉，幫助血液循環，排除體內多餘水分。

調合的替代材料｜辣薄荷、澳洲尤加利、葡萄柚、有機檸檬、杜松子、薑等精油。

搭配運動｜虎背蝴蝶袖雕塑運動（詳見第第 262 頁）。

精油新手的實用芳療

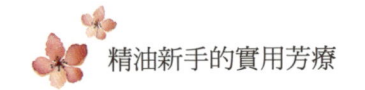

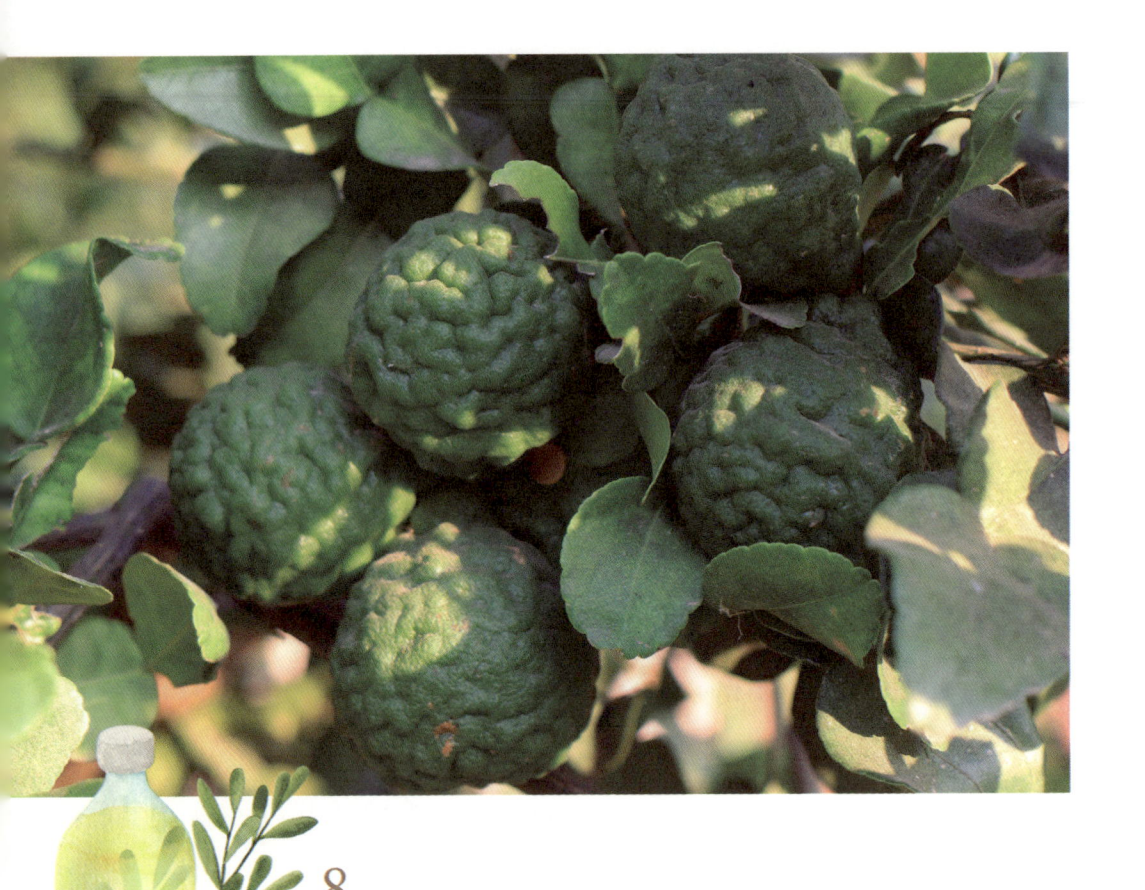

8. 潔體保健佛手柑

　　請想像下列的情境：大太陽底下跑業務；趕換公車與捷運到客戶的公司開會；或是一整天跟各個不同部門溝通協調卻理不出頭緒來；汗水淋漓加上焦慮煩悶的心情，讓你回到家中只想好好沖個澡……。

SECTION 3・抗敏潤肺篇

運用芳香療法在身體保養上，最基礎的就是沐浴系列產品的 DIY 練習了。臺灣還是相當悶熱又容易出汗的亞熱帶氣候，即便稍有降溫，相信下班回家後，來一點放鬆而幸福的香氣，溫和又不刺激的清潔沐浴精還是全身洗香香最好的陪伴了。

課堂中，我們會選用天然植物油如椰子油提煉的成分來進行沐浴用品的製作，而身體清潔的用品我大多會選用柑橘類的植物香氣，既清爽又帶來陽光與明亮的氣息，無論是學生、上班族或是家庭主婦都相當喜愛。

獨家配方

佛手柑幸福潔體液態皂
佛手柑精油 10 滴＋澳洲尤加利精油 5 滴＋茶樹精油 5 滴＋精油專用沐浴精（或卡斯提爾液態皂）50mL

精油新手的實用芳療

配方小常識

Bergamot
佛手柑
拉丁學名：*Citrus bergamia*

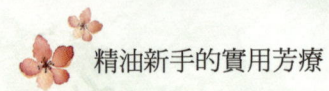

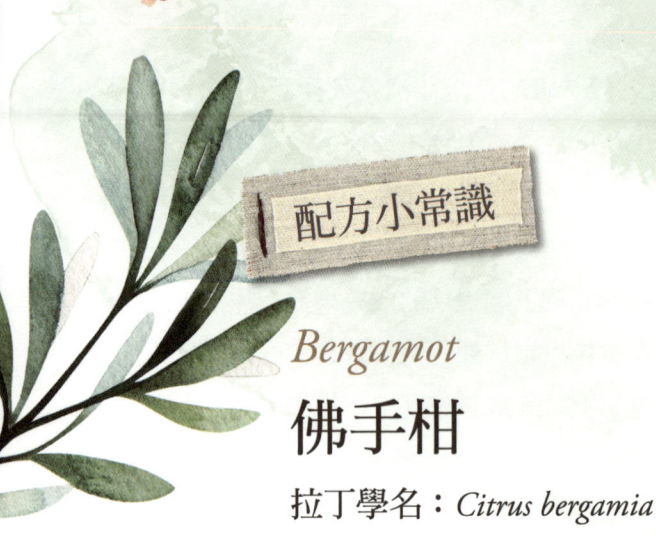

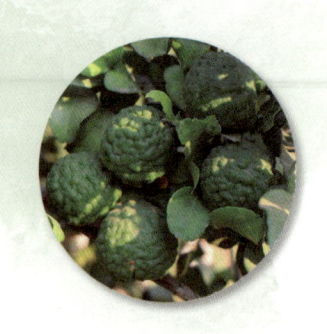

　　芸香科柑橘屬的佛手柑精油，主要產地在義大利與非洲象牙海岸，與一般柑橘類精油不同的是，佛手柑精油不僅含有檸檬烯，其主要成分為高濃度的乙酸沉香酯與沉香醇，這也造就了它絕佳的鎮靜神經與舒壓的知名功效。佛手柑對於各類皮膚問題都有很好的助益，例如抗發炎，舒緩濕疹、牛皮癬、痤瘡以及其他小傷口等，對於油性肌膚、脂漏性皮膚炎及帶狀皰疹功效顯著。另外，對於消化性的肌肉痙攣與排氣也有幫助。香氣上能幫助緊繃的心緒卸下心防，當情緒盪到谷底時，帶著一絲苦澀的清新氣味，能洗去負面，迎向光亮。含有呋喃香豆素類的佛手柑內酯具有光敏性，會對肌膚造成刺激，濃度需控制在 0.4% 以下，最好能選用去除佛手柑內酯的無光敏性佛手柑精油為宜。

🌸 卡斯提爾液態皂（Castile Soap）

　　由純椰子油及橄欖油提煉的溫和皂，利用的是苛性鉀（氫氧化鉀），而非一般的苛性鈉（氫氧化鈉），因此呈現較為清

澈的液態狀，適合各類膚質，各種年齡層使用。用在洗臉、沐浴或是洗髮都非常適合。一般建議以添加 2～5% 精油為宜。

🌸 精油專用沐浴精（Essential Shower Gel）

一般的沐浴精或是手工皂大多是以苛性鈉（氫氧化鈉）製成，清潔力無庸置疑，只不過洗完之後，卻可能讓肌膚變得乾澀發癢，因為皮膚最外層的弱酸性保護膜失去了保護力。建議可以使用真正溫和不刺激的天然植物油提煉的液態皂，添加自己喜歡的香氣來增加沐浴時的小確幸。選用從椰子油提煉的溫和十二酯硫酸胺（Ammonium Laureth Sulfate，由天然月桂醇衍生之溫和洗潔劑）與烷基醯胺甜菜鹼（Cocamidopropyl Betaine）等潔淨成分製成，它的低 pH 值、親水性、殺菌、清潔及調理作用，非常適合用於製作沐浴精及洗手皂之界面活性劑，同時由於無毒性而對身體不會造成傷害，且更加溫和。一般也會添加於增加化妝品之乳化、稠化效果，因其抗靜電之特性，亦常用於洗髮與護髮產品中。因為幾近透明無色且無味，除了可以直接使用外，也很適合依據氣候與心情，添加自己喜歡的精油。

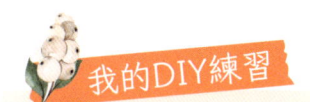

我的DIY練習

佛手柑幸福潔體液態皂：2% 精油

製作方法｜將佛手柑精油 10 滴、澳洲尤加利精油 5 滴與茶樹精油 5 滴先調合均勻後，再加入精油專用沐浴精（或卡斯提爾液態皂）50mL 調勻後，即可裝入耐精油壓瓶罐中，盡量於半年內使用完畢。如果製作份量較多，精油用量以 2% 為上限。

使用方法｜每日沐浴取適量使用，亦可當作洗手精。

調合的替代材料｜馬丁香、回青橙、有機檸檬、甜橙、葡萄柚、樟腦迷迭香、埃及天竺葵等精油。

9. 頭皮健康檜木

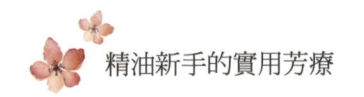

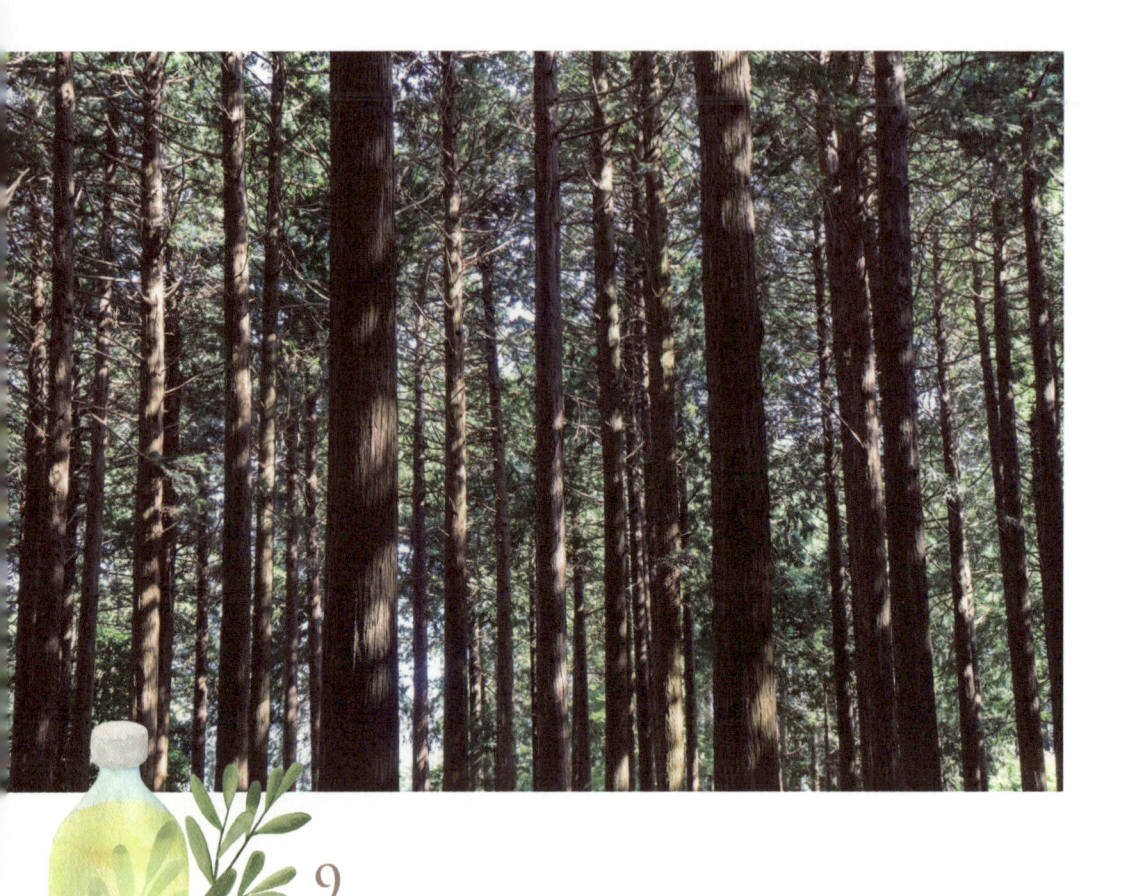

許多人有頭皮出油、掉屑、搔癢等困擾，造成這些問題的原因有外在與內在因素，例如：壓力、環境污染、不當染燙、飲食習慣、遺傳、內分泌等多種因素。皮膚科醫師提醒，頭皮是頭髮生長的基地，要擁有健康的頭髮，頭皮的養護是非常重要的事。

我的學生中有許多非常年輕的女生，約莫是大學生的年紀。臉部的保養不一定很在意，但是對於頭髮的照顧倒是很積極。平常每天洗一次頭不

說，護髮與定型用品使用的量也不少，若是天氣較熱的時候更是一天洗兩次頭。我常聽到她們說：「老師，我很常洗頭了，可是頭皮屑還是很多。」或是「老師，請妳幫我看一下，我的頭皮是不是很多紅點？」

頭皮的顏色可簡單看出一個人的健康狀況。一般來說，頭皮白色代表正常；微黃者表示有疲勞、體力不濟等狀況；頭皮泛紅則顯示生活較緊張；呈現暗沉者，可能表示精神壓力過大。當然，洗髮精使用不當或是過度洗髮，也都是造成頭皮生病的關鍵原因。

遇到頭皮的問題，我最喜歡使用檜木精油，它的內斂沉穩的香氣，讓人卸下防衛的面具，它消除疲勞與促進血液循環的特點，更是活化頭皮健康的最佳幫手。

獨家配方

檜木頭皮健康調理液
檜木精油 10 滴＋樟腦迷迭香精油 5 滴＋快樂鼠尾草精油 5 滴＋酵母膠 10mL＋羅馬洋甘菊精露 100mL

配方小常識

Hinoki

檜木

拉丁學名：*Chamaecyparis obtusa*

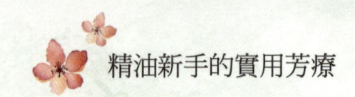

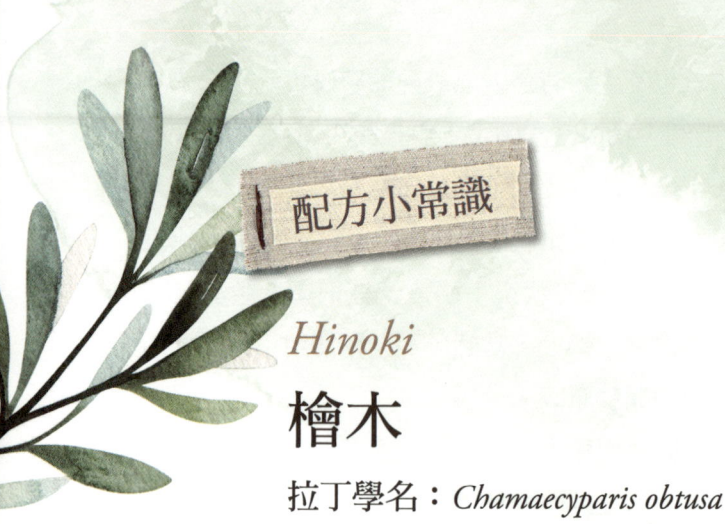

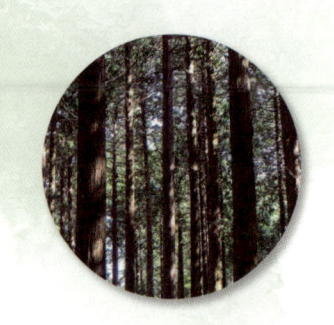

　　讓人感覺親切而沉穩的木質香氣，柏科扁柏屬的檜木精油，算是收拾疲憊身心最好的淨化類精油了。存在皮膚呼吸道，會引起敗血症、腹膜炎、食物中毒及瘡癤膿皰等的金黃色葡萄球菌，檜木醇對它有很好的抑制效果。而且，也具有治療青春痘、痱子、尿布疹、褥瘡、紅疹的功效，還可以治療皮脂分泌、加速新陳代謝、止癢及收斂傷口。

　　此外，檜木精油對頭皮癢、皮膚炎、皮膚過敏、香港腳，以及抑制空氣中的細菌、黴菌等有很好的效果，並具有刺激中樞神經、調節自律神經、鎮靜神經等作用。若是身心感到極度疲憊與無精打采時，檜木的內斂香氣讓人能夠調整步伐、重整情緒，並鼓舞人心。避免高劑量使用，敏感肌膚者請謹慎使用。

我的DIY練習

檜木頭皮健康調理液：2% 精油

製作方法 | 將檜木精油 10 滴、樟腦迷迭香精油 5 滴、快樂鼠尾草精油 5 滴與酵母膠 10mL 調合均勻後，再加入 100mL 羅馬洋甘菊精露，以電動攪拌棒打勻即可裝罐。如果製作份量較多，精油用量以 2% 為上限。

使用方法 | 洗髮後，取適量按摩頭皮，直至完全吸收，無需沖洗。若是不習慣頭皮有殘留物的感覺者，僅需以清水洗淨即可。

調合的替代材料 | 精油：白千層、馬丁香、茶樹、有機檸檬、有機檸檬草、真正薰衣草等精油。

精露：橙花精露、真正薰衣草精露、玫瑰精露。

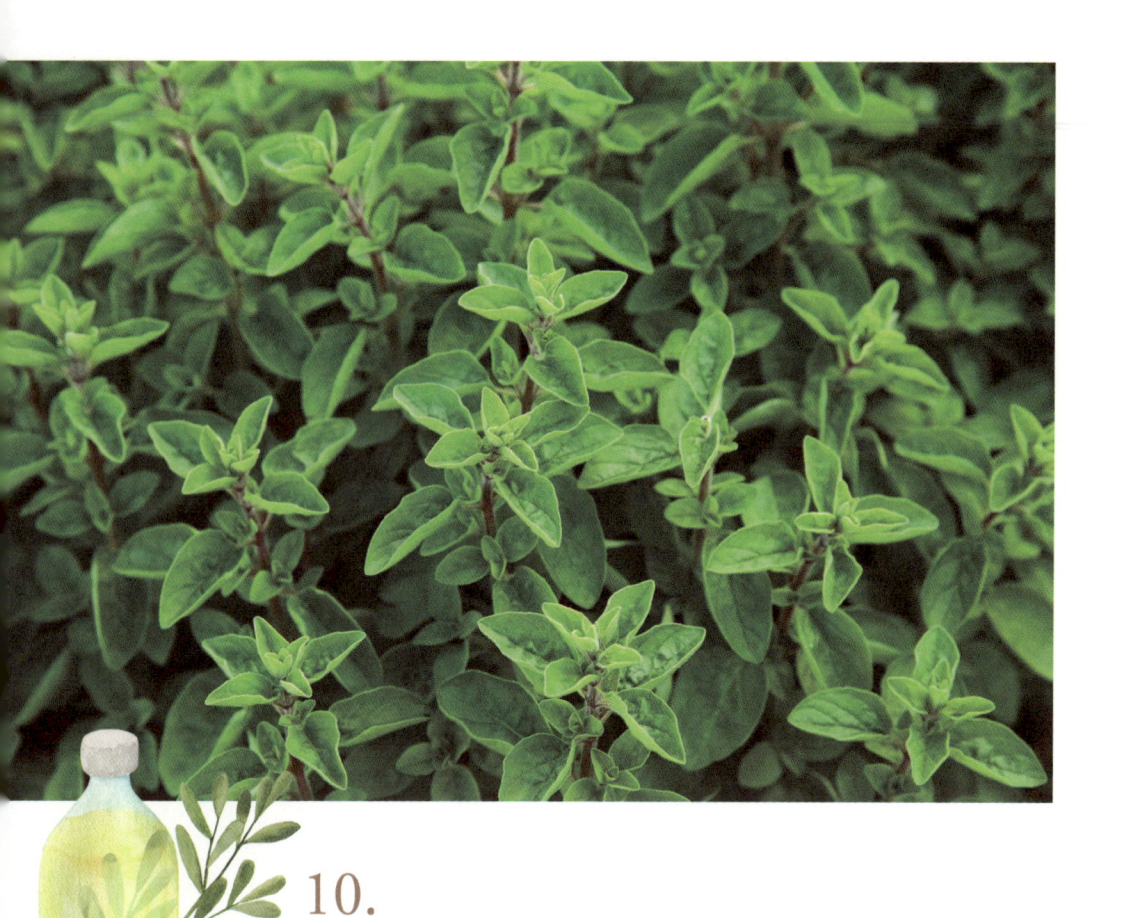

10. 煩悶失眠甜馬鬱蘭

根據成大醫院家庭醫學科做過的調查研究指出，臺灣地區十五歲以上有高達 28% 的人曾經飽受失眠之苦。而在一個月內持續一星期中有三天以上睡不好，就符合醫學診斷上所謂的慢性失眠症。睡眠不良直接影響到精神不振，更嚴重會造成健康問題。

我在醫院體重管理中心的瑜珈提斯教學中，不乏因為體重或是復健等需求的學員參與課程。其中有一位阿姨，坐六望七的年紀，從最一開始坐著輪椅到醫院看診，然後接受復健，認真上瑜珈提斯課近一年的時間，幾乎從沒缺過課，她不只瘦了十多公斤，髖關節與膝蓋的疼痛不適更是減少許多。

此外，由於先前長時間照顧先生的關係，使得她有著嚴重的失眠問題，一直以來睡眠時間很少超過兩小時。在一次課程中我建議她使用甜馬鬱蘭精油，每天兩滴抹在鎖骨或是滴在手掌心，搭配四四八深呼吸練習（深呼吸四秒、閉氣四秒、吐氣八秒，詳見第 161 頁）。才一週多的時間，原本緊繃的壓力放鬆許多。後來她的睡眠已經可以到達五小時以上，而且睡眠品質極佳，更讓她每天都好舒暢，好幸福，更有著滿滿的感恩。現在的她可以做到的動作，比許多二、三十歲的同學們還要完美、還要到位呢！

獨家配方

甜馬鬱蘭舒眠精華油
甜馬鬱蘭精油 15 滴＋真正薰衣草精油 15 滴＋甜杏仁油 30mL

配方小常識

Sweet Marjoram
甜馬鬱蘭

拉丁學名：*Origanum majorana*

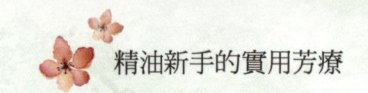

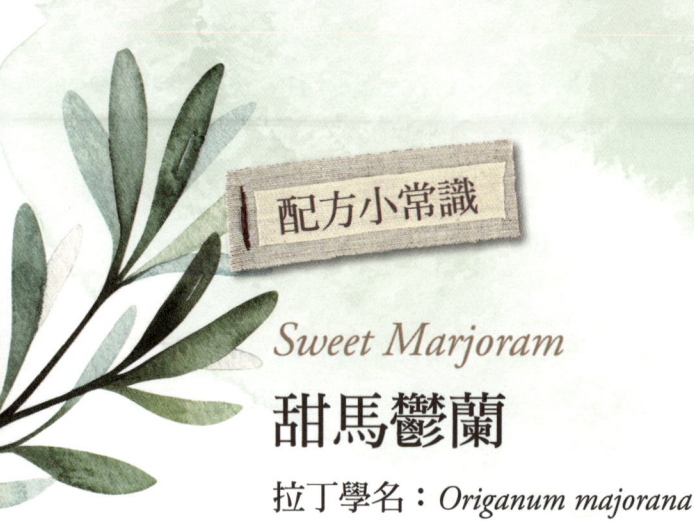

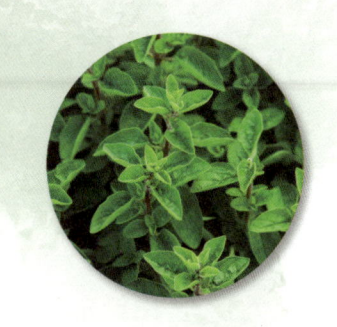

　　唇形科牛至屬的甜馬鬱蘭精油，又名馬喬蓮或香花薄荷，是一種廚房常備的調味料。以單萜烯與單萜醇類為主成分，具有知名的安撫特性，經常被用來舒解疲憊僵硬的肌肉與照顧呼吸和神經系統。因其具有強化副交感神經的效果，可以鎮定消化系統的問題，並有很好的抗感染、幫助呼吸順暢、止咳與舒緩氣喘的作用。主要用在減少壓力、促進食慾，消除不安、驚慌與緊張，特別是針對年長者、焦慮型的失眠問題極為有效。懷孕初期與需要進行專注力的活動時避免使用。

　　另有一款野馬鬱蘭（Oregano）精油有極強的抗感染功能，富含酚類的成分而容易刺激皮膚，與甜馬鬱蘭功能相異，需注意辨別。

SECTION 3・抗敏潤肺篇

我的DIY練習

甜馬鬱蘭舒眠精華油：5% 精油

製作方法｜將甜馬鬱蘭精油 15 滴與真正薰衣草精油 15 滴混合均勻後，加入甜杏仁油 30mL 攪拌均勻，即可裝入深色精油瓶中。如果製作份量較多，精油用量以 5% 為上限。

使用方法｜睡眠前取適量按摩前胸後背，或者數滴滴於太陽穴、合谷穴等（穴位見 314 頁）輕柔按摩至吸收即可。也可將甜馬鬱蘭精油 15 滴與真正薰衣草精油 15 滴調入滴管瓶中，睡覺前滴在枕頭上一至兩滴，或是兩邊太陽穴各滴一滴複方精油，輕柔按摩。

調合的替代材料｜羅馬洋甘菊、橙花、回青橙、佛手柑、香水樹等精油。

精油新手的實用芳療

11. 長新冠咳嗽緩解複方

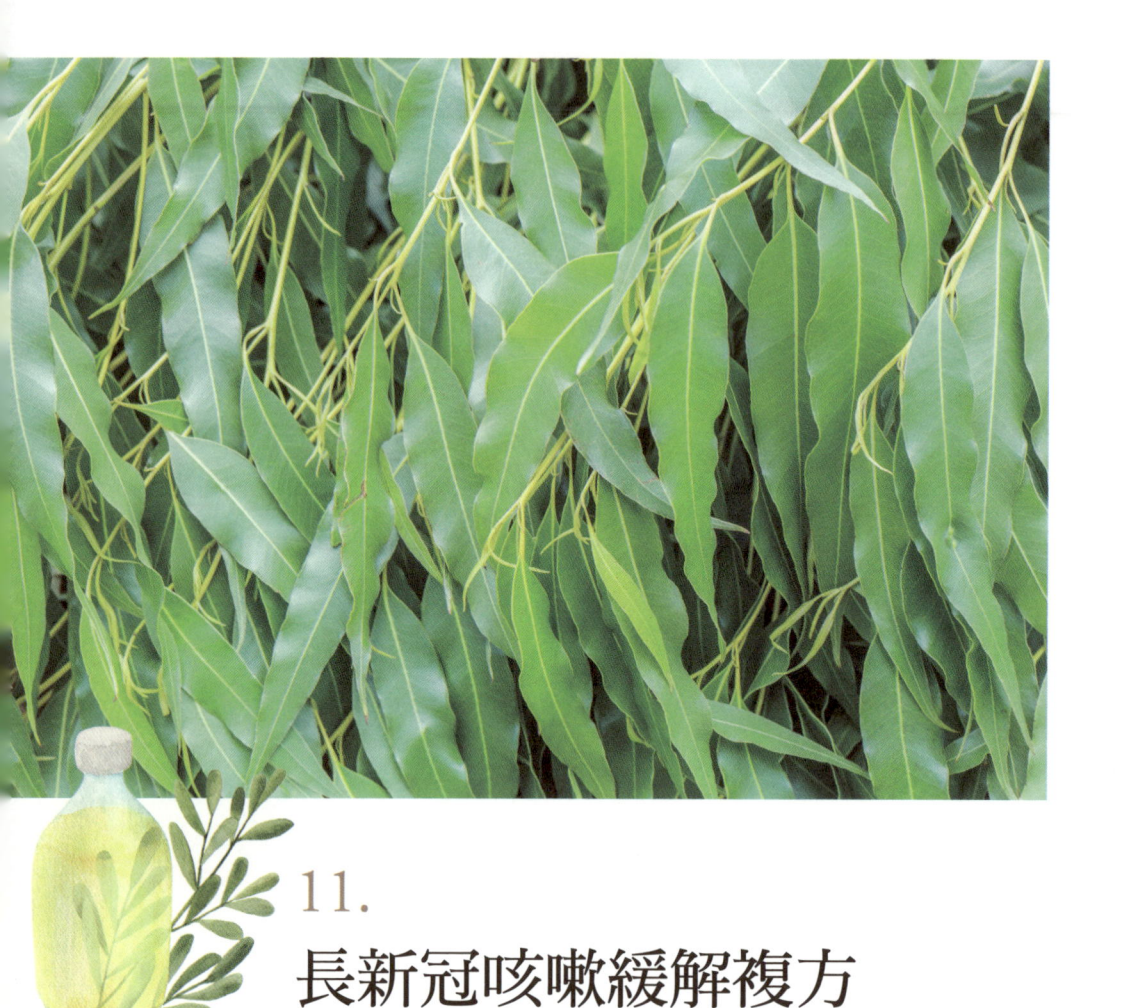

　　長新冠是許多「確診康復者」會面臨的問題，據統計，有五分之一確診者康復後會發展為長新冠症狀。其中最常見的是，康復後仍常有呼吸道問題，例如喉嚨癢或痛、稍微講話就想咳嗽、喉嚨有異物感、有濃痰、鼻塞、流鼻水，或是乾咳少痰或無痰等。另外也會疲倦乏力、心悸、胃口不佳及低燒（體溫介於 37.5～38 度）。

我的瑜珈班在疫情期間進行了約九個月的線上視訊課（說實話，這樣的體能運動透過遠距教學使得效果有點打折，幸好疫情在臺灣發展的第三年便趨緩下來，總算能夠恢復實體課程）。然後班上曾經確診過的同學多少還是會有些擔心對別人造成影響，因此不是繼續請假一至兩個月，就是來上課時仍戴著口罩。可是瑜珈是極需要配合呼吸的運動，戴著口罩運動起來更加速加深了咳嗽的比例，也常常滿臉通紅的上氣不接下氣。

後來上課時，我除了原本就會設置的精油水氧噴霧之外，更鼓勵大家運用小巧的芳香扣，滴入適合的氧化物類成分為主的精油，也建議學員們在家時使用水氧機淨化空氣，塗抹添加促進呼吸順暢精油的按摩油，一週進行一至兩次的泡澡或足浴，大多數同學都恢復了昔日的神采奕奕！

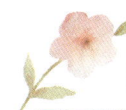

獨家配方

芳香扣與水氧機薰香
建議使用澳洲尤加利、白千層、芳枸葉、有機檸檬、乳香、西澳檀香、檜木等精油

長新冠咳嗽緩解複方按摩油
澳洲尤加利精油 2 滴＋白千層精油 2 滴＋芳枸葉精油 2 滴＋有機檸檬精油 2 滴＋乳香精油 2 滴＋特清植物油 10mL

泡澡或足浴
足浴：澳洲尤加利精油 2 滴＋白千層精油 2 滴＋芳枸葉精油 2 滴＋瀉利鹽 60g
泡澡：澳洲尤加利精油 4 滴＋白千層精油 4 滴＋芳枸葉精油 4 滴＋瀉利鹽 100g

配方小常識

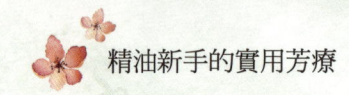

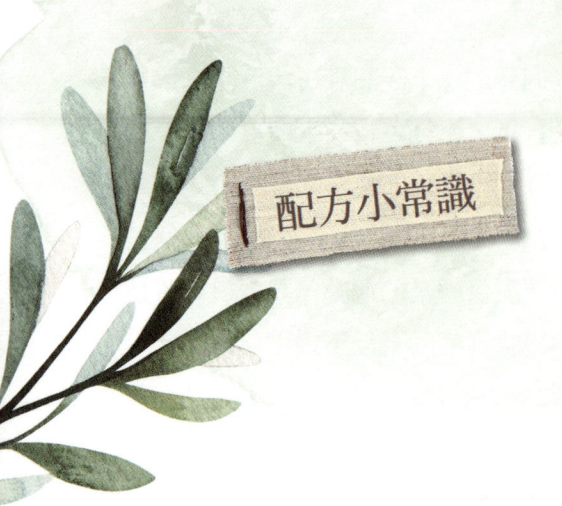

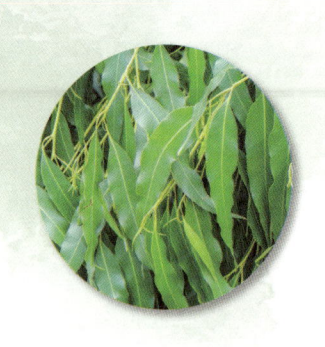

🌸 **舒咳精油**

咳嗽是身體為保護肺臟而產生的一種自然反射動作，主要作用是幫助清除呼吸道內的刺激物，如痰液、黏液或過敏原等。因此，本書特別推薦以下適合緩解咳嗽的精油，可以用於薰香、泡澡、按摩油調配，或滴在芳香扣中，為呼吸系統帶來舒暢的效果。

首先，**澳洲尤加利**富含 1,8-桉油醇，有助於滋補衛氣、抗黏膜發炎並祛痰止咳。**白千層**具有抗菌、抗真菌和抗病毒的特性，其清新溫暖的香氣對於緩解口鼻不適效果顯著。再來，**芳枸葉**不僅能護理呼吸系統，還能處理多種感染，並帶來平靜與安和的感受。**有機檸檬**則在緩解呼吸道問題、止暈止吐方面表現出色，還能幫助排除體內的老廢物質，實現體內環保。**乳香**對於久咳不癒或慢性黏膜發炎有極大助益，特別適合用來緩解慢性肺臟炎症。**西澳檀香**能消除鬱滯，鎮靜身心，並收斂多餘的水分與痰液，是止咳化痰配方的理想成

分。**檜木**則有助於淨化呼吸道，加速新陳代謝，並緩解喉嚨的緊繃不適感。

🌸 芳香扣

口罩芳香扣不僅是隨身的迷你擴香儀，更能緩解長時間配戴口罩造成的悶熱感，是創造清新舒暢的小配件，除了口罩外，也能配在衣服、包包等物件上，增添香氣。

我的DIY練習

長新冠咳嗽緩解複方按摩油：5% 精油

| 製作方法 | 準備一個 10mL 滾珠瓶，依序滴入澳洲尤加利精油 2 滴、白千層精油 2 滴、芳枸葉精油 2 滴、有機檸檬精油 2 滴、乳香精油 2 滴，然後再將特清植物油 10mL 加入滾珠瓶中搖勻即可。

| 使用方法 | 按摩油：滾珠瓶可隨身攜帶，需要時可塗抹於迎香穴、人中、耳後、喉部與胸前位置等。另外也可以將澳洲尤加利、白千層及芳枸葉各 60 滴入 10mL 的茶色精油瓶中搖勻，貼上標籤載明為「長新冠咳嗽緩解」複方精油。

泡澡或足浴：加複方精油入瀉利鹽中。

芳香扣：可選用單一精油或是「長新冠咳嗽緩解」複方精油滴入芳香扣，貼於口罩內側。

| 調合的替代材料 | 精油：羅文莎葉、沒藥、佛手柑、花梨木、辣薄荷等。

特清植物油：可用甜杏仁油或荷荷芭油替代。

精油新手的實用芳療

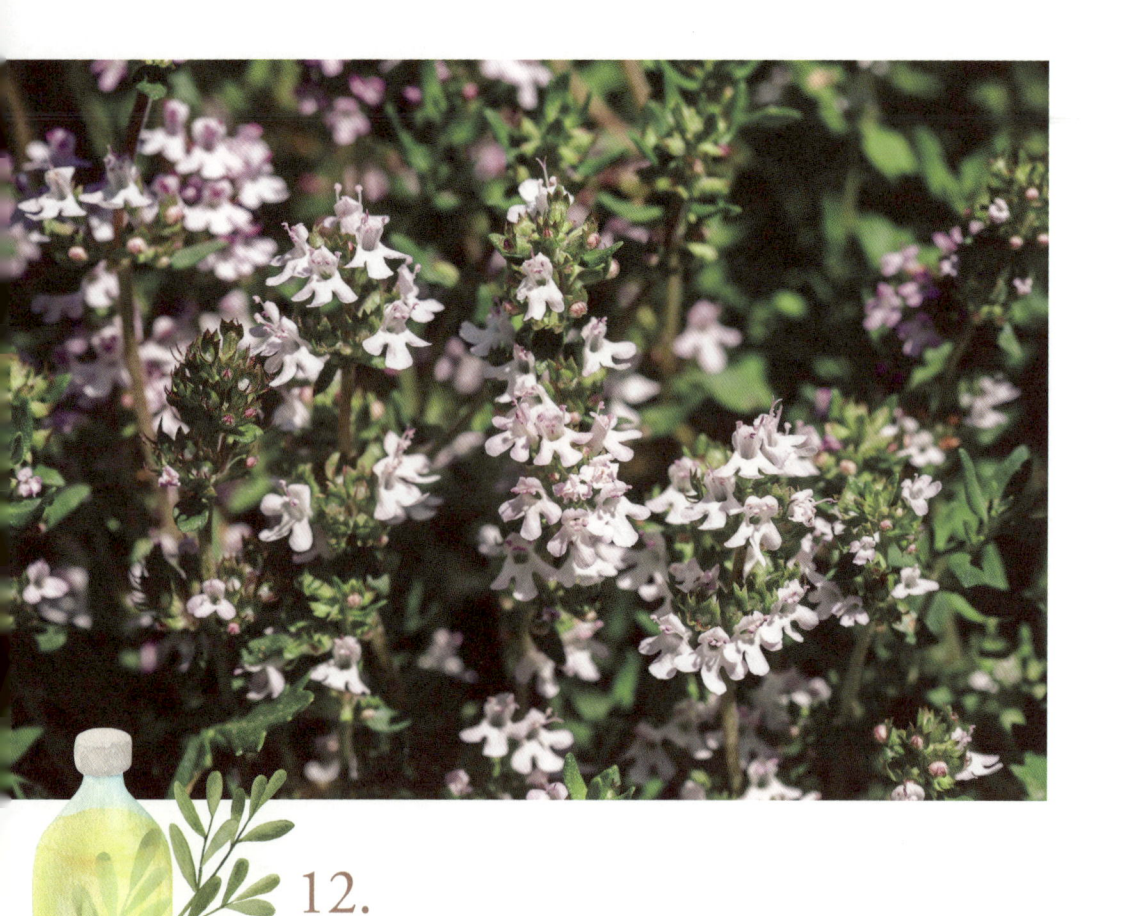

12. 氣喘平緩複方

　　目前臺灣約有 10% 至 15% 的成人患有氣喘，等於十個人之中就有一到兩個人有此困擾。除了使用氣喘藥物之外，生活上也應注意保暖、避開二手菸、保持居家整潔，遠離刺激性氣味，以防止氣喘發作。

　　雖然在疫情期間，因配戴口罩而使氣喘患者略減，然而，在後疫情時期，Covid-19確診後兩個月內最常見的後遺症包括疲勞（84%）、呼吸急

促（61%）和胸悶（56%）。這些問題讓氣喘患者更關注如何恢復健康，而精油則是在減輕症狀、改善生活品質方面有很好的效果。

確診後的氣喘症狀偏向內因性氣喘，是刺激物直接侵犯氣管的黏膜及組織，病毒的攻擊造成肺部感染。先前曾談及久咳緩解的良方為乳香精油，在長新冠後的氣喘緩解自然也是具有效果。若是搭配具有遠紅外線活化身體肌膚細胞與促進血液循環功效的按摩導引片（詳見第 185 頁），保養的效果將更好。

獨家配方

氣喘平緩複方按摩油
乳香精油 2 滴＋羅文莎葉精油 3 滴＋沉香醇百里香精油 2 滴＋白千層精油 3 滴＋金盞花療癒油 5mL＋特清植物油 5mL

配方小常識

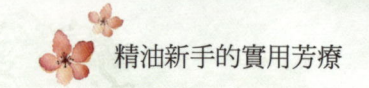

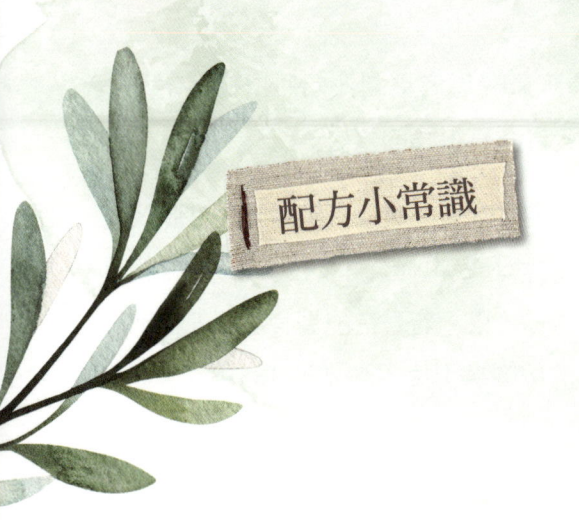

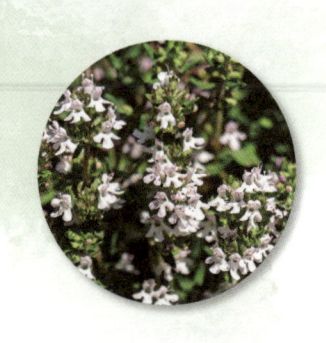

🌸 氣喘平緩精油

氣喘是一種慢性呼吸道疾病，其成因多種多樣，包括基因遺傳、病毒感染、過敏原暴露、二手菸、運動和壓力等。除了遺傳因素，最重要的是避開可能導致呼吸道緊縮的各類過敏原。

乳香在緩解氣喘方面享有盛譽。作為樹脂類精油，其特性適合處理慢性呼吸系統問題，而乳香甘甜溫暖的香氣，能有效舒緩因氣喘引起的緊張感。**羅文莎葉**精油富含 1,8-桉油醇，屬於氧化物類精油，具備優異的抗感染、祛痰與舒緩咳嗽的功效。**沉香醇百里香**則有滋補中樞神經的作用，當氣喘發作時，它能幫助緩解呼吸道的不適，並提供抗炎與止咳的效果。**白千層**精油具有抗菌、抗真菌和抗病毒的特性，其清新溫暖的香氣對於舒緩呼吸系統的搔癢、鎮定和清涼感受有顯著幫助。建議在配方中加入**金盞花療癒油**，這是因為它擁有消炎、鎮靜以及減緩腫脹與疼痛的效果，對於經常性咳嗽和氣喘引起的疼痛尤為有效。

🌸 兆赫茲遠紅外線導引片

兆赫茲遠紅外線導引片是由來自南美洲的矽晶原礦製成，每秒能產生高達一兆次的震動頻率，因此得名「兆赫茲」。這種快速共振可以從身體的核心部位加熱，有助於驅除引發疾病的虛冷，使身心更加健康。同時，它還能釋放遠紅外線，促進細胞生長與機能活化，幫助人體產生負離子，消除活性氧。此外，這款導引片還能促進排汗和排除體內廢物，有效減輕疲勞與倦怠感。

遠紅外線不僅能使體表感覺溫暖，還能深入加熱內臟、肌肉和骨骼，從而使核心部位保持溫暖，並活絡末梢神經。市面上一些養生按摩館設有遠紅外線烤箱，讀者不妨親自體驗看看；同時，也可以在塗抹氣喘平緩複方按摩油後，使用兆赫茲導引片梳刮身體，特別針對胸腔部位，這樣能有效提升心肺功能，達到相輔相成的效果。

我的DIY練習

氣喘平緩複方按摩油：5% 精油

製作方法 ｜ 準備一個 10mL 滾珠瓶，依序滴入乳香精油 2 滴、羅文莎葉精油 3 滴、沉香醇百里香精油 2 滴及白千層精油 3 滴，再將金盞花療癒油 5mL 與特清植物油 5mL 加入滾珠瓶中搖勻。

使用方法 ｜ 滾珠瓶可隨身攜帶，需要時可塗抹於前胸與後背脊椎兩側之膀胱經位置，運用兆赫茲導引片，與皮膚呈 45 度角為宜，輕輕由胸前正中位置向兩側腋下梳刮，接著再由後背大椎穴下方沿著膀胱經由上而下梳刮至腰椎部位。

調合的替代材料 ｜ 精油：澳洲尤加利、真正薰衣草、絲柏、花梨木、辣薄荷等。

特清植物油：可用甜杏仁油或荷荷芭油替代。

13. 潤肺腸濡複方

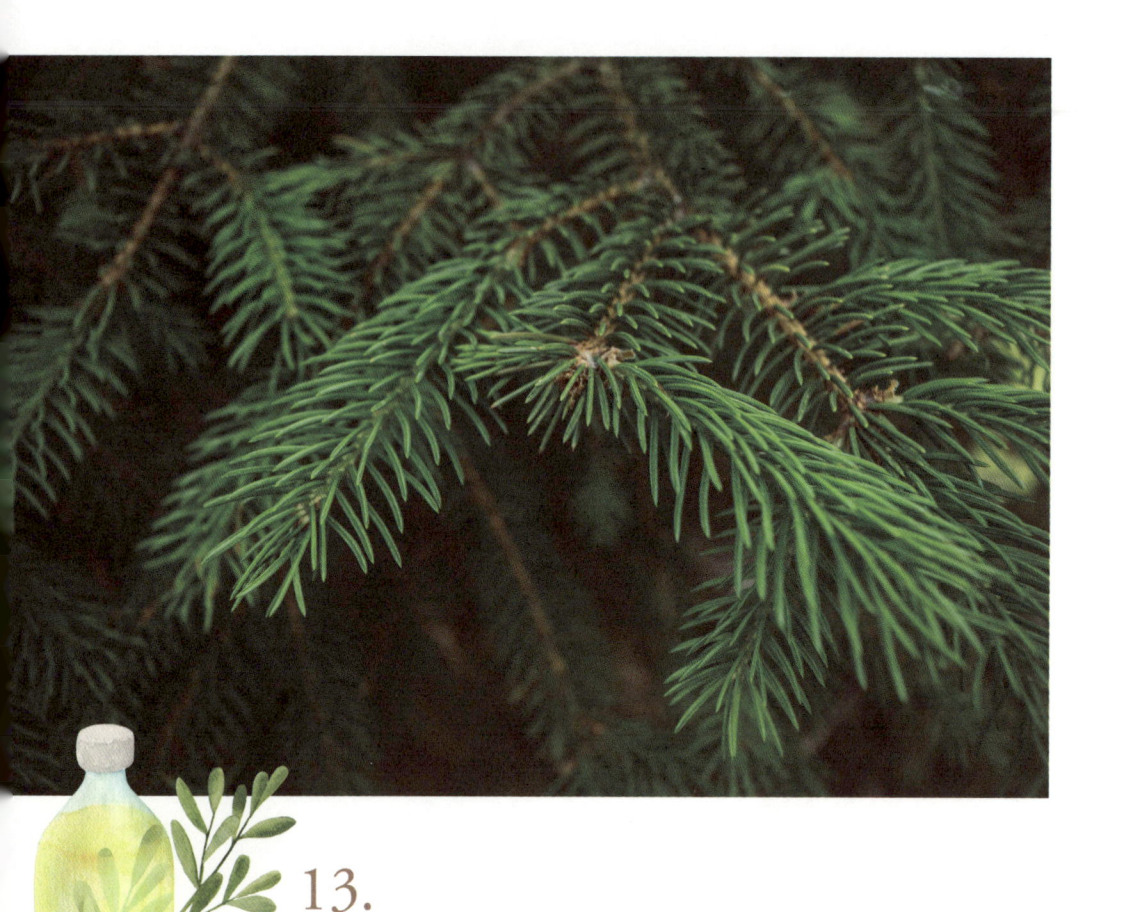

中醫保健理論提到：秋天洗腳，肺潤腸濡；民間諺語也有「天天洗腳，勝過吃藥」之說。足浴能促進血液循環，腳有人體的第二心臟之稱，腳離人體的心臟最遠，負擔最重，因此這個地方最容易血液循環不好。

尤其需要久站、經常走動的工作類型，甚至長時間坐辦公室的上班族們，腿部也經常會因而循環不良、腫脹浮腫，關節卡卡不適等，特別是經常感覺手腳冰涼的人，泡腳是一個極好的方法。

此外,腳底是各經絡循環的匯聚處,分布著 60 多個穴位和與人體內臟器官相連接的反射區,對應於人體五臟六腑。當按摩師點壓腳底時,會感覺疼痛、酸脹,代表相應的反射區臟腑可能有問題。泡腳會刺激穴位和相應的臟腑反射區,舒經活絡,改善臟腑功能。

確診過新冠肺炎的朋友,我更加建議搭配強化排毒淨化的精油配方,來進行足浴加上腳底與胸腔梳刮按摩,一方面緩解長時間下垂的腿足循環不良,堵塞不適,又能暖化緊繃肌肉、提升免疫系統,舒暢呼吸系統、補足肺氣,增加代謝排毒淨化能力。

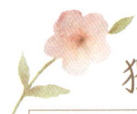

獨家配方

潤肺腸濡複方按摩油
白千層精油 10 滴+黑雲杉精油 10 滴+芳枸葉精油 10 滴+特清植物油 30mL

足浴
潤肺腸濡複方瀉利鹽:白千層精油 2 滴+黑雲杉精油 2 滴+芳枸葉精油 2 滴+瀉利鹽 60g

精油新手的實用芳療

配方小常識

Spruce

黑雲杉

拉丁學名：*Picea mariana*

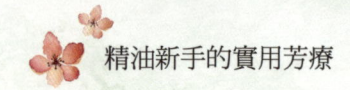

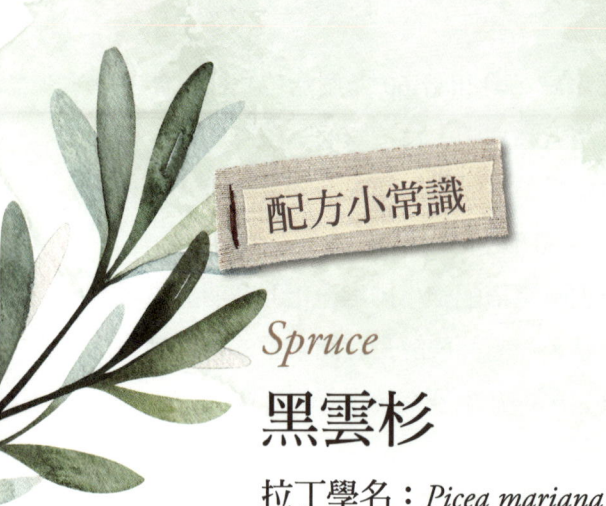

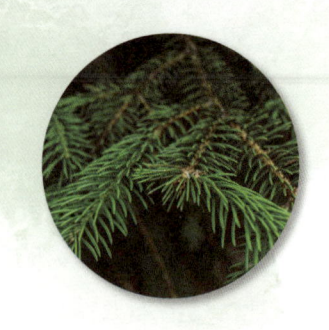

黑雲杉原生於加拿大，屬於松杉科植物。其具有灰白色的樹皮並且會自動脫落，黑雲杉毬果呈紅棕色。不同於其他冷杉，黑雲杉的芳香分子中的酯類含量高，因此氣味相對柔和甜美，很容易令人接受。

豐富的單萜烯，主要是 α, β-松油萜和檸檬烯，使得其香氣中有淡淡的針葉味道，可以給予身心需要的支援，尤其遭逢變故或過勞的筋疲力竭；乙酸龍腦酯的甜美使黑雲杉釋出安慰與滋補，給予休養的力量，迎向新的生活與挑戰。

生理層面上，許多研究顯示黑雲杉精油能夠激勵腎上腺，緩解疲憊不堪的精神乏力感。其知名的處理呼吸系統功效，如感冒引起的鼻塞、流鼻涕，以及感冒引起的頭痛等症狀，可以將幾滴黑雲杉放在手心或擴香石上，於鼻前嗅聞，在呼吸之間感受開放心胸的滿足。

我的DIY練習

潤肺腸濡複方按摩油：5% 精油

製作方法｜準備一個 30mL 精油瓶，依序滴入白千層精油 10 滴、黑雲杉精油 10 滴及芳枸葉精油 10 滴，再將特清植物油 30mL 加入瓶中搖勻即可。保存於通風處，盡可能於三到六個月內使用完畢。

使用方法｜運用兆赫茲導引片（見第 185 頁），將潤肺腸濡複方按摩油塗抹於前胸與後背脊椎兩側之膀胱經位置，接著於腳底反射區進行梳刮。亦可針對手太陰肺經，由中府穴沿手臂外側按摩至大拇指所在的少商穴（穴位詳見 313 頁），暢通呼吸系統。若曾確診 COVID-19 者，則可採用瀉利鹽的配方進行足浴，讓體內的毒素能夠更完整代謝排除。

調合的替代材料｜精油：澳洲尤加利、茶樹、杜松子、絲柏、樟腦迷迭香、辣薄荷等。

特清植物油：可用甜杏仁油或荷荷芭油替代。

SECTION 4
紓壓暖身篇

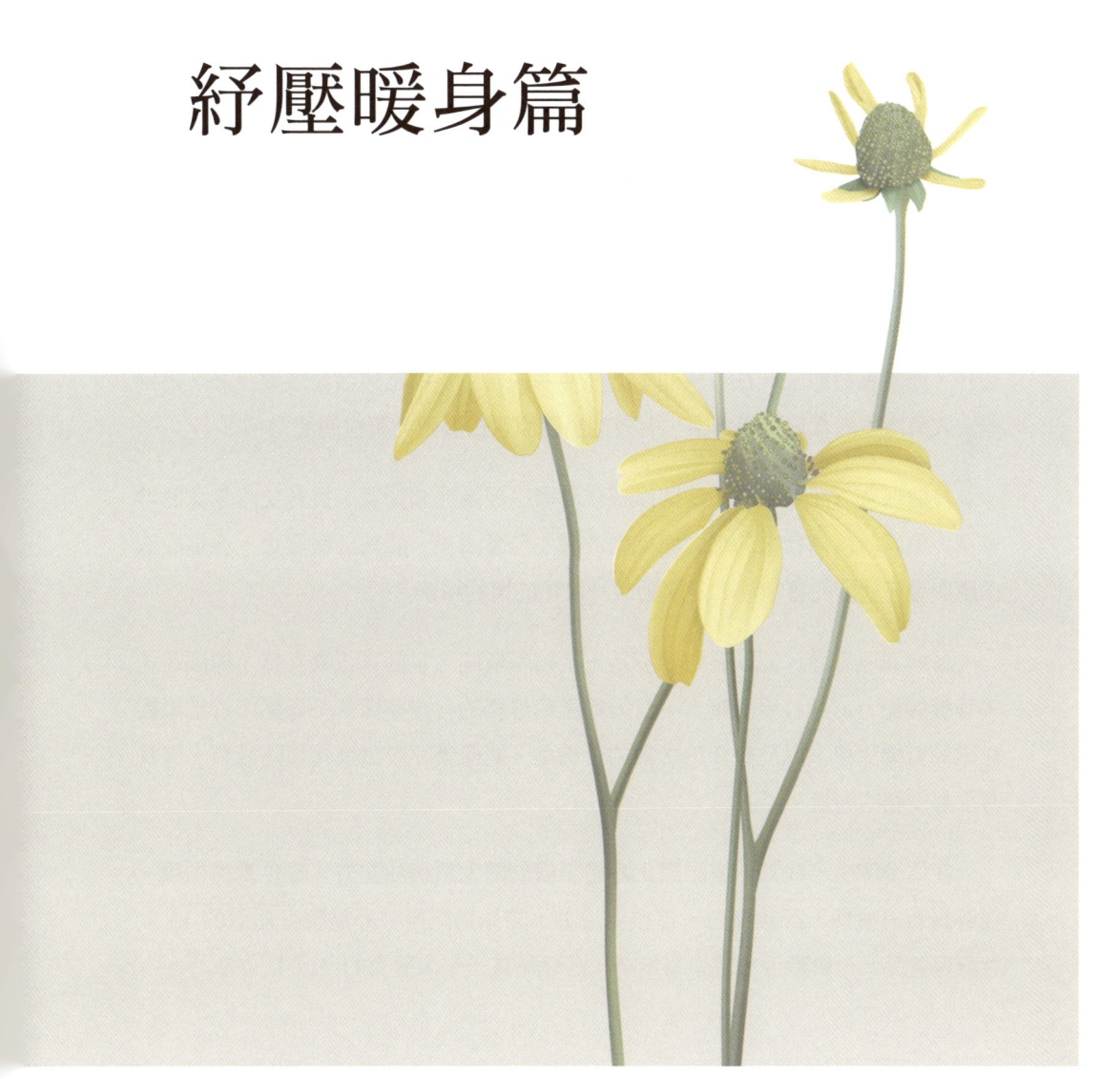

紓壓暖身保養重點

當你經過一段忙碌的生活，壓力積累，一定要定期紓解與調整自己的身心狀態。此時，保濕、促進血液循環與暖化身體成為保養的重點。推薦使用能深度滋潤肌膚、減少細紋並促進細胞再生的精油來幫助你。

皮膚保養方面，如果想避免快速增加的臉部細紋，以及身體末稍等部位的乾裂，最適合使用促進暖和、大量保濕與深度滋潤肌膚等功效的芳香精華產品。芳香療法中活化肌膚經典的沒藥、軟化與撫平細紋的花梨木、舒緩靜態皺紋的胡蘿蔔籽、修護傷疤的永久花等精油，這些精油的再生、軟化與活性效果很好，特別能進入肌膚中的真皮層組織中，有效刺激膠原蛋白與彈力蛋白的活力。

身體保養方面，保健關鍵則以暖化肌膚、促進血液循環、提升免疫系統的坤希草、與減緩病痛帶來的壓力與焦慮的羅文莎葉為主。能夠舒緩發炎、促進血液循環與發汗功能的薑精油，是運動暖身最佳的植物精華。

情緒調理方面，則以壓力紓解為主要照顧取向，包括真正薰衣草、樟腦迷迭香等醒腦配方。身心平衡複方，有鼓舞激勵思緒的有機檸檬草、紓壓與重拾樂觀思維的有機甜橙，以及有多重功效的芳枸葉，能保護呼吸道系統預防感冒，又具有平靜安和的力量。

在這一章中，我為你搭配暖化身體肌膚的四大類精油配方：暖化末梢循環、緩解長新冠疲憊、舒緩壓力、提振免疫力。讓你搭配自製紓壓暖身功效的 13 款芳療保養品，一舉數得，效果超驚奇，好好犒賞一年來努力的自己！

SECTION 4・紓壓暖身篇

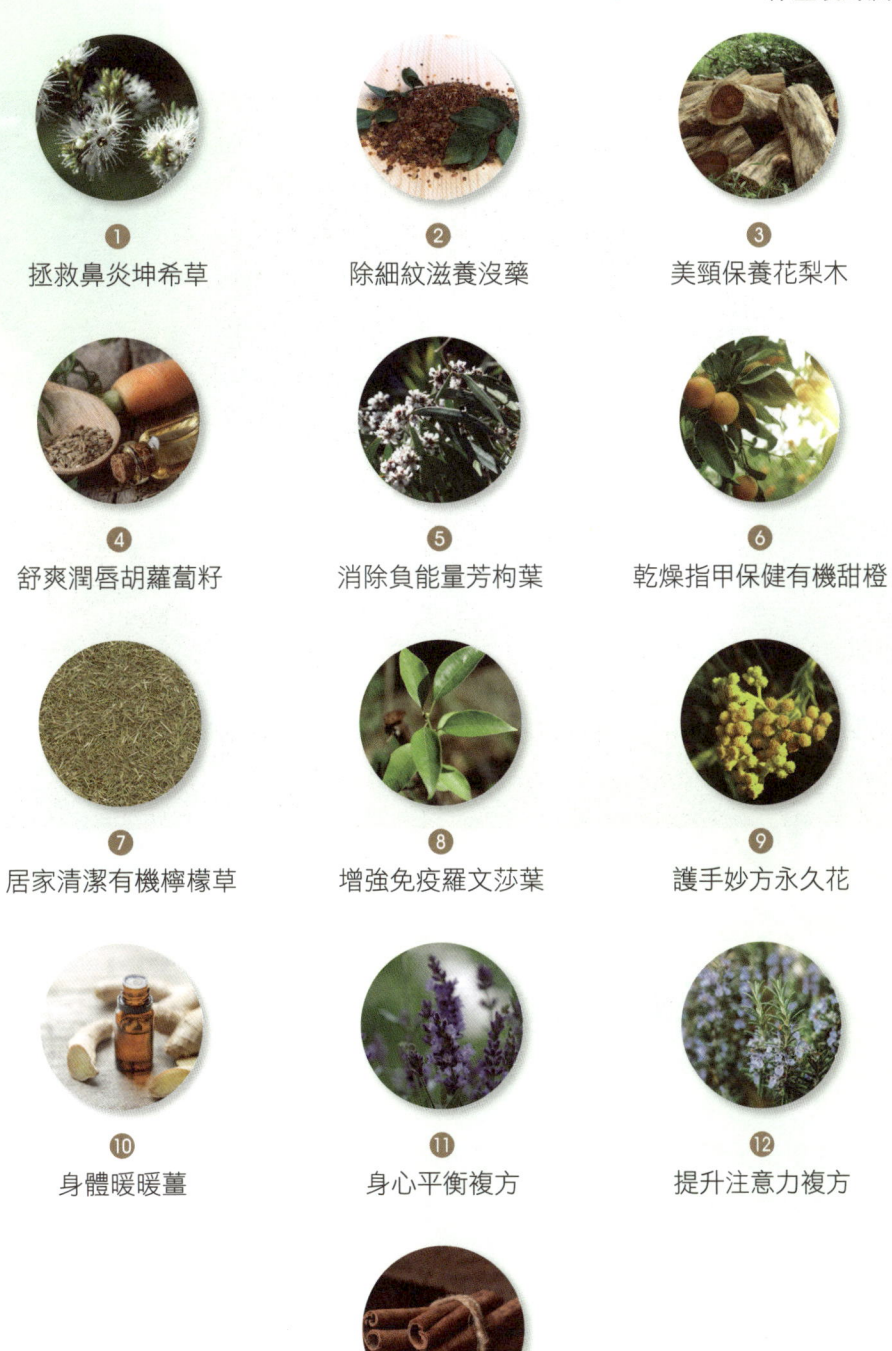

❶ 拯救鼻炎坤希草

❷ 除細紋滋養沒藥

❸ 美頸保養花梨木

❹ 舒爽潤唇胡蘿蔔籽

❺ 消除負能量芳枸葉

❻ 乾燥指甲保健有機甜橙

❼ 居家清潔有機檸檬草

❽ 增強免疫羅文莎葉

❾ 護手妙方永久花

❿ 身體暖暖薑

⓫ 身心平衡複方

⓬ 提升注意力複方

⓭ 丹田溫灼複方

193

精油新手的實用芳療

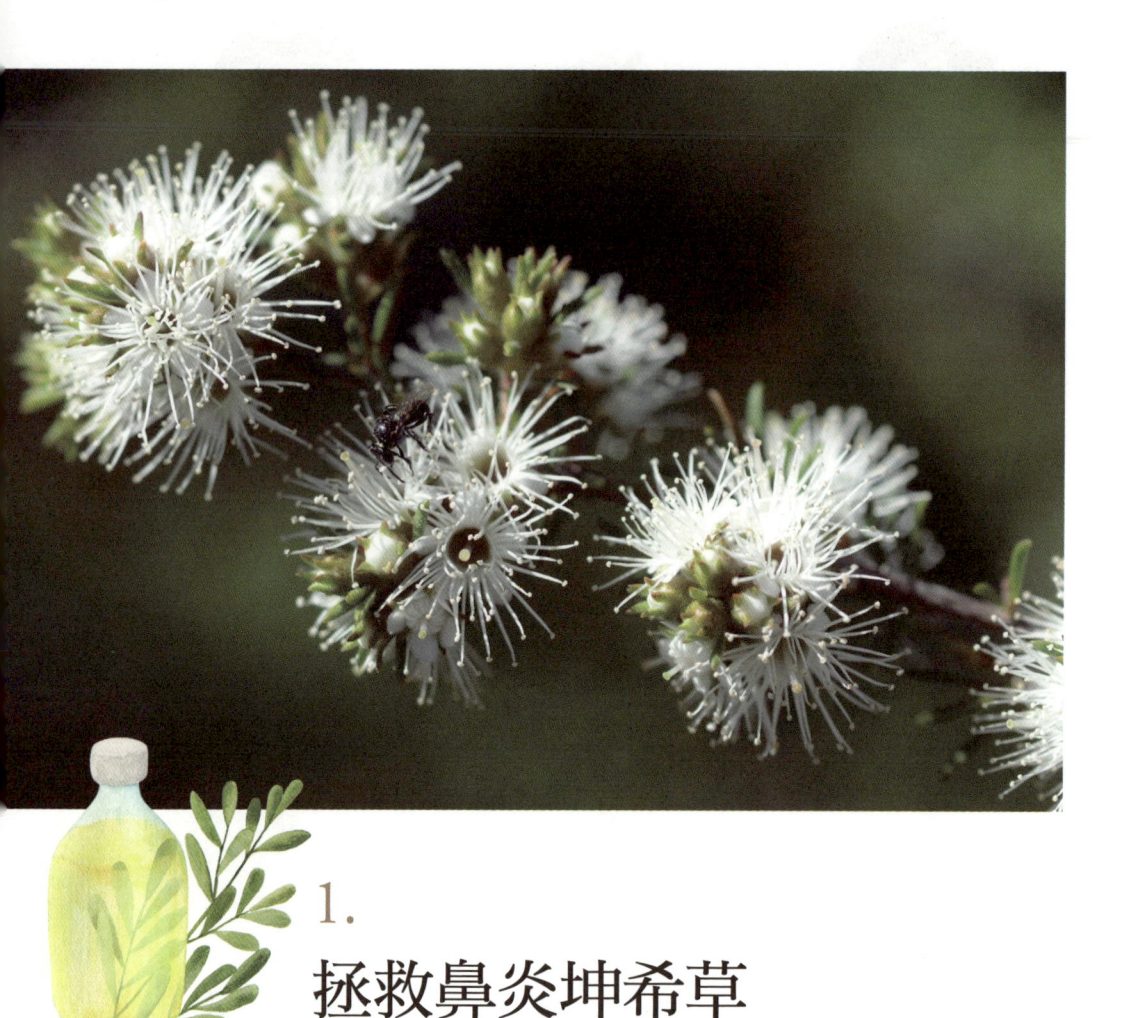

1. 拯救鼻炎坤希草

　　在臺灣，每 4 個人就有 1 人患有過敏性鼻炎，是人類最常見的免疫系統疾病。在一次的市場調查中顯示，受訪的過敏性鼻炎患者中，超過一半每一至兩週發作一次，近兩成則每日至少一半時間受症狀困擾，不單是打噴嚏、流鼻水、鼻子癢，更使專注力下降、疲勞，影響工作和學業；但調查顯示，逾七成受訪者即使用藥，仍未能完全控制症狀。

我在芳療教學課程中也有許多為鼻炎所困擾的學員，其中有位女士本身有過敏性鼻炎，經常有鼻塞腫痛與鼻涕倒流的症狀，加上天氣變化過快，喉嚨常常因而不舒服，吞嚥時會有隱隱作痛與發炎的情形，適值近年 COVID-19 肆虐，雖然並非確診，但也因為長時間配戴口罩，呼吸不順導致頭痛加劇。她分享使用坤希草精油的經驗，在 100℃ 的熱水中滴了 3 至 4 滴坤希草精油作嗅吸，也搭配植物油，調成 5% 的濃度來製作滾珠油，塗抹在呼吸道與鼻翼兩側，一天 4 次。隔天早上起床後，喉嚨隱隱作痛的症狀沒有了，鼻涕則是可以擤出來的程度，鼻黏膜的腫脹不再有痛的感覺，持續的滾珠塗抹鼻翼兩側與胸腔，外加熱水嗅吸。第三天鼻塞症狀緩解了不少，喉嚨感到清爽，分泌的黏液不再濃稠而是清色水狀般。才第四天，她的過敏症狀緩解到幾乎恢復了。

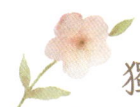

獨家配方

鼻炎救星按摩油
坤希草精油 5 滴＋乳香精油 5 滴＋甜杏仁油 10mL

精油新手的實用芳療

配方小常識

Kunzea
坤希草

拉丁學名：*Kunzea ambigua*

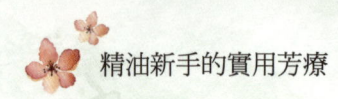

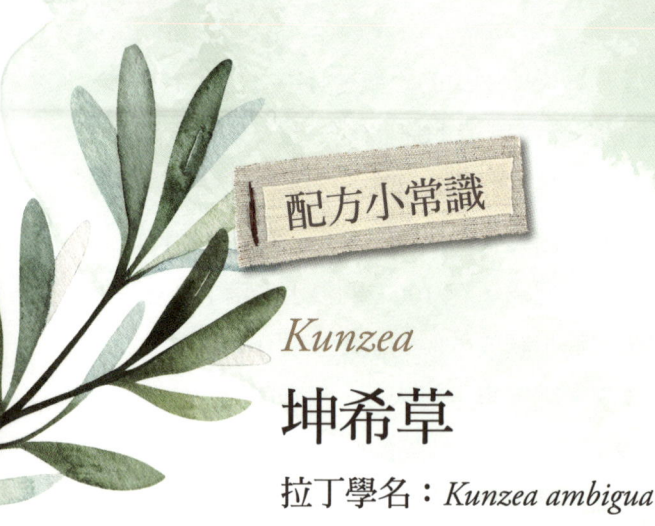

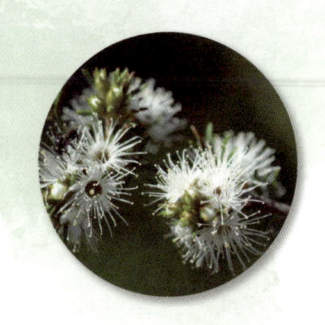

　　桃金孃科，精油萃取自幼株的末端枝，植物野生在塔斯馬尼亞島的東北方樹叢森林，高大聳立可達 5 公尺。

　　坤希草精油有獨特的化學組成，有高含量的倍半萜烯化合物，主要化學成分如下：松油萜烯，桉油醇，α-香油腦，雙環大根香葉烯，藍桉醇，綠花白千層醇、萜品-4-醇等。

　　坤希草精油已在澳洲醫療物品管制局登記以下醫療效果：關節炎、風濕症疼痛的暫時舒緩、流行性感冒症狀的舒緩、肌肉疼痛的舒緩、幫助舒緩神經壓力緊張及輕微焦慮。特別對抑制金黃葡萄球菌具活性，此活性效果可擴及對一般抗生素產生抗藥性的菌系（MRSA），包括酵母菌、黴菌和細菌性的感染。臨床使用發現 Kunzea 精油對以下有效：特定的濕疹及皮膚炎、皮癬菌症、足潰瘍、凍瘡，舒緩昆蟲咬傷，輕微燒燙傷，再發性帶狀疱疹，偏頭痛的疼痛等。坤希草是具有「激勵強化」效果的正能量精油，可以為心情注入積極與活力。

我的DIY練習

鼻炎救星按摩油：5% 精油

製作方法｜準備一支 10mL 滾珠瓶，將坤希草精油 5 滴與乳香精油 5 滴滴入瓶中先搖勻，再調入甜杏仁油 10mL，再次搖勻後即可塞好內塞，蓋上瓶蓋。

使用方法｜將 3 至 5 滴坤希草精油，滴入 100℃的熱水盆中進行嗅聞呼吸練習，1 至 2 分鐘；再將拯救鼻炎滾珠瓶塗抹於鼻翼迎香穴處、喉嚨及前胸與後背，一日三次。

調合的替代材料｜尤加利、羅文莎葉、芳枸葉、真正薰衣草、羅馬洋甘菊等精油。

精油新手的實用芳療

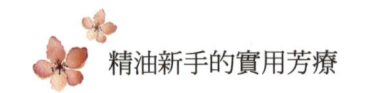

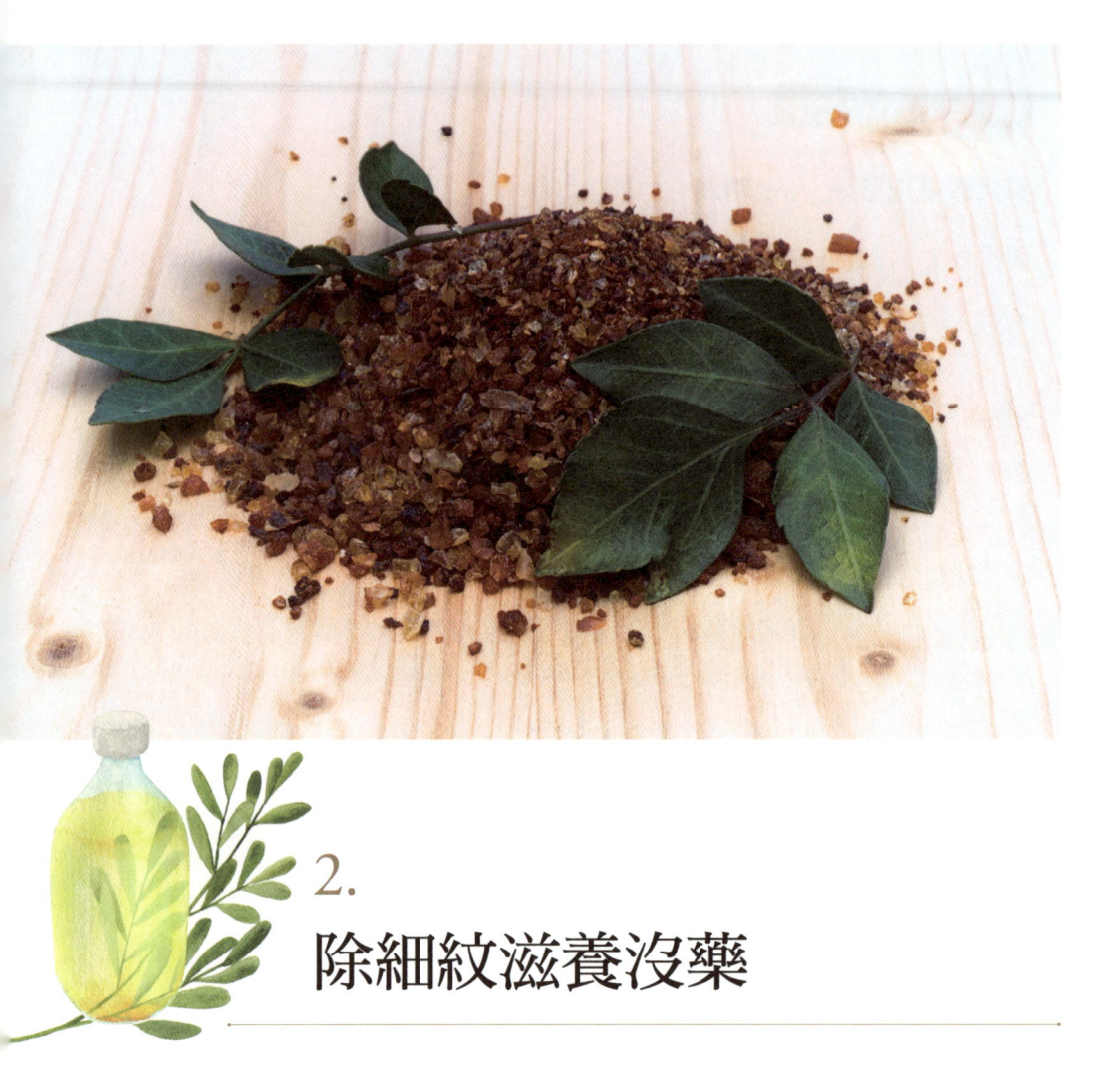

2. 除細紋滋養沒藥

　　皺紋是皮膚老化時最容易觀察到的特徵，因此也是處理皮膚老化最重要的部分。皺紋常出現在臉部、腹部與四肢，其中臉部的皺紋可分為動態皺紋（做表情時因肌肉收縮產生）、靜態皺紋（臉部完全放鬆即出現者）及姿勢性擠壓所產生者。皺紋的產生，主要是皮膚彈力纖維斷裂、消失或變性等老化現象引起，小細紋則是表皮表面的不平整。

我有一位長年旅居歐洲的同學，有著一對深邃明亮的大眼睛，遠赴國外定居時是人人稱羨的對象。因為網路的發達，即使她不常返國，也總能相互保持最新的訊息。一次在臉書上聊天聽她提到，魚尾紋多了、法令紋也出現了，不像她剛到國外時總被人誤認還沒滿二十歲，現在卻很容易就被猜出真實的年紀，有時還會多加幾歲。為此她曾經想過運用醫學美容技術來扭轉時光，但是發現在國外這費用實在高得驚人。年齡漸增伴隨而來的外貌問題深深地困擾了她，不但睡眠不佳，也吃得不好。後來我建議她用沒藥、大馬士革玫瑰跟西澳檀香等珍貴精油，調製了貴婦級的滋養乳霜，這香氣讓她直說聞起來好安心、好舒服，而且真的感覺得到臉上的紋路沒有以前那麼明顯，氣色也很好，又恢復了學生時代的開朗與活潑。

獨家配方

沒藥滋養加強版乳霜
沒藥精油 5 滴＋大馬士革玫瑰精油 5 滴＋西澳檀香精油 5 滴＋完美極致基底霜 30g

配方小常識

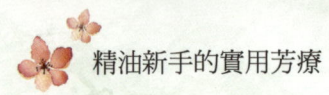

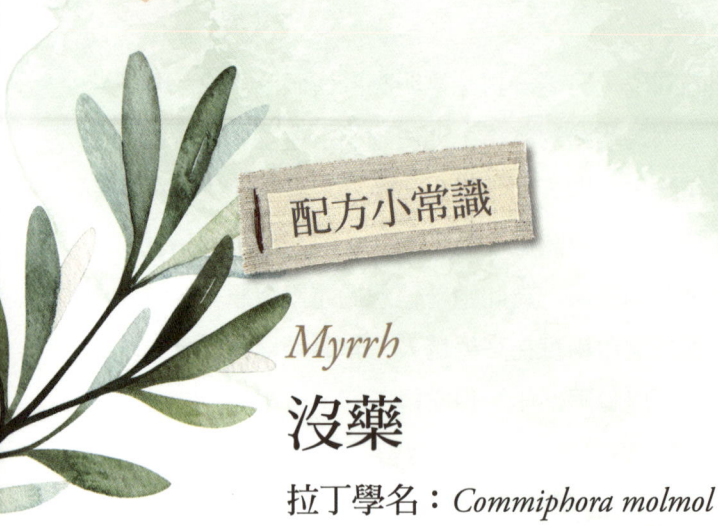

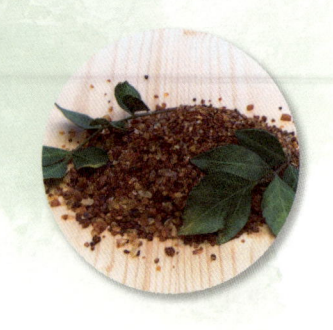

Myrrh
沒藥

拉丁學名：*Commiphora molmol*

橄欖科沒藥屬的樹脂類精油沒藥，新鮮時呈淺黃色，硬化後變成琥珀、大紅色或黑色。它的名字是來自阿拉伯文的「苦」（mur）字，古埃及人用它來做木乃伊的香料，對埃及人而言，香是神聖的，是來自太陽神的眼睛，因此焚香有把香歸還給神明的意思。

高濃度的香樟烯異構物，有很好的抗發炎、促進結痂、癒合傷口、收斂與活化皮膚細胞的功能，對甲狀腺亢進也有舒緩效果。真菌感染時則能溫和的消毒與殺菌，亦可用於口腔潰瘍、喉嚨痛與呼吸道問題，有很好的提振免疫力的功能。護膚方面也能用於成熟、皺紋、龜裂與發癢的皮膚。

沒藥的神性香氣，也來自於埃及太陽神廟於中午時分會焚燒沒藥，以驅散鬱滯的空氣之傳統；晚上則用包括了沒藥、乳香等十幾種植物香料組合而成的「奇菲」（kyphi）來薰香，讓當時掌管重要權位的祭司，做為領悟宇宙萬物間神的旨意，心靈沉澱的引導。其具有似荷爾蒙的作用，懷孕初期女性請謹慎使用。

完美極致基底霜（Ultimate Base Cream）

基底霜中最為純正天然，富含能使肌膚恢復青春活力的有效成分。擁有多種必需脂肪酸、月見草油、玫瑰果油、大麻籽油、乳油木果脂、雷公根藥草油等，另外有多種維生素 D、E、B₆ 及泛醇。並有棕櫚油提煉的乳化劑、椰子油磷脂及植物甘油等成分，也添加了葡萄柚籽抗菌劑與迷迭香抗氧化劑所製成，適合運用在各種芳香護膚配方的基底材料，具有非常好的滋養、療癒、保濕、活化與促進細胞再生的作用。

我的DIY練習

沒藥滋養加強版乳霜：2.5% 精油

- **製作方法** │ 先將沒藥精油 5 滴、大馬士革玫瑰精油 5 滴與西澳檀香精油 5 滴調入精油滴管瓶中混合均勻，加入稍微加熱至 50℃的完美極致基底霜 30g 中，再用電動攪拌棒打勻即可。建議將滋養乳霜置於陰涼處，最好是存放於冰箱中。
- **使用方法** │ 洗完臉並擦完保濕水與精華液後，取適量滋養乳霜按摩全臉與頸部。
- **調合的替代材料** │ 真正薰衣草、花梨木、乳香、橙花、桂花、茉莉、埃及天竺葵精油等。
  完美極致基底霜：可用精油專用基底霜替代。

3. 美頸保養花梨木

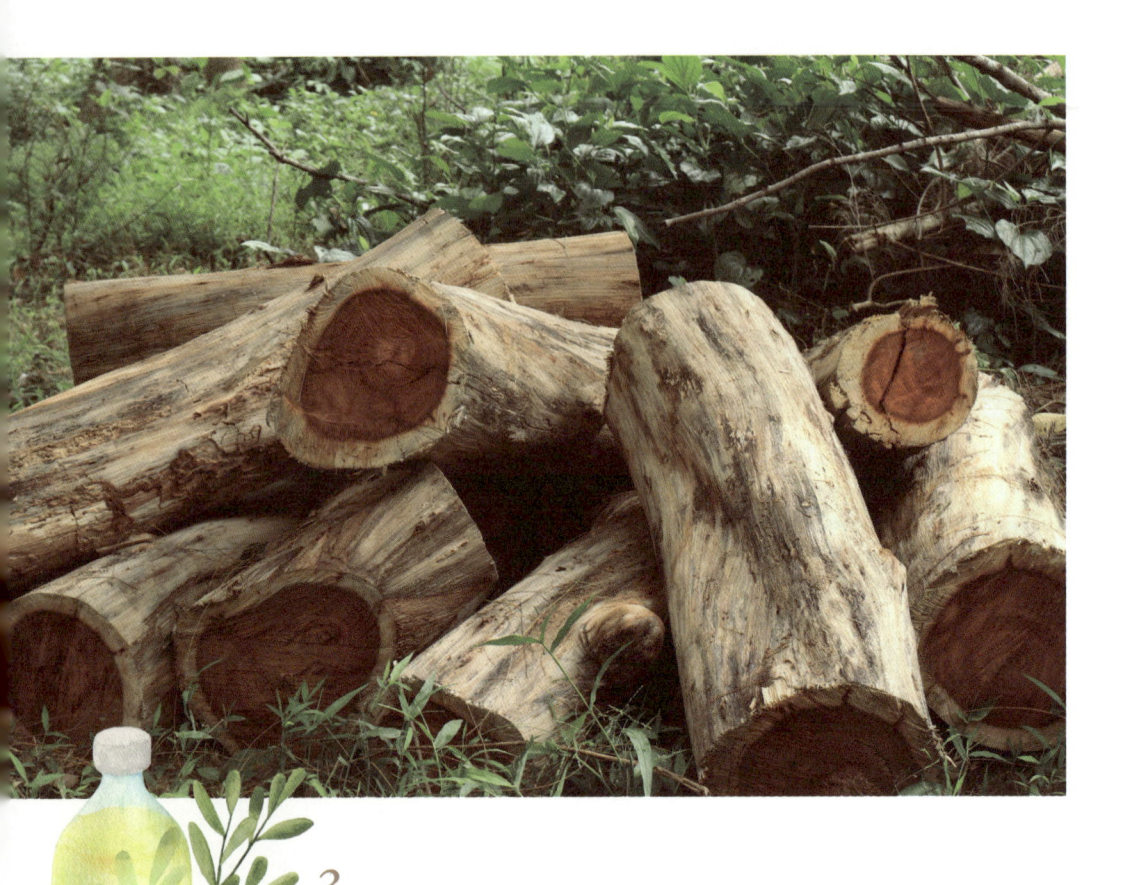

　　頸部的皮膚除了頸椎，沒有多餘的骨骼支撐，只有薄薄一層皮，皮膚的皮脂腺和汗腺的數量也比臉部少，由於皮脂分泌較少，難以保持水分，所以很容易產生皺紋。此外，頸部的皮膚膠原蛋白含量較少，容易缺乏彈性而鬆垮下垂，血紅素含量也少，讓頸部容易產生暗沉。睡眠時枕頭若是使用不當，加上一天當中無數次地抬頭、低頭，還要承受頭部的重量，頸部皮膚便容易老化和鬆弛，常被戲稱為「年輪」。隨著現代保養的方法越

來越多,也造就了大量的「美魔女」,四十多歲的女性看起來只有二、三十多歲,甚至被誤認為是大學剛畢業的年輕女生。不過,美魔女們有一個共同困擾,就是不小心就會讓頸部的「年輪」洩露出真實的年紀。除了使用電腦與電視會讓頸部出現大量抬頭、低頭的頸部動作外,滑手機的時間也增加了,這「年輪」的產生更快速了,讓我課堂上的女同學們不得不緊張的求助於芳香植物的神奇力量。這時候我就會搬出「花梨木精油」,它是對抗鬆弛老化肌膚的第一捍衛尖兵,加上豐富的維生素成分一起撫平惱人的「雞脖子」,重新找回頸部的平滑感。

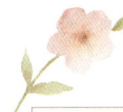

獨家配方

花梨木滋養美頸霜
花梨木精油 5 滴+乳香精油 5 滴+橙花精油 5 滴+玫瑰果油 5mL+維生素 E 1g+精油專用基底乳 25mL

配方小常識

Rosewood

花梨木

拉丁學名：*Aniba rosaeodora*

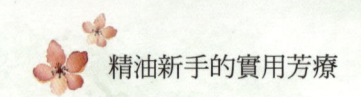

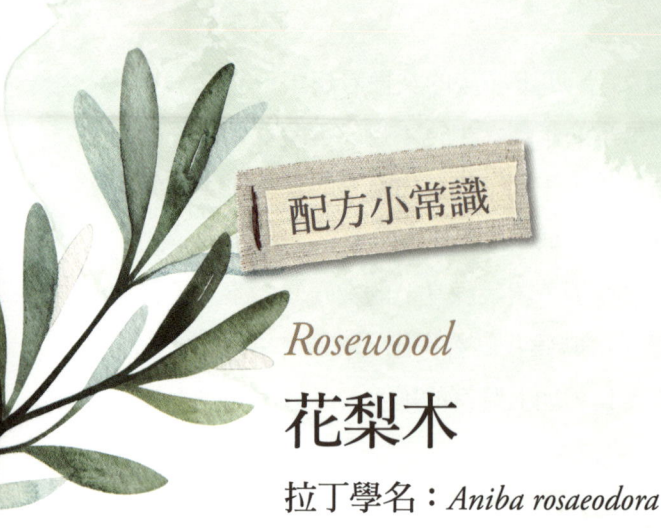

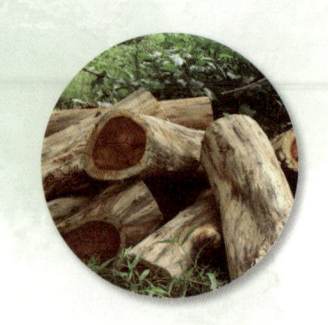

　　有著花香與木質調的雙重氣息，它能夠讓人們看清楚過去所發生的脈絡，以開放的心接納各種可能的態度，來迎接宇宙中的豐富性。主要產地在巴西的花梨木，成長相當緩慢，曾經因為濫伐而造成絕種的危機，因此巴西政府下令，伐木業者必須有相對應的復育計畫，以保護南美的熱帶雨林。

　　高含量的單萜醇類成分溫和安全，使其具有軟化皮膚、活化皮膚成長等很好的功能，連嬰幼兒細嫩的皮膚都能使用，用於乾燥、敏感與輕微感染的肌膚也很適合。心靈上可以幫助神經質與過度亢奮的情緒，或是長期疲勞與過度工作的身心俱疲，在鎮靜與安定中樞神經系統的功效極佳。

維生素 E

天然維生素 E 用於保養品中，可作為抗氧化與保濕潤滑劑，防止多元不飽和脂肪酸及磷脂質被氧化，維持細胞膜的完整性。同時保護維生素 A 不受氧化破壞並加強其作用；能防止血液中的過氧化脂質增多，並防止血小板過度凝集。一些研究報告顯示與防癌、抗老化有關，能增進紅血球膜安定及紅血球的合成。在呼吸道部分可以減少因空氣污染引起的效應，進而使肺臟的傷害降低，減少老人斑的沉積。

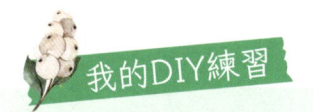

我的DIY練習

花梨木滋養美頸霜：2.5% 精油

製作方法｜先將花梨木精油 5 滴、乳香精油 5 滴與橙花精油 5 滴加入玫瑰果油 5mL 中調勻，再加入精油專用基底乳 25mL 調勻，最後將 1g 的維生素 E 加入混合好的滋養美頸霜中，攪拌均勻即可裝罐。如果製作份量較多，精油用量以 2.5% 為上限。

使用方法｜沐浴潔顏後，取適量滋養美頸霜，由鎖骨往上輕柔按摩拉提頸部。

調合的替代材料｜真正薰衣草、大馬士革玫瑰、沒藥、西澳檀香、茉莉、埃及天竺葵、胡蘿蔔籽等精油。

精油新手的實用芳療

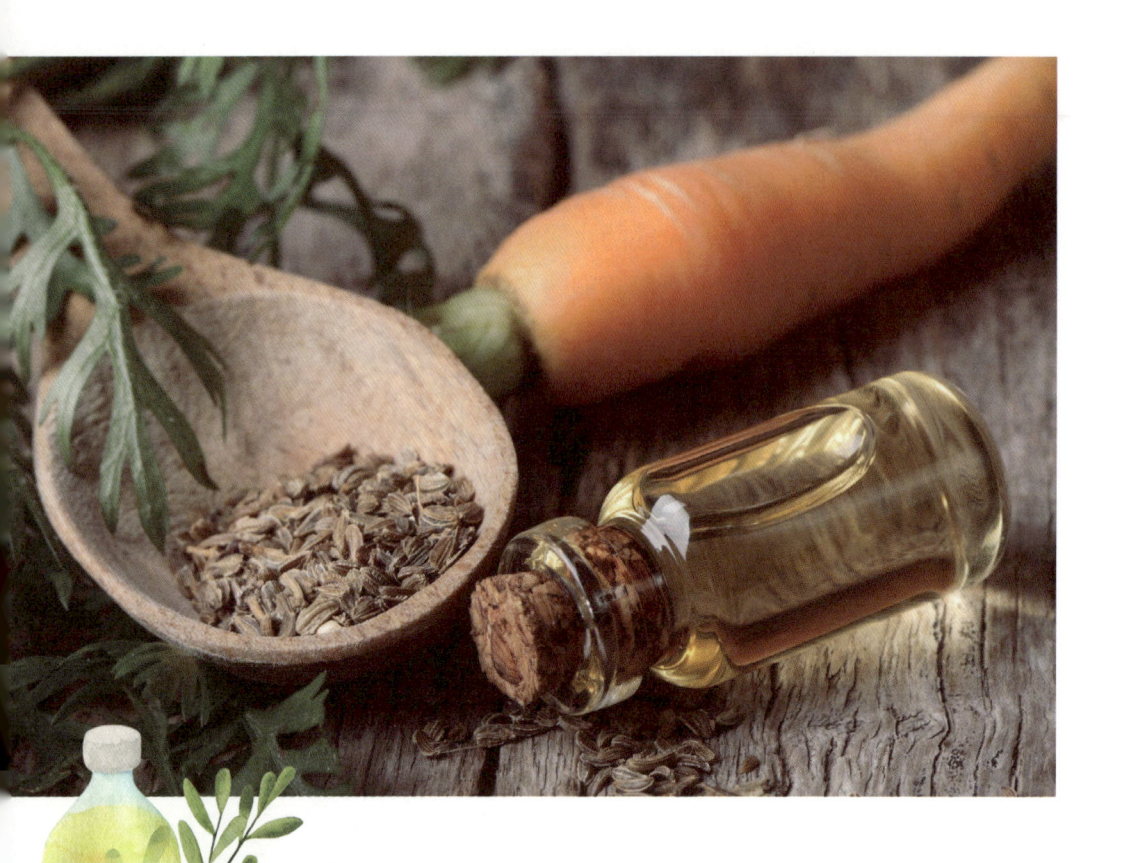

4. 舒爽潤唇胡蘿蔔籽

　　與身體其他部位皮膚相比，嘴唇的厚度只有它們的三分之一，極易被紫外線灼傷而受損，因此嘴唇是季節變化最敏感的部位。缺水是導致唇紋出現與嘴唇乾裂的主要原因，長時間在空調環境下工作，水分往往在不知不覺間流失，所以不要等到口渴了再喝水。嘴唇顏色暗沉有時是因角質太厚所致，因此偶爾要記得輕柔的軟化角質，恢復原有色澤。

冷風吹拂後的嘴唇特別容易乾裂,加上許多人習慣性的舔嘴唇反而使得唇部的水分因為冷風的吹拂被快速帶走。我常常看到無論是上芳香療法課或是瑜珈提斯課的同學嘴唇乾裂或是紋路很深、甚至色素沉澱形成暗沉的嘴唇,總是會再一次提醒自己記得跟同學們分享自製護唇膏。

有一次,某位同學在上課時焦躁地撕著嘴唇死皮,導致嘴唇有點流血。看得我心裡都跟著疼:「同學,有沒有護唇膏?可以將護唇膏塗抹在嘴唇上面,然後用熱毛巾濕敷,再用指腹輕輕按摩,這樣可以加速唇部血液循環,使雙唇變得潤澤,然後就可以輕輕剝除乾燥的脫皮了。」我教她如何輕鬆恢復唇部滋潤。後來我每一學期的課程都一定會安排護唇膏的DIY,避免再看到嘴唇流血的可怕景象。

獨家配方

胡蘿蔔籽舒爽滋養護唇膏
胡蘿蔔籽精油 1 滴＋羅馬洋甘菊精油 1 滴＋有機蜂蠟 1g＋有機可可脂 0.5g＋荷荷芭油 4mL

配方小常識

Carrot Seed

胡蘿蔔籽

拉丁學名：*Daucus carota*

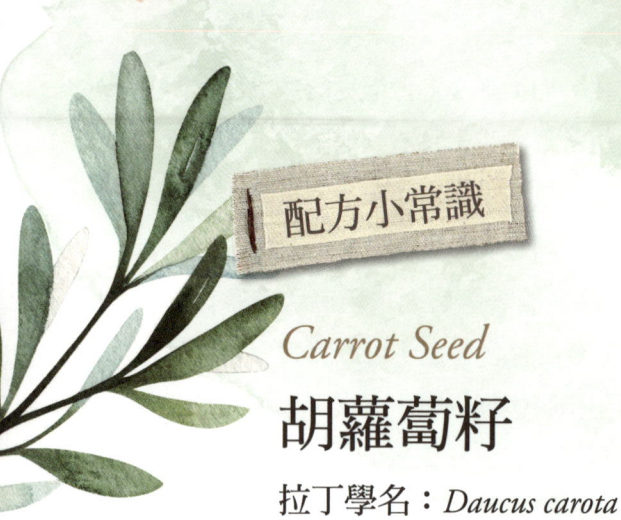

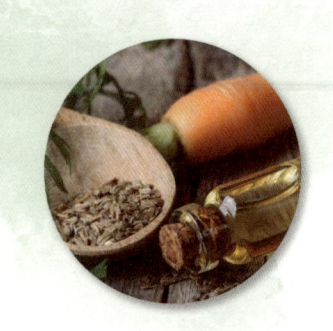

充滿大地土壤氣味的胡蘿蔔籽精油，是乾燥的種子蒸餾所得，繖形花科胡蘿蔔屬，主要來自法國普羅旺斯的鄉間。高含量的胡蘿蔔醇成分，有很好的強化肝臟、胰臟與腎臟的功能，能促進肝細胞再生，平衡消化系統；對成熟、皺紋、乾燥與失去活力的老化肌膚很有助益；對嚴重的發炎、濕疹、脫皮、粟粒腫、酒糟鼻、臉部泛紅與燙傷等皮膚問題也能有效解決。

種子類的精油具有創新的功能，也能幫助激勵生活的動力，開拓全新的視野，達到身心都年輕化的回春效果。胡蘿蔔籽精油香味濃烈，請以低劑量使用。

🌸 有機蜂蠟（Beewax Organic）

澳洲有機認證的第一道萃取蜂蠟，充滿蜂蜜的天然清甜芳香氣味，最適合製作滋養乾燥肌膚的香膏與唇膏。

🌸 有機可可脂（Cocoa Butter Organic）

室溫下的可可脂為固態狀，必須加溫融化才可進行調油。一般而言，可可脂多與其他基底油或蜂蠟搭配，調製成乳液、乳霜或軟膏產品使用。對於受到陽光傷害、乾燥的臉部及手部皮膚、嘴唇及頭髮而言，可可脂可製成保護皮膚、滋潤型的基底產品。

我的DIY練習

胡蘿蔔籽舒爽滋養護唇膏：2% 精油

製作方法	先將有機蜂蠟 1g 與有機可可脂 0.5g 置於不銹鋼杯中加熱，待融化後將荷荷芭油 4mL 加入融合均勻，移開火源後，將胡蘿蔔籽精油 1 滴與羅馬洋甘菊精油 1 滴分別加入融合的植物油中，調勻後放涼至 70 度左右，裝入唇膏旋轉瓶中，待凝固後放入冰箱冷凍 5 分鐘取出即可使用。
使用方法	嘴唇感到乾燥缺水時均可使用。睡前使用也有很好的修護功能。
適用對象	日曬、乾燥膚質、雙唇與髮質。
調合的替代材料	精油：大馬士革玫瑰、沒藥、乳香、西澳檀香、桂花、茉莉、埃及天竺葵、絲柏等。 有機可可脂：可改為乳油木果脂，滋潤度更高。

精油新手的實用芳療

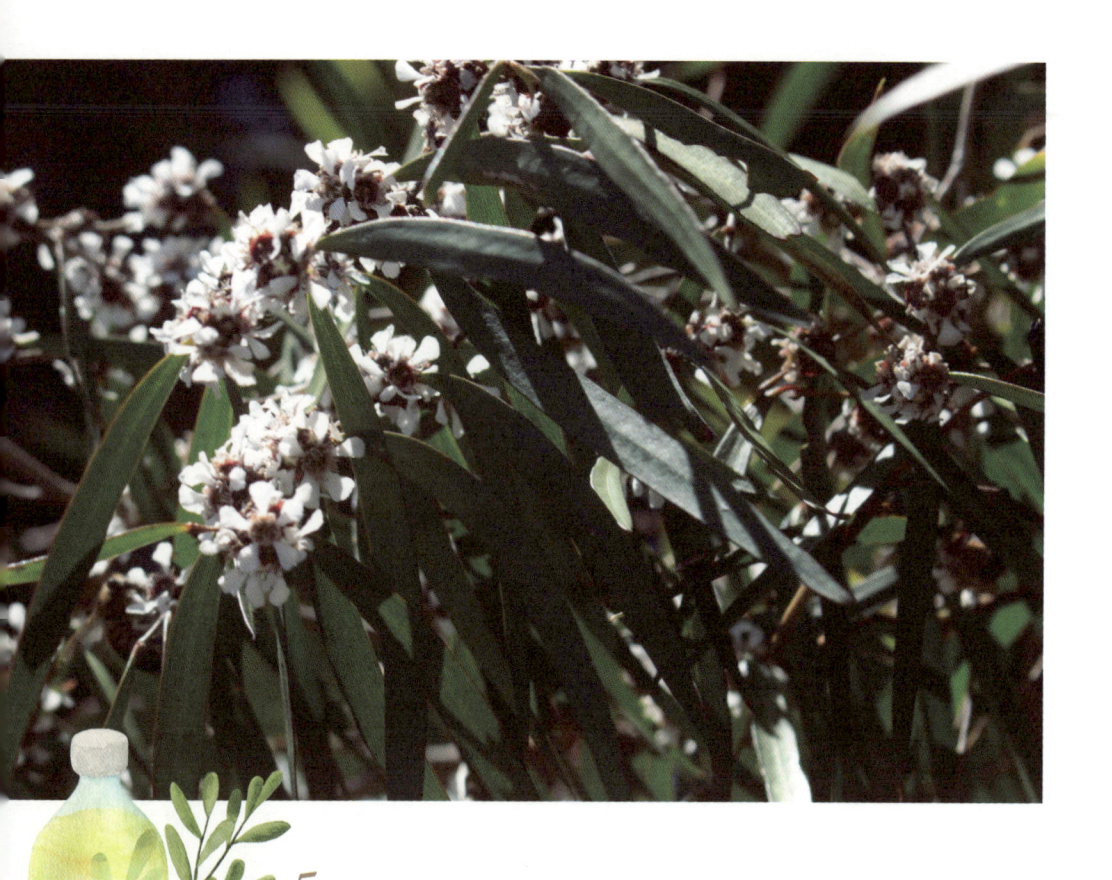

5. 消除負能量芳枸葉

　　COVID-19 疫情肆虐全球至今，不只染疫後身體健康受到影響，疫情也惡化了整體人類的心理健康狀況！根據世界衛生組織（WHO）統計，Covid-19 大流行的第一年，全球焦慮和憂鬱的盛行率大幅增加了 25%。

　　知名法國芳療醫師 Dr Daniel Pénoël，在行醫時應用芳枸葉的經驗如下：一個有趣的個案是關於一位正在做精神治療的女患者，就在她使用芳枸葉精油的那一天起，她開始能夠表達並釋放被阻塞的情感，這些是在長

期的精神治療過程中也未曾做到的。後來，個案說她在夢裡也能「平靜安和」，甚至夢見她去世的親友亦然，這真是將芳枸葉精油運用在個案很棒的療癒經驗。因此如果我們想在心靈層面做試驗，可以在睡前使用一到兩滴純劑，滴在想試驗的特定脈輪上，當睡醒後，記下那晚的夢境或任何生活體驗。

獨家配方

情緒緩解與紓壓能量噴霧

外用：有機玫瑰精露 100mL ＋芳枸葉精油 10 滴＋內用精油調和劑 20 滴

內服：上述調合完成的能量露，每次用 20mL 滴入 1000mL 飲用水中混合均勻。

配方小常識

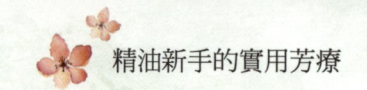

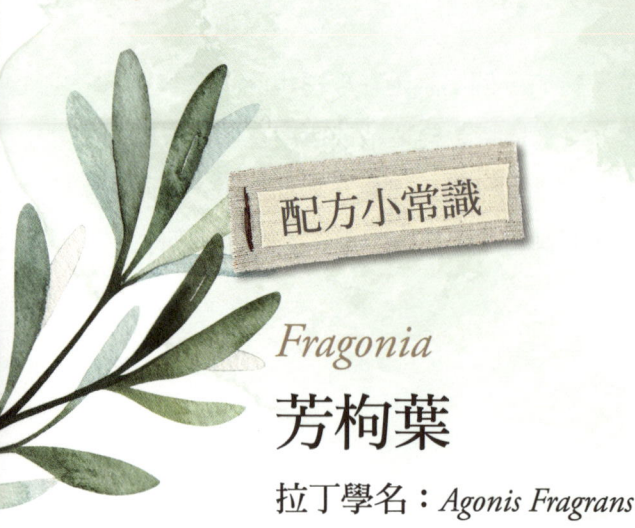

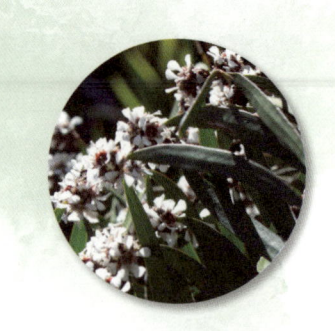

Fragonia
芳枸葉

拉丁學名： *Agonis Fragrans*

　　如同茶樹含有高量的單萜醇一樣，不同的是，芳枸葉還含有獨特多元的單萜醇類的組合，有著更柔和舒服的香氣。主要化學成分包含松油萜，桉油醇，沉香醇，萜品-4-醇，桃金孃醇等。

　　西澳大學針對芳枸葉作了微生物測試，其對抗微生物上有很好的表現，研究專家作了結論：「芳枸葉的抑菌（MICs）及殺菌（MCCs）能力與下述精油類似：茶樹、檸檬草、野馬鬱蘭」。因此，初步臨床可應用在關節、肌肉、關節炎的疼痛及呼吸道感染。

　　由於近似完美的化學成份組成比例（氧化物、單萜烯、單萜醇），研究亦發現它可以用來平衡情緒，在海內外芳香療法應用也受到關注。」它不僅有照護呼吸系統及處理不同感染的能力，更能予人「平靜安和」的力量。整體而言，芳枸葉具有很好的滋補與振奮的特質，對於釋放壓抑的情緒，效果極佳。

我的DIY練習

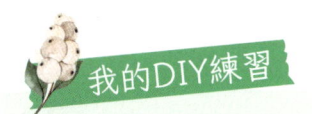

情緒緩解與紓壓能量噴霧：0.5% 精油

外用｜有機玫瑰精露 100mL ＋芳枸葉精油 10 滴＋內用精油調和劑 20 滴。

使用方法｜每日需要調理情緒時，適量噴灑於頭、臉、胸前與手腕脈膊處。

內服｜上述調合好的能量露，每次用 20mL 滴入 1000mL 飲用水中混合均勻。

使用方法｜一天可飲用三次，觀察個人身心靈的感受與變化，並加以記錄。

調合的替代材料｜薰衣草精露、羅馬洋甘菊精露、橙花精露等。

精油新手的實用芳療

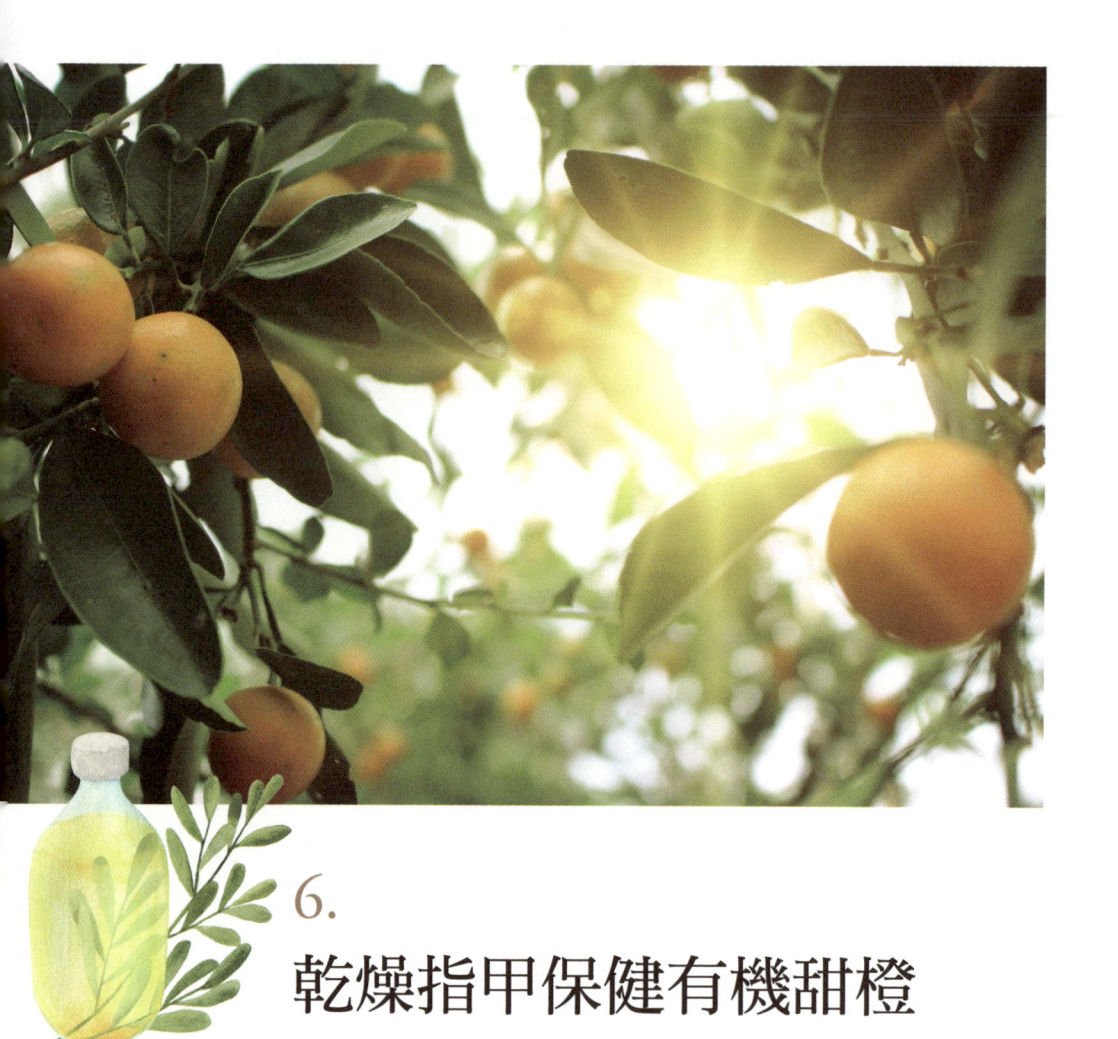

6. 乾燥指甲保健有機甜橙

　　走在街上，映入眼簾的店家除了各式美食餐廳之外，次多的就屬美容美髮店了，而其中美甲彩繪的沙龍也越來越多了。我們的指甲每天都會生長出 0.1 公分，而指甲根部的乾皮和甲皮，同時具有保護指甲的重要功能。但是大多數女生常常忽略了指甲的保養，經常是一伸手，指甲表面卻是暗黃的，而且指緣周圍肌膚不僅乾燥，還多出了白白的肉皮，是不是對整體的美觀大打折扣？

我有許多跟著先生派駐中國的好友們，絕大多數都是全職的家庭主婦，一般簡單的家庭清潔自己做，每週再請阿姨來幫忙大掃除一次。除了有孩子的媽媽需要多花些心思接送孩子、照顧孩子的學業外，很多都是先生上班後時間就完全屬於自己安排的女性。學畫、上英文課、練瑜珈或是有氧舞蹈，或是與三五好友下午茶填滿每天的生活，偶爾也會上美甲沙龍美化一下指甲，優雅度日。不過，指甲做起來很美，卸了妝之後的指甲美觀與健康也很重要，畢竟是化學成分為主的指甲顏料，對指甲的傷害是日積月累。因此，我有時會調製一些指甲護理的按摩油送給她們當做小禮物，看著她們美麗的纖纖玉指，心中也替她們的愜意生活感到幸福。

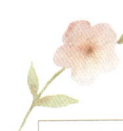

獨家配方

有機甜橙指甲滋潤精華油
有機甜橙精油 2 滴＋馬丁香精油 2 滴＋樟腦迷迭香精油 1 滴＋雷公根藥草油3mL＋甜杏仁油 7mL＋維生素 E 0.5g

配方小常識

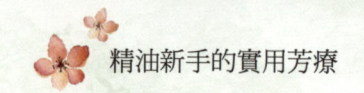

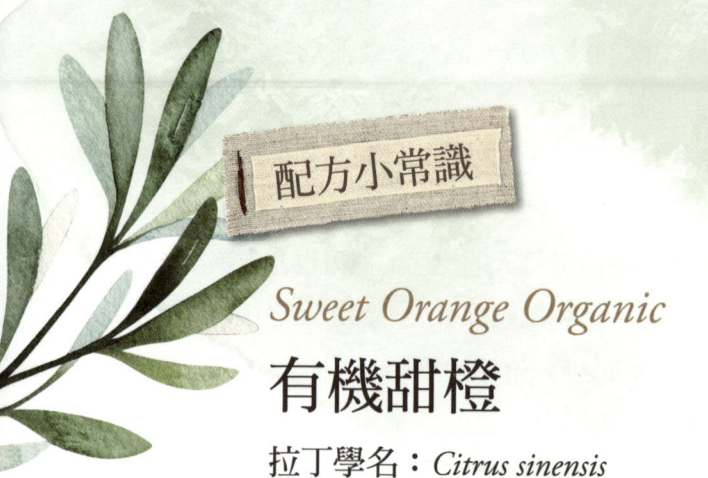

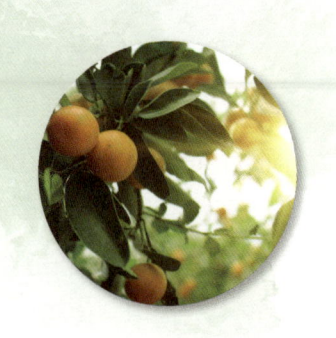

Sweet Orange Organic
有機甜橙

拉丁學名：*Citrus sinensis*

　　芸香科柑橘屬的甜橙，滿滿的果實香氣，甜美中帶著一絲絲微酸，正是開啟愛情心扉最美麗的氣味。無論是對家人的愛，或是男女朋友之間的感情，這令人放鬆的滋味總是讓人感受到生活的妙不可言。高達 95% 的單萜烯類成分，具有極好的抗菌、抗病毒、抗癌與抗結石的功能，在消化系統方面能溫和促進腸胃蠕動，是小朋友們增加食慾、健胃整腸、助消化最好的天然保健精華。同時能夠強化神經系統，幫助振奮萎靡的精神，對於過度追求工作與生活的完美主義性格者，也能有很好的放鬆助眠效果。含有微量的香柑油內酯，需注意光敏性的問題，劑量不宜過高，使用後避免立即曝曬於太陽下。

我的DIY練習

有機甜橙指甲滋潤精華油：2.5% 精油

製作方法｜請依序將有機甜橙精油 2 滴、馬丁香精油 2 滴、樟腦迷迭香精油 1 滴與雷公根藥草油 3mL、甜杏仁油 7mL 裝入玻璃燒杯中調勻，最後滴入維生素 E 0.5g 攪拌均勻後，裝入空的指甲油玻璃瓶中。若要延長保存期限，建議再加入 0.5mL 的迷迭香抗氧化劑。

使用方法｜每日沐浴後，取適量於手指與腳趾按摩，有擦指甲油者可以在卸除指甲油後加強按摩。

調合的替代材料｜茶樹、澳洲尤加利、有機檸檬、佛手柑、葡萄柚、埃及天竺葵、花梨木等精油。

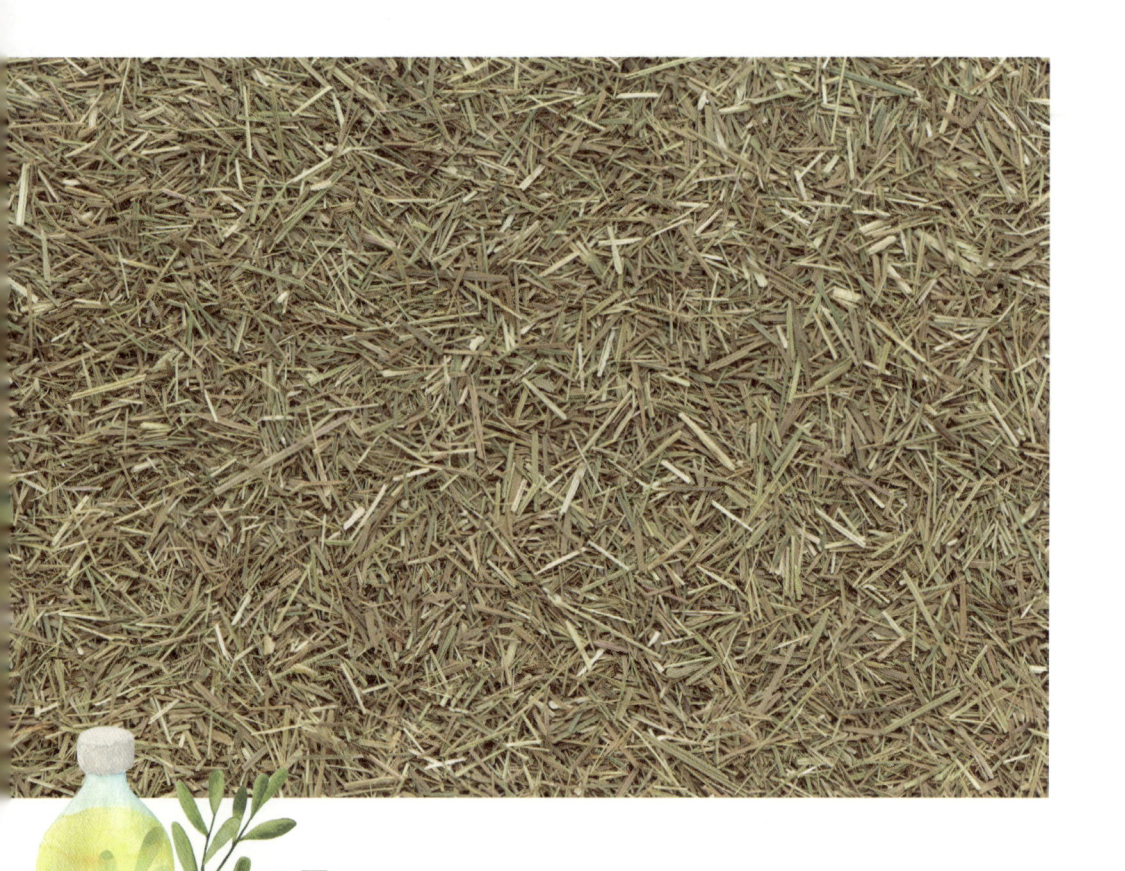

7. 居家清潔有機檸檬草

　　打掃家中環境，大概是除了使用臉部與身體保養品之外，最大量接觸化學物質的一項生活事務了。舉凡餐具、地板、廚房衛浴等清潔都需要使用清潔用品，而這些用品大多使用三氯沙、煤焦油、甲醛、鉛、汞與各類香料，大量使用很可能累積成致癌物質，或是造成身體吸收過多的環境荷爾蒙，產生身體細胞的病變等。

學習芳香療法的我，除了希望身體上的保養品能夠使用天然的植物精華之外，當然也希望生活當中減少接觸不必要的化學物質。因此，能夠運用生活當中隨手可得、較安全的成分來製作適當的清潔用品，也是我學習芳療的目標之一。我在課堂上總會安排一堂課談到如何運用廚房裡的材料，做出既安全又有效的清潔用品，而小蘇打粉去漬膏應該算是最獲得好評的一款芳療居家清潔用品了。食用級的小蘇打粉與蘋果醋共同使用，就能幫助家庭的清潔工作既有效又衛生的完成，真的要好好的推廣一下！

獨家配方

有機檸檬草小蘇打粉去漬膏

有機檸檬草精油 10 滴＋茶樹精油 5 滴＋澳洲尤加利精油 5 滴＋蘋果醋 25mL＋卡斯提爾液態皂 25mL＋食用級小蘇打粉 100g

精油新手的實用芳療

配方小常識

Lemongrass Organic
有機檸檬草

拉丁學名：*Cymbopogon flexuosus*

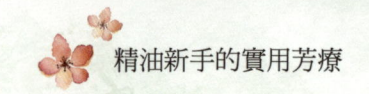

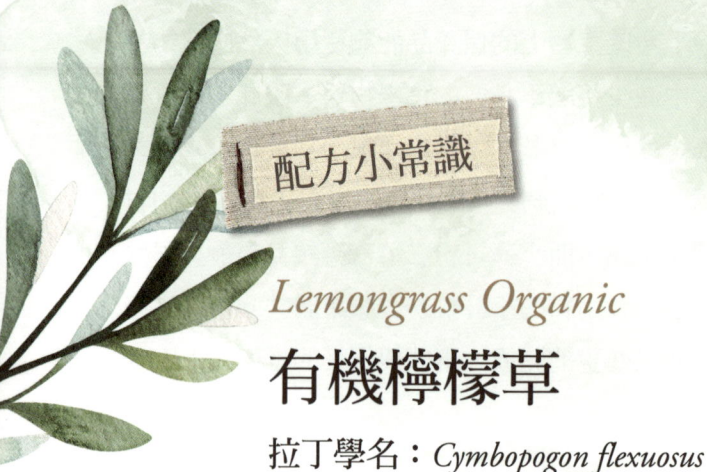

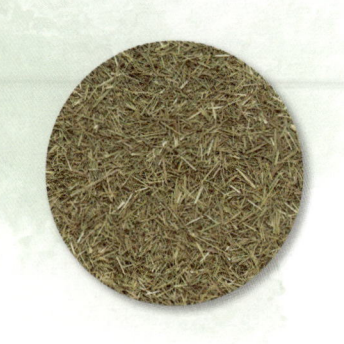

　　禾本科香茅屬，有著和芒草一樣銳利的邊緣，有機檸檬草含有豐富的香葉草醛與橙花醛，具備抗組織胺、抗真菌、抗感染、抗癌、鎮靜與鎮痛的作用，適合用於抗關節發炎、退燒、舒緩肌肉疼痛、消水腫等。消化系統上則能幫助排氣、提振肝功能，擴張血管以促進血液循環的功能，還有非常好的分解乳酸堆積的功效。

　　1992 年也有研究發現，檸檬草精油的部份成分具有增加體內 GST 榖胱甘肽的轉移作用，可能具有防癌的功效。在皮膚保養上可平衡油脂分泌、制汗，改善癬菌、發癢皮膚以及鎮定蚊蟲叮咬的腫癢皮膚。因為檸檬醛對皮膚有刺激性，故需低劑量使用，以免刺激皮膚。而充滿檸檬與青草的香氣則有鼓舞振奮之特性，給予平淡的生活適當的激勵。

SECTION 4・紓壓暖身篇

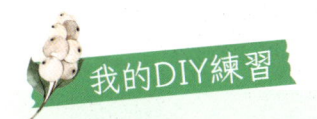

我的DIY練習

有機檸檬草小蘇打粉去漬膏：0.6% 精油

製作方法｜先將未加工的有機蘋果醋 25mL 與卡斯提爾液態皂 25mL 調勻後，再依序加入有機檸檬草精油 10 滴、茶樹精油 5 滴及澳洲尤加利精油 5 滴調合均勻，最後再加入食用級的小蘇打粉 100g，充分攪拌均勻後，倒入精油玻璃瓶中。置於通風陰涼處，建議一年內使用完畢。如果製作份量較多，精油用量以 0.6% 為上限。

使用方法｜針對家中各處頑強污垢（木頭類家具除外）的清潔，取適量於污垢上，靜置半小時後，再以菜瓜布刷洗之，最後用清水沖淨即可。

調合的替代材料｜精油：有機檸檬、佛手柑、葡萄柚、樟腦迷迭香、馬丁香、回青橙、甜橙、埃及天竺葵等。

蘋果醋：可換成工研醋或其他白醋，避免使用顏色濃重的醋而造成顏色殘留。

精油新手的實用芳療

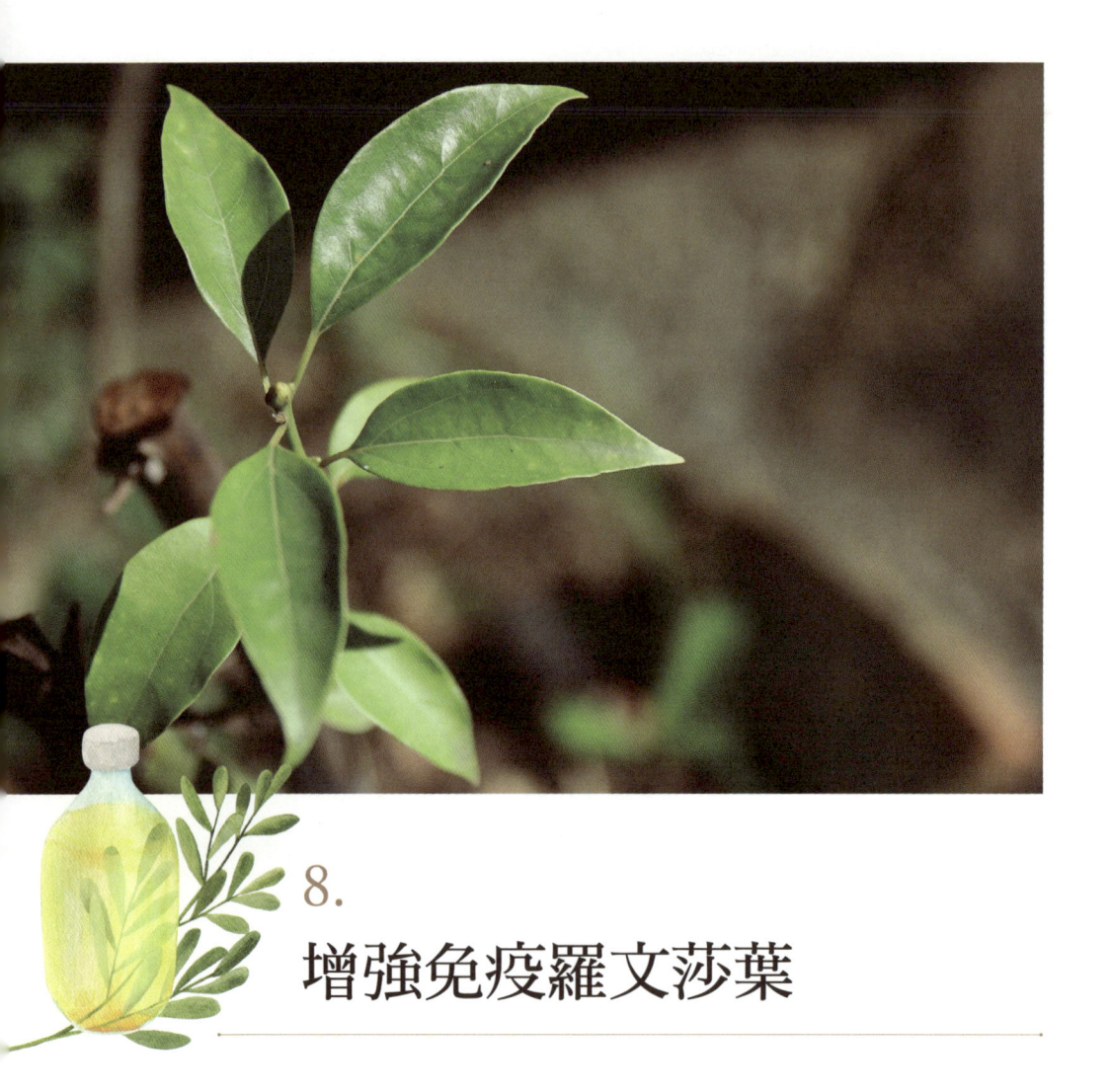

8. 增強免疫羅文莎葉

一般人最常有的困擾莫過於容易免疫力下降而造成感冒、咳嗽等問題。除了戴帽子、穿著保暖衣物與適當運動保持身體暖和之外，提升免疫力、增強體力、遠離病原菌是首要作法。

芳香療法運用在提振免疫力方面的作法多樣而有趣，不論是薰香、塗抹、泡澡、漱口或是內服，都有很棒的抗菌效果。我的芳療老師、澳洲臨床芳療師，同時也是臺灣花漾芳療學院的創辦人卓芷聿女士，更將醫療等級的植物精油稱為「穿上植物精油的防護衣」一般，能夠預防病毒感染於未然。

每當芳療或是瑜珈提斯的課程來到寒冷的冬季時，我總是會準備以精油入味的維他命 C 片，分送給每位學員一人一顆，精油的量很少，但是防護的效果卻讓人驚豔，而且整間教室充滿了濃濃的植物香氣，上起課來更加令人安心，少了擤鼻涕聲與咳嗽聲，大家也更加專心。

獨家配方

羅文莎葉增強免疫維他命 C 片
羅文莎葉精油 15 滴＋沉香醇百里香精油 3 滴＋中國肉桂精油 2 滴＋40 片 500mg 維他命 C 片

配方小常識

Ravensara
羅文莎葉

拉丁學名：*Cinnamomum camphora*

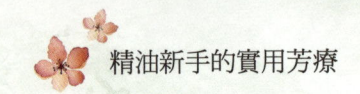

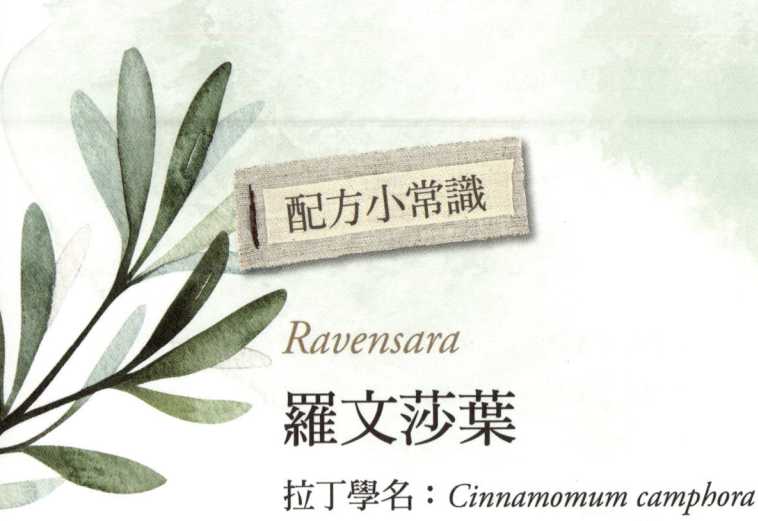

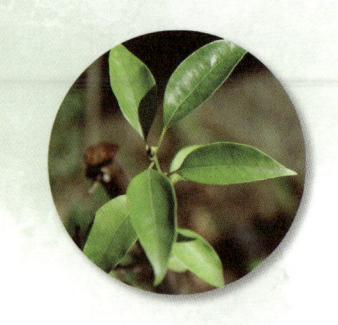

　　來自馬達加斯加島、樟科羅文莎葉屬的羅文莎葉精油，為葉子部位的水蒸氣蒸餾法而得，其英文名字「Ravensara」原意就是「美麗的葉子、最好的葉子」。主要成分為 1,8 桉油醇，因此被歸類為氧化物類精油，有很好的抗感染、抗病毒、抗黏膜炎、止咳祛痰、去鬱滯與強化免疫力的作用。針對各種流行性感冒、咽喉炎、支氣管炎與百日咳有很好的舒緩效果，而對於治療病毒型的肝炎、腸炎與皰疹、水痘也具有良效。

　　羅文莎葉與澳洲尤加利的使用功效接近，但香氣怡人溫和，對於減緩生病帶來的壓力與焦慮、極度疲勞造成的失眠也很有幫助。在肌肉相關的問題上，羅文莎葉也可以減緩關節疼痛、四肢僵硬、風濕或肩頸痠痛等困擾。內服使用一定要選擇醫療等級的羅文莎葉精油，最好能向購買的廠商確認其品質等級。

維他命 C 片

維生素 C 是人類的必需營養素。抗壞血酸在大多的生物體都可藉由新陳代謝製造出來，但是人類卻是最顯著的例外，最廣為人知的是缺乏維生素 C 會造成壞血病，維生素 C 則能保護身體免於氧化劑的威脅。使用在內服精油的維他命 C 片建議為純維他命 C 片成分，不要有其他成分添加，一般成人一天的建議攝取量為 1000mg，以下配方，最多服用兩片。

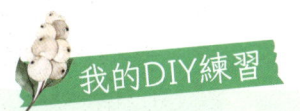

我的DIY練習

羅文莎葉增強免疫維他命 C 片：0.5 滴精油／每 500mg C 片

製作方法｜依序將羅文莎葉精油 15 滴、沉香醇百里香精油 3 滴、中國肉桂精油 2 滴，調合均勻後裝入玻璃滴管瓶中。建議於一個月內使用完畢。

使用方法｜準備 40 片 500mg 的維他命 C 片，用調合好的增強免疫精油滴管，均勻塗抹於每片維他命 C 片，待完全吸收後即可內服。未能馬上服用的維他命 C 片可保存於密封盒內放置陰涼乾燥處。

調合的替代材料｜有機檸檬、辣薄荷、有機檸檬草、坤希草、芳枸葉精油等。

精油新手的實用芳療

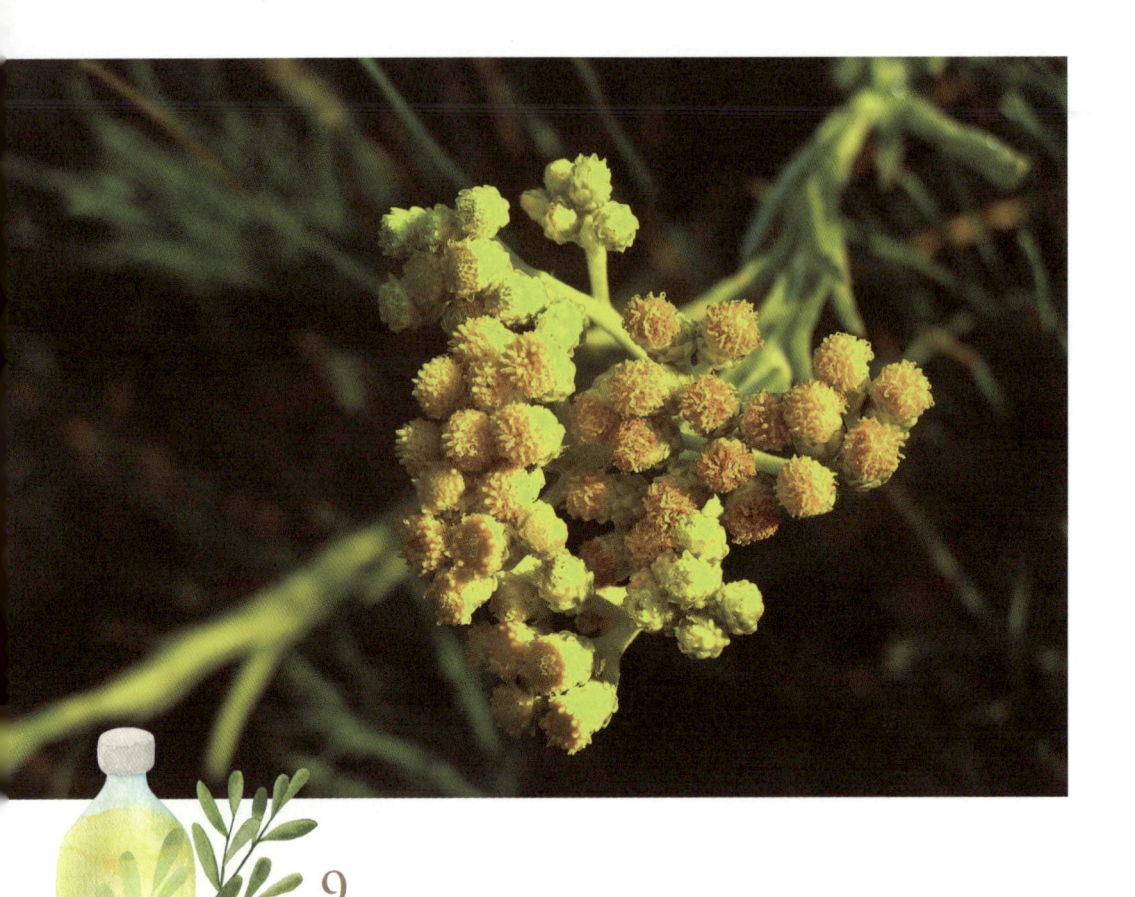

9. 護手妙方永久花

　　如果雙手經常使用化學成分組成的洗手乳，又沒有適當保養的話，可能造成血液循環不良，導致粗糙乾裂脫皮，甚至可能因為角質化異常的關係而出現富貴手，嚴重時甚至會產生龜裂、疼痛或出血而不能工作。因此，要能有效預防及治療乾裂缺水的狀況，準備一瓶幫助癒合傷口及撫平肌膚裂痕的滋潤型護手霜，就能讓纖纖玉手保持美麗健康。

　　多年前，我有位女同事有很嚴重的富貴手問題，只要天氣變乾躁，她

的雙手就會產生粗糙乾裂脫皮的症狀，做家事時一定要戴上手套，否則完全沒辦法碰水。為此，她也一直求診皮膚科拿藥膏擦藥，不過，始終難以根治。因此，只要一發作，她的心情也會漸漸憂鬱起來。主要也是因為每天的生活作息一定跟使用雙手脫不了關係，再加上使用肥皂、清潔劑或其他化學物質會使症狀更嚴重。

其實，治療富貴手很重要的一環，即是在平常就知道如何保護手部的皮膚，運用溫和天然滋養成分做成的護手霜，就是她雙手最佳的防護衣。我試著用永久花精油與有機療癒膏調製適合她使用的護手霜，使用起來不會感到刺激反而非常滋養與清爽，她很喜歡這香氣，質地細緻溫柔也增添了她的安心感，最近她的富貴手問題幾乎很少再犯了。

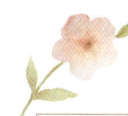

獨家配方

永久花防乾裂護手霜
永久花精油 10 滴＋真正薰衣草精油 20 滴＋埃及天竺葵精油 20 滴＋山茶花植物油 1mL＋有機療癒油膏 50g

精油新手的實用芳療

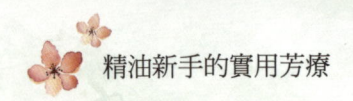

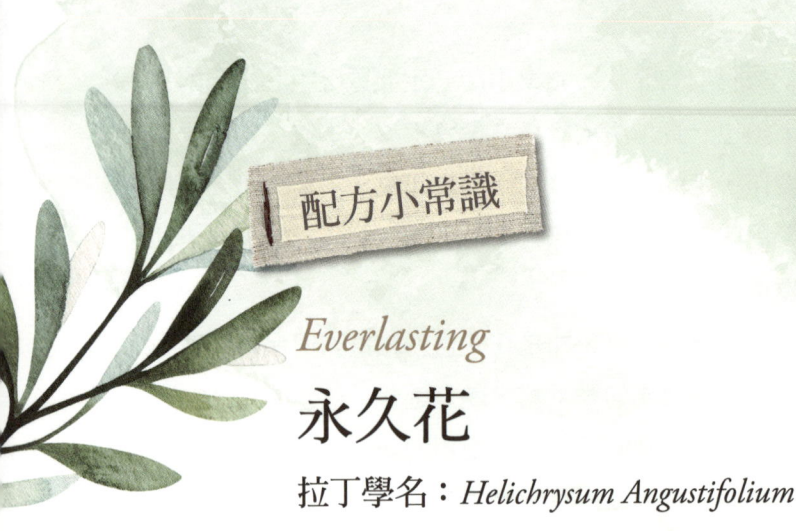

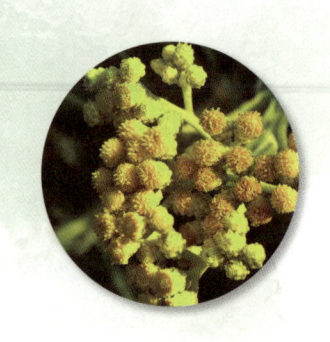

配方小常識

Everlasting

永久花

拉丁學名：*Helichrysum Angustifolium*

　　菊科蠟菊屬，也被稱為蠟菊或不凋花，黃色的花朵隨時間由鵝黃轉為淺棕，但絕不凋零，因而稱為永久花。法式芳療很早就運用永久花精油在於修護扭傷、瘀傷及促進傷口癒合的作用上，尤其是它的去瘀效果，可說是所有精油中的首選。高濃度的酯類成分，包括乙酸橙花酯與丁酸橙花酯，在抗發炎、改善肌肉疼痛、緩解關節炎的疼痛功效顯著。對於輕微的皮膚問題如傷口、傷疤及皮膚炎都有助益，在降低膽固醇與抗凝血的功效也很好。心靈上能夠療癒因悲傷而關起的心房，將負面情緒緩緩引導出來，並加以撫慰。

山茶花油（Camellia oil）

　　山茶花（拉丁學名：*Camellia japonica*）盛產於日本東部，有「春天之樹」的意思，山茶樹整個冬天都盛開著，春天來臨時，樹上的花就會被果實取代，到了秋天就可以採收果實製成油，其餘則製成茶葉。清朝的慈禧太后與光緒皇帝寵愛的珍妃，都十分愛用山茶花油滋養皮膚，因此她們的肌膚看起來白皙且細緻。高齡106歲的蔣宋美齡夫人據說也是每天用山茶花油按摩全身，而能讓肌膚總是宛如春天般新生有活力呢！一直以來日本人都用山茶花油來呵護頭髮、頭皮跟肌膚，它也是很好的食用油，可以使用在沙拉醬中。含有豐富的油酸與亞麻仁油酸，有很好的滋潤效果，保濕與重建肌膚的能力絕佳，也可以強化指甲，專為成熟、受損與乾性肌膚與頭髮的保養品設計，有很好的除疤痕的效果。它非常清爽，不會油膩，在按摩時若與甜杏仁油搭配使用，能夠加強肌膚的吸收力。

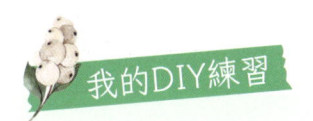

我的DIY練習

永久花防乾裂護手霜：5% 精油

製作方法｜先將有機療癒油膏 50g 低溫加熱融解，然後移開火源後再依序加入永久花精油 10 滴、真正薰衣草精油 20 滴、埃及天竺葵精油 20 滴、山茶花植物油 1mL，全部調合均勻後，裝入玻璃罐中。建議半年內使用完畢。

使用方法｜沐浴後或洗手後均可取適量按摩雙手。

調合的替代材料｜精油：大馬士革玫瑰、茉莉、羅馬洋甘菊、德國洋甘菊、西澳檀香、沒藥、乳香、胡蘿蔔籽等。

　　有機療癒油膏：可用蜂蠟 10g＋乳油木果脂 10g＋荷荷芭油 30mL 替代。

精油新手的實用芳療

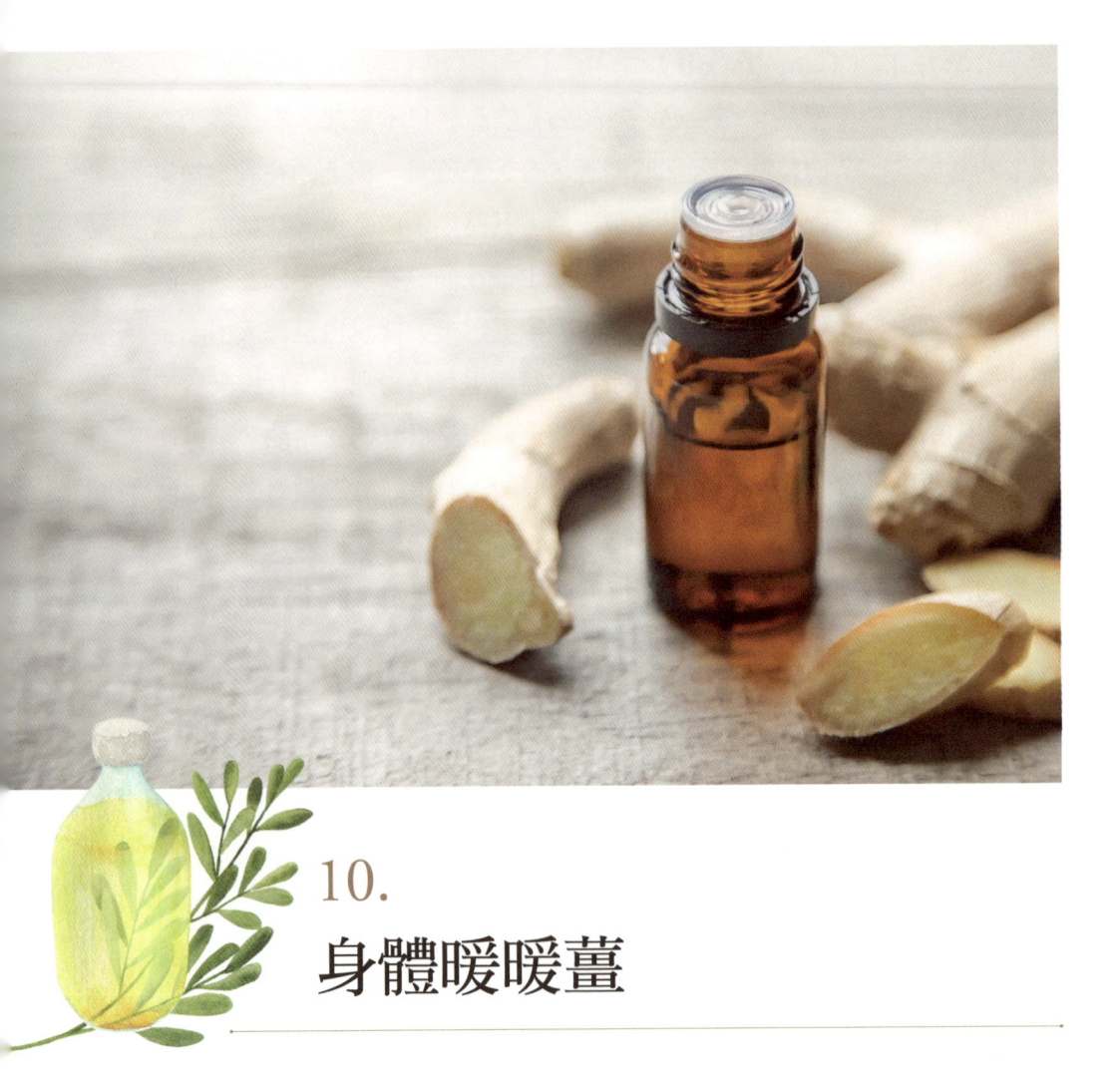

10.
身體暖暖薑

大多數身體較虛弱的女生大概都有一個困擾：手腳冰冷、身體末稍循環變差。在血液循環不良的狀況下，容易引起手指、腳趾，甚至腳背的腫脹，在氣溫較低時，皮膚會呈現藍紫色，伴隨著皮膚發癢的狀況。在皮膚還沒破皮出血的狀況之前，或是症狀剛出現時，使用促進循環的精油調製按摩油，輕柔按摩後可幫助血液循環順暢、止痛止癢。

我自己就是末梢循環不良的最佳例子。每當我在教授瑜珈或皮拉提斯課程時，總會遇到這樣的困擾：在幫學員調整姿勢時，常常不得不用冰冷的雙手觸碰他們，這時同學們總會驚呼：「老師，妳的手怎麼這麼冷？」於是每次調整動作前，我都要努力搓熱雙手，甚至還需要隨身攜帶暖暖包，隨時幫雙手加溫。不過，找到合適的方法才能根本解決問題。後來我開始喝自製的紅糖薑茶，並使用薑精油調製暖身按摩油，定期按摩雙手，確實改善了血液循環，讓手腳不再那麼冰冷，也避免了先前那些尷尬的情況。

獨家配方

身體暖和按摩油
薑精油 10 滴＋樟腦迷迭香精油 10 滴＋甜馬鬱蘭精油 10 滴＋甜杏仁油 20mL＋山金車藥草油 10mL

配方小常識

Ginger

薑

拉丁學名：*Zingiber officinale*

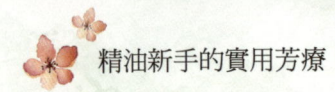

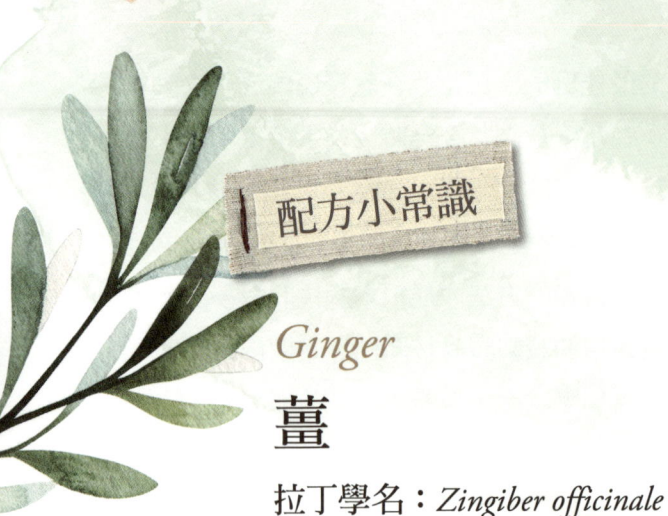

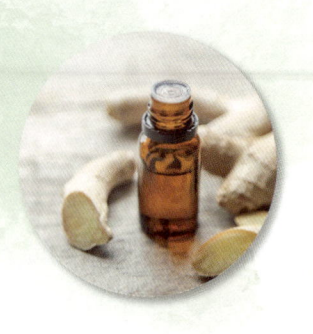

中國的古老智慧「薑」，為薑科薑屬，帶著甜蜜暖意的香料系氣味。薑精油是從生薑萃取，不是老薑。這種新鮮激勵的氣味，讓困頓的精神與身體溫暖，感覺到幸福，活絡腦部思緒，重拾熱情、能量與動力。

薑精油擁有高含量的倍半萜烯成分，有抗發炎與促進血液循環與發汗的功能，溫暖、舒緩疼痛與僵硬的肌肉，對於牙痛、腹痛與腰痠背痛很有幫助，同時也能防止暈眩，是絕佳的「運動型」精油。薑烯的成分則能幫助舒緩消化不良、脹氣，同時溫暖寒涼的體質。使用抗凝血藥劑的患者請避免使用。

🌸 山金車藥草油（Arnica）

山金車（拉丁學名：*Arnica Montana*）是生長在山中的花，艱困的生長環境造就了它強韌的成長毅力，也使其具有療傷止痛的功效。山金車藥草油是將山金車花浸泡在冷壓植物油，如甜杏仁油或葵花油中，依一比八的比例從山金車花萃取而得，浸泡時需在陽光下吸收光能約四週，過濾取油。

它的主要成分有松萜烯、主要活性因子的錦雞菊素、做為鎮靜與麻醉的百里香酚、具肌膚調理功能的葉黃素（Xanthophyll）、保護生物體的細胞膜與脂肪層的抗氧化劑類胡蘿蔔素等，用於處理拉傷、扭傷、酸痛有很好的功效，且可用於創傷、挫傷，以及過度使用的關節、肌肉、韌帶、筋腱、背部緊繃疼痛、腦震盪、中風，減輕手術後的痛楚及止血。

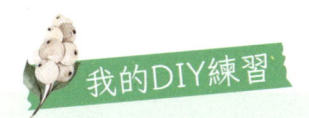

我的DIY練習

身體暖和按摩油：5% 精油

- **製作方法**｜依序將薑精油 10 滴、樟腦迷迭香精油 10 滴、甜馬鬱蘭精油 10 滴加入山金車藥草油 10mL 與甜杏仁油 20mL 中，調合均勻裝入深色精油玻璃瓶中。建議半年內使用完畢，必要時可添加 2～5% 的迷迭香抗氧化劑以延長保存期限。如果製作份量較多，精油用量以 5% 為上限。
- **使用方法**｜沐浴後或感覺手腳冰冷時均可使用。
- **調合的替代材料**｜中國肉桂、真正薰衣草、香水樹、檜木、馬鞭草酮迷迭香、花梨木精油等。
- **搭配運動**｜矯正脊椎強化運動（詳見第 291 頁）。

11. 身心平衡複方

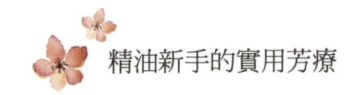

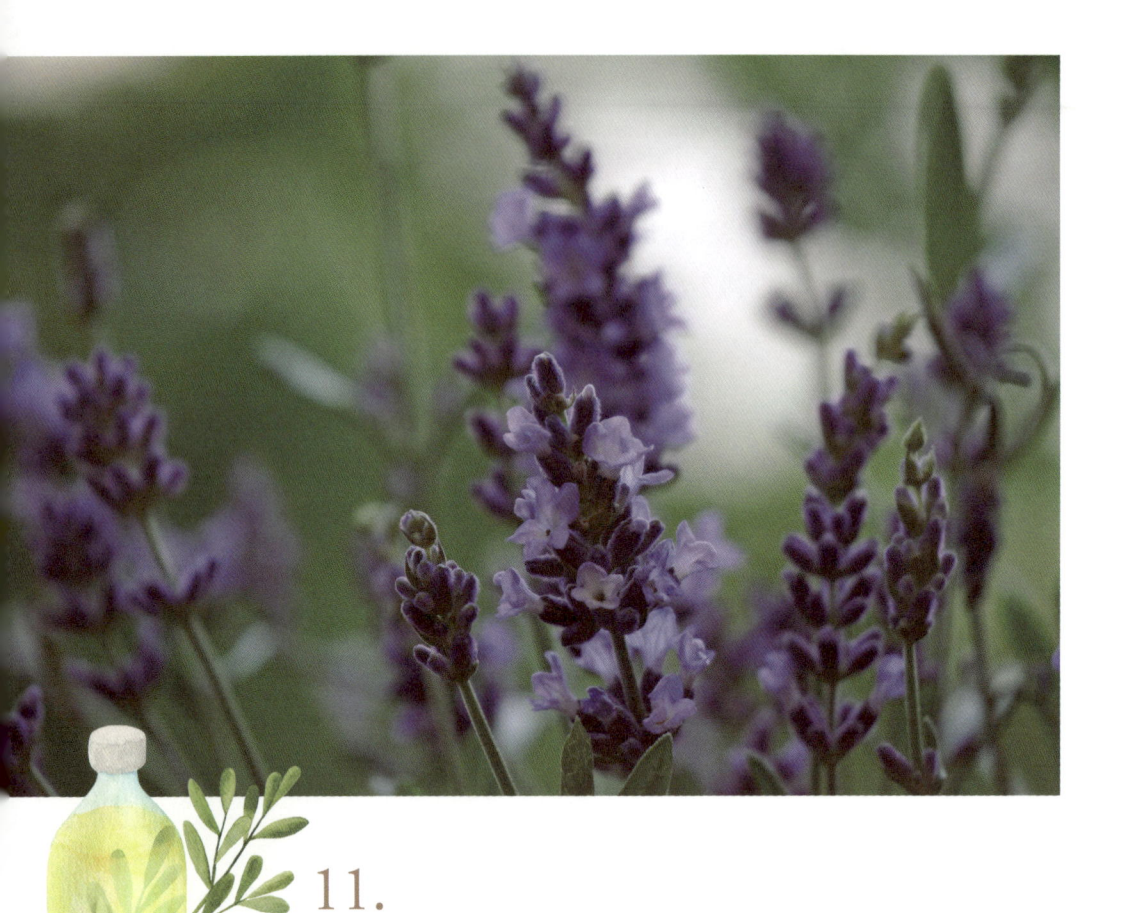

　　憂鬱症號稱是二十一世紀的健康殺手,根據世界衛生組織的報告,全球共有超過 3.5 億人罹患憂鬱症,而國健署調查顯示,臺灣焦慮、壓力相關和其他非精神病的精神疾患,年齡層從 10 到 85 歲以上都有,約 8.9% 民眾有憂鬱症狀,即約 200 萬人左右。其中重度憂鬱高達 5.2%,約 125 萬人。

一項全球情緒調查顯示，在疫情大流行的這些年間，無形之中也對民眾造成壓力，可能受到經濟影響或是對疾病恐懼，統計發現一般人壓力水平上升幅度是歷年來最大。根據董氏基金會發表的研究顯示，最常讓臺灣青少年感到壓力的前三名，依序為課業壓力、對未來的不確定性及人際問題，進一步發現，女孩比男孩對未來的不確定性及人際問題困擾，感到更有壓力。另外，憂鬱情緒症狀愈嚴重者，求助比例愈低。

我在大學教學十多年來，逐年觀察到學生在情緒上的障礙有越來越高的情形，幸運的是，許多學生也願意敞開心胸主動表明，這也表示他們願意面對、尋求協助，也渴望獲得改善的方法。課堂上，我運用能夠協助調節情緒管理的精油，活化大腦的前額葉皮質，調製方便隨身攜帶的精油香水。若再搭配適合的食物，如五穀雜糧、堅果種子類、各種豆類及其製品、雞蛋與藻類等補充色胺酸的飲食，適當的瑜珈及彼拉提斯等運動、更能幫助調節大腦的邊緣系統。

獨家配方

身心平衡複方淡香水
真正薰衣草精油 4 滴＋乳香精油 2 滴＋黑雲杉精油 2 滴＋佛手柑精油 2 滴＋香水樹精油 2 滴＋96% 伏特加（波瀾生命之水）20mL

配方小常識

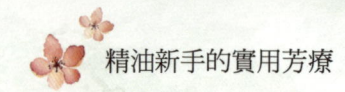

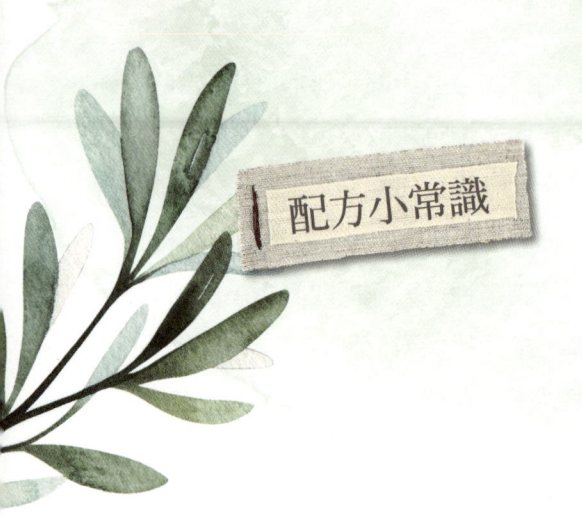

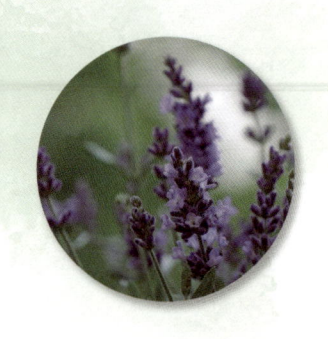

🌸 **身心平衡精油**

　　隨著社會多元化的發展，人們接收資訊的速度越來越快，對身心靈的影響也變得更加複雜且難以調節。在這樣的環境中，精油的芳香分子與能量成為了我們保持身心平衡的最佳守護者。

　　真正薰衣草的植物語言是「滋養」，它的香氣如同母親般溫暖的懷抱，為情緒提供避風港般的呵護；**乳香**則有「天使的眼淚」之稱，能為受傷的心靈提供堅定的保護和安定的力量。**黑雲杉**則具有安定心神和支援過度疲憊身心的功效，像冬日陽光般溫暖且帶來信心；**佛手柑**屬於芸香科柑橘屬，酸甜中帶著木質調的香氣，能為生活注入樂觀愉快的能量，讓人重拾孩童般的天真與純真。**香水樹**的香氣則能平靜躁動的心靈，提供面對困難時的女性柔和力量，幫助避免衝突與爭執。

這些精油的香氣與能量能帶來全方位的身心平衡。讀者們可以選擇薰香、泡澡、按摩油或油膏的方式來享受精油的療癒效果。而我在此特別推薦一個創新的配方——運用伏特加酒製作香水，不僅能帶來不同的芳香療癒體驗，還能創造出獨特的香氣效果。

「波蘭生命之水」伏特加（Rectified Spirit Vodka）

原產於波蘭的伏特加，被西方人稱為「生命之水」，是世界上酒精度數最高的酒類之一。經過多達 70 次以上的反覆蒸餾，伏特加達到了極高的純度，酒精度數可達 96%。其主要原料包括穀物和薯類。

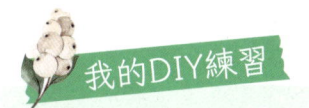

我的DIY練習

身心平衡複方淡香水：3% 精油

製作方法 ｜ 準備一個 20mL 的玻璃香水噴瓶，可以先將真正薰衣草 2 滴、乳香 1 滴、黑雲杉 1 滴、佛手柑 1 滴及香水樹 1 滴，調在玻璃小量杯中，試聞覺得香氣可以接受後，再滴入兩倍份量的五款精油，搖勻後，滴入香水瓶中，再加入 20mL 的生命之水，每天搖勻一次，大約等待 3 天後即可使用。

使用方法 ｜ 比照一般香水使用方法。

調合的替代材料 ｜ 茉莉、玫瑰、西澳檀香、花梨木、葡萄柚、甜馬鬱蘭等精油。

精油新手的實用芳療

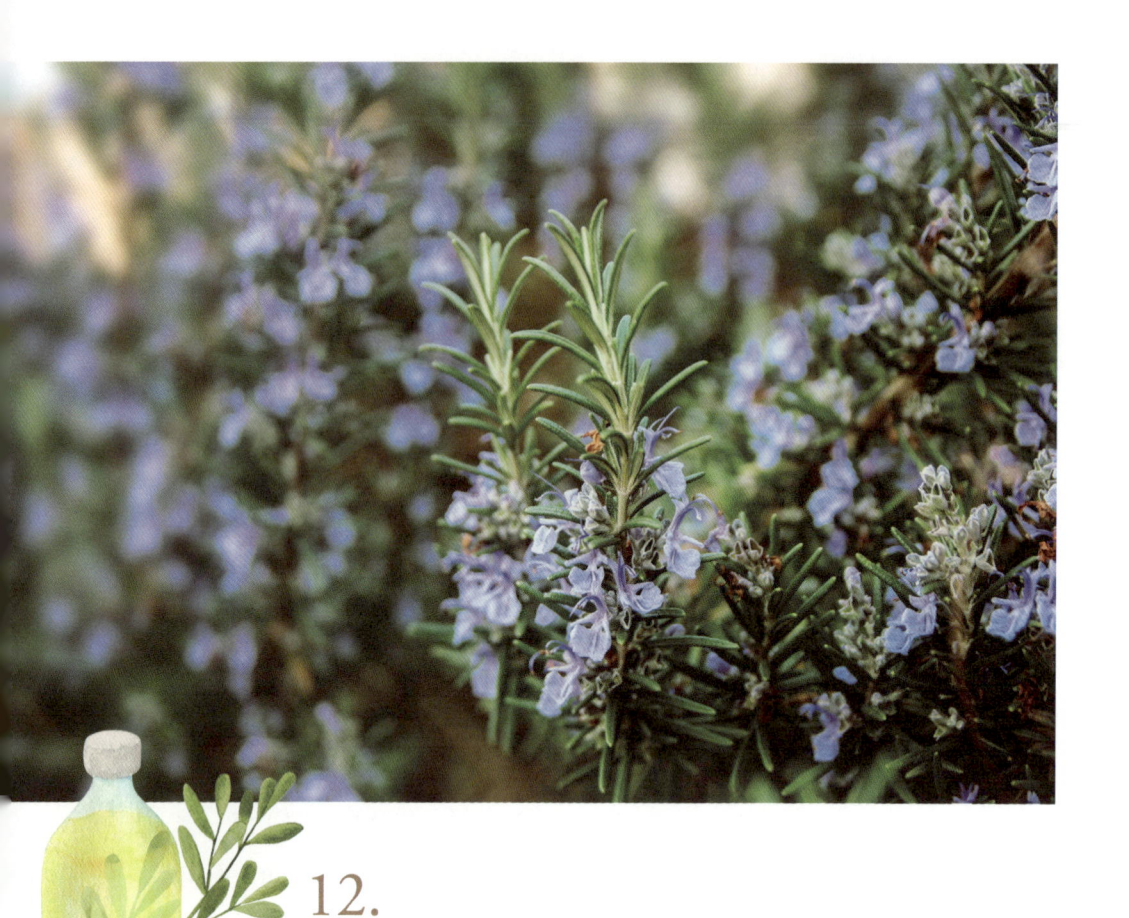

12.
提升注意力複方

　　注意力不集中很有可能是因神經衰弱所引起的，不可輕忽。目前大多數學者認為，精神因素是造成神經衰弱的主因。例如引起持續性的緊張、思緒紊亂，超過神經系統的耐受限度，就可能發生神經衰弱。而過度疲勞又得不到休息，做任何事情都不能夠持久，是交感神經過度亢奮；對現況不滿意則是思緒習慣性的負面；生活周遭環境變化較大而又不適應，是彈性調控失衡。神經衰弱患者的注意力和記憶力常會有明顯的內容選擇性，

無法跳脫引起自己煩惱的事情，總是重複憂慮同樣事件又得不到解方。

現代是快速變化又競爭的社會，人人追求工作效率，做事重成果輕過程；加上人人都用智慧型手機，每個人都能成為自媒體，打卡、一窩蜂追趕流行，比誰更快搶到限量版商品或是服務。甚至到了近期 AI 崛起，真實與虛擬世界界線更加模糊，短影音迅速席捲每個人的眼球，影片中的是非真假更考驗人們的思辨能力。擔憂追趕不上流行的壓力與渴望同溫層的肯定與價值判斷的失衡，在在衝擊著每個人的腦容量，那麼多的資訊與事件要關注，壓力與焦慮感不言可喻，過度施壓我們的神經系統，注意力真的很難集中啊！

學生們上課時邊滑著手機早就是老師們難以規範的惡習，更多學生熬夜打遊戲、滑 IG、看抖音，閱讀時間無法長久、超過一分鐘的影片可能就失去耐心，凡此種種都是注意力無法集中的現況，未來自制力不佳的學生學習成就表現可能就會持續下降。日本鳥取大學浦上克哉醫師曾針對活化大腦海馬迴進行多年的研究，發現了有效的植物香氣能夠緩解注意力不集中的症狀。因此，重新透過嗅神經細胞的活化，帶動大腦的海馬迴組織的再生能力，將會是值得努力推廣的目標。

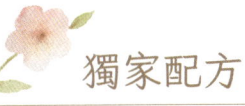

獨家配方

提升注意力的精油

白天：樟腦迷迭香精油 20 滴＋檸檬精油 10 滴，薰香或是滴入精油溢香瓶、隨時嗅聞

晚上：真正薰衣草精油 20 滴＋甜橙精油 10 滴，薰香或是滴入精油溢香瓶、隨時嗅聞

配方小常識

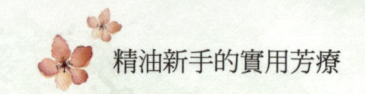

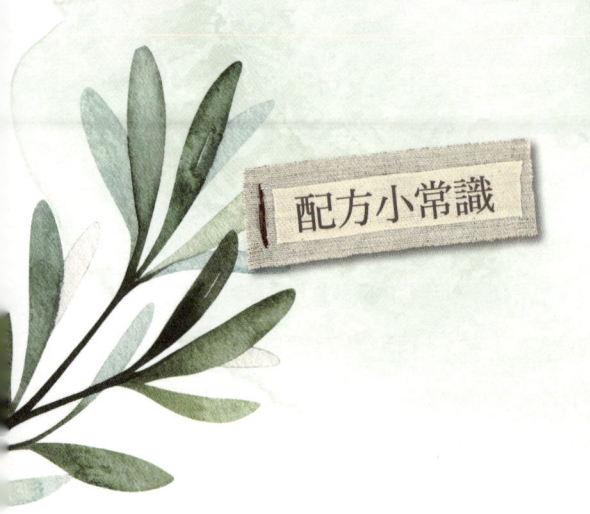

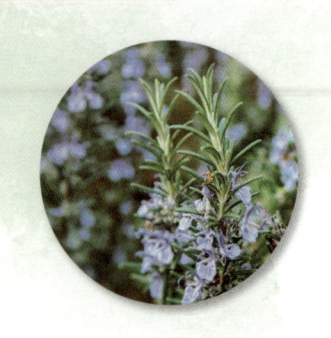

🌸 醒腦精油系列

樟腦迷迭香有名的樟腦味，能幫助活化頭腦、增強記憶力、強化神經、提升血壓與促進循環。**有機檸檬**在促進血液與淋巴循環、排出體內老廢物質的功能卓著，其清新的香氣能振奮心智與活力。

真正薰衣草在平衡中樞神經系統、調節自律神經系統功效絕佳，對於放鬆緊繃的思緒與壓力緩解很有助益。**甜橙**精油則能提供好心情，其植物語言為幽默，能夠強化神經系統，幫助振奮萎靡的精神。

我的DIY練習

提升注意力的精油

製作方法 | 準備兩個 5mL 的小滴管瓶,一個為白天精油配方,滴入樟腦迷迭香精油 20 滴及檸檬精油 10 滴,搖勻即可。另一個為晚上精油配方,滴入真正薰衣草精油 20 滴及甜橙精油 10 滴,搖勻即可。

使用方法 | 空間薰香取 6 至 8 滴入水氧機或震盪儀薰香,或裝入精油嗅聞棒,白天也可以滴入口罩芳香扣隨身佩帶。晚上除薰香外,也可以加入瀉利鹽泡澡。

調合的替代材料 | 白天精油:白千層、澳洲尤加利、辣薄荷、芳枸葉等。

晚上精油:香水樹、甜馬鬱蘭、佛手柑、乳香等。

精油新手的實用芳療

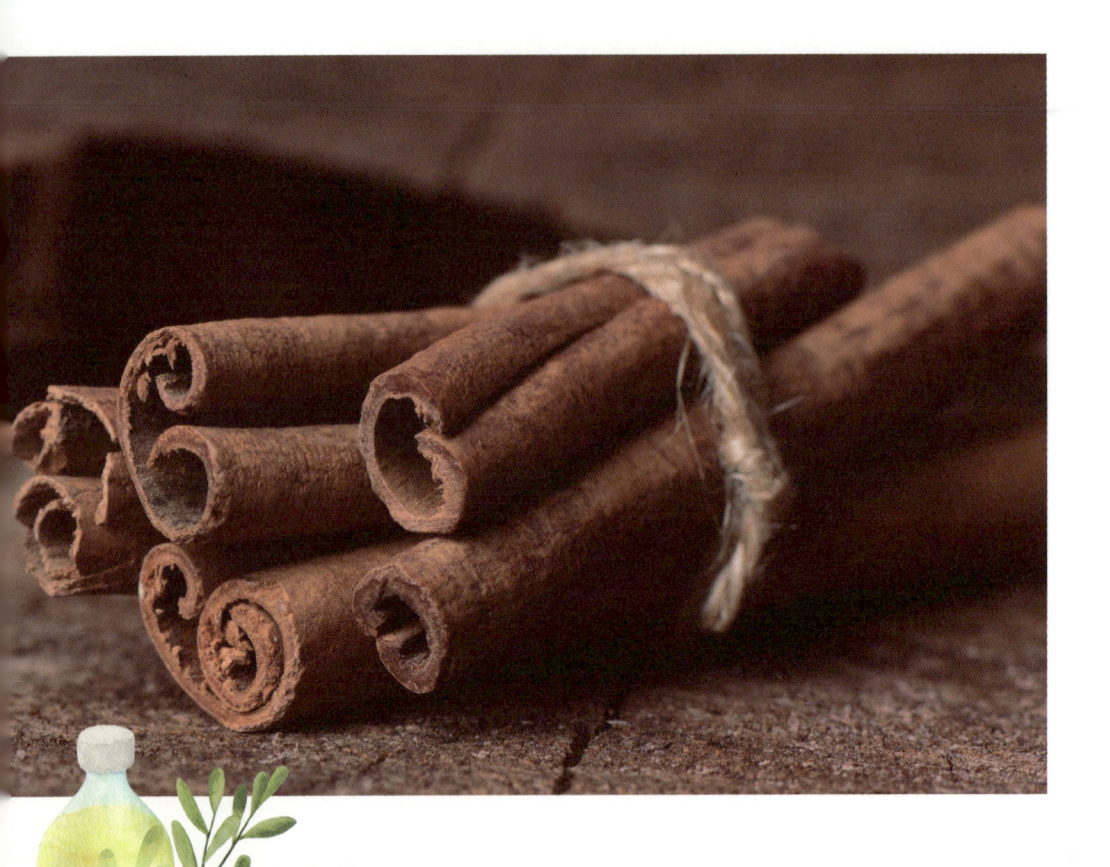

13.
丹田溫灼複方

如果你發生手腳冰涼的情況，主要是因為氣溫降低且血液循環不佳。此時泡腳是很好的溫中散寒的方式，不僅能暖身健體，還能利用水的溫熱作用，擴張足部血管，增高皮膚溫度及改善血液循環。

腳底有諸多反射五臟六腑的部位，按摩腳底相應的位置，既能暖化末梢循環，也能刺激內臟器官與肌肉骨骼的健康，減少脾虛所導致的體內邪濕，健脾利水、疏通經絡。對於經常久站久坐的人，腳底按摩與泡腳是一

項非常合適的減壓活動；泡腳會使下肢血管擴張，從而增加血流，促進氣血運行，加速新陳代謝。事實上只要將體溫提高 1 度左右，就能讓免疫力增加 40%，既可以舒緩肌肉疲勞，還能改善腿部浮腫。泡腳後搭配促進循環的精油配方加以按摩與緩和，更能消除沉積足底的老廢物質，不僅提升身體各項機能，促進免疫力，更能帶來優質的睡眠品質。

我在芳療與瑜珈的教學課程中，遇到不少因為 COVID-19 康復後卻遲遲未能恢復確診前的健康與活力的學員抱怨說：「身體比以前更容易疲倦，每天下班回家倒頭就睡，不知道自己怎麼了？」感覺自己抗壓性也變低，做很多事也提不起勁。此時，我會鼓勵他們一定要持續維持原本喜歡的運動或是活動，特別是進入寒冷天氣，更容易產生消沉的情緒氛圍。若能搭配適當的身體按摩、足底按摩，加上泡泡溫泉或是足浴，緊繃的肌肉放鬆了，過度使用的關節骨骼修護了，大腦更加容易釋放血清素、多巴胺等正向的神經傳導物質，精神能夠好好恢復，也能為生活品質帶來美好的幸福感！

獨家配方

丹田溫灼複方精油

泡腳精油配方

- 暖化末梢循環：薑＋中國肉桂
- 緩解長新冠疲憊：白千層＋黑雲杉
- 舒緩壓力：真正薰衣草＋天竺葵
- 提振免疫力：澳洲尤加利＋茶樹

以上精油功能擇一，各 5 滴＋瀉利鹽 60g

腳底按摩乳

依據以上功能精油擇一，各 15 滴＋精油專用基底乳 30mL

配方小常識

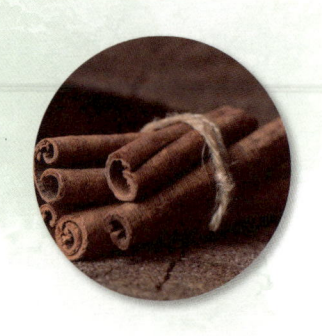

🌸 **暖身精油**

　　芳香精油中有許多植物可以幫助暖化末梢神經和提振免疫力。本書提供以下四種功能性精油配方，你可以將它們添加到精油基底乳或瀉利鹽中使用。

1. **暖化末梢循環**：薑＋中國肉桂。薑精油具有抗發炎和促進血液循環的功能，能夠溫暖和舒緩僵硬的肌肉；而中國肉桂則是一種發熱發汗的植物，對抗感染和促進循環效果也很好。這兩種精油混合後，香氣溫馨，能有效暖化身體，舒緩一天的疲憊。

2. **緩解 COVID-19 後遺症**：白千層對於感染、發燒和發炎等症狀有很好的抑制效果，並且能緩解得新冠的後遺症──腦霧和精神疲乏。黑雲杉則以提振慢性疲勞而著稱，這兩者搭配使用，可以有效提升精神和活力。

3. **舒緩壓力**：真正薰衣草對於中樞神經系統的失衡和重新注入活力有很大幫助；而埃及天竺葵則能幫助那些對自己要

求過高的人重新平衡，學會適度放鬆和中庸的態度。

4. **提振免疫力**：富含氧化物類的 1,8-桉油醇的澳洲尤加利能夠提供「衛氣」能量，防止風邪入侵；茶樹則擁有超高的抗菌能力，並且具備抗菌和抗病毒的提振免疫功能，還能強化自律神經系統。這兩者的組合，為寒冷的天氣提供了最好的防護能量。

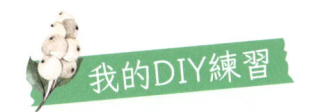

我的DIY練習

丹田溫灼複方精油：2.5% 精油

製作方法｜泡腳精油配方：準備一個 60g 的寬口罐，量好 60g 瀉利鹽，再依所需功能的泡腳精油依序滴入各 5 滴（共 10 滴），攪拌均勻即可。

腳底按摩乳：請準備 30mL 壓瓶，先依需求擇一功能之兩款精油各 15 滴，滴入 5mL 滴管瓶中搖勻，接著將 30mL 精油基底乳量好，滴入混合好的精油攪勻即可裝入壓瓶中。

使用方法｜足浴最佳水溫為 40～42 度，每次取 60g 足浴瀉利鹽入泡腳桶中，浸泡 10～15 分鐘，可搭配輕柔音樂更佳。泡腳後再取用腳底按摩乳，按摩腳底（詳見第 316 頁）。

調合的替代材料｜

- 暖化末梢循環：樟腦迷迭香、坤希草。
- 緩解 COVID-19 後遺症：真正薰衣草、西澳檀香。
- 舒緩壓力：佛手柑、甜馬鬱蘭。
- 提振免疫力：羅文莎葉、芳枸葉。

SECTION 5

瑜珈提斯氧身篇

精油新手的實用芳療

第一招

Aroma Yoga Pilates
芳療瑜珈提斯

現代女性想要維持美麗與健康並不容易，了解自己的需求，進行適合的運動，保持身心靈健康才能夠事半功倍。結合精油、音樂與體適能運動的「芳療瑜珈提斯」（Aroma Yoga Pilates），不僅可以同步療癒身心靈與呵護情緒，更能幫助實現健康與雕塑身形的養生渴望。

芳療瑜珈提斯包括了五大元素：運用精油療癒情緒與身體輕微不適的芳香療法連結身體、呼吸與心靈的瑜珈，透過有意識的呼吸來訓練核心肌群（腹橫肌、下背肌群與骨盆肌群）的彼拉提斯；平衡思緒、抽離緊繃日常的冥想，以及在輕柔的大自然聲音與悅耳音符中，舒緩心靈與精神壓力的音樂療法。

芳香療法與瑜珈提斯運動結合，不僅能滿足現代人放鬆身體與情緒的需求，還能讓深層肌肉得到有效伸展。運動過程中，天然植物的香氣氛圍有助於加速血液循環、深層暖化肌肉和訓練肺活量，提升健康養生效果。同時，輕柔的音樂能舒緩疲憊與焦慮，放鬆緊繃的身心，釋放生理與心理上的負面能量。

SECTION 5・瑜珈提斯氧身篇

在我的芳療瑜珈提斯課程中，有許多學習瑜珈多年的同學，大多都已養成固定運動的習慣，身體的柔軟度也有一定程度，不過卻遇到了一個瓶頸：經常性的睡眠品質不佳，或是身體某些痠痛就是緩和不了。

深入瞭解之後，發覺她們大多數因為是工作壓力大、家庭與生活得兩者兼顧，產生容易緊張焦慮的性格。每次風塵僕僕的來到瑜珈教室總是帶著倦容，好像並沒有真正融入運動中，腹式呼吸似乎也做得不完整，可能連我播放的音樂也沒有真正聽進去。於是我在每次上課前，會加入適合她們放鬆的香氣，同時在一開始向她們簡單說明這香氣對身心靈放鬆的好處，然後讓她們進行完整的腹式呼吸。結果下次來上課時，同學們都說上次運動後回到家中，覺得很好入眠，也期待著下次我會帶給她們什麼樣的香氣。

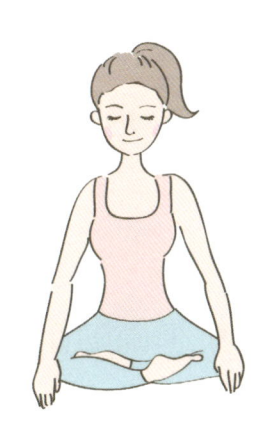

獨家配方

花香調與柑橘調的精油香氣，對於忙碌一天的疲憊身心，能夠創造相當放鬆的氛圍。運用水氧機或薰燈滴入 6～8 滴精油薰香，泡澡時，可滴入 8～10 滴精油和瀉利鹽混合均勻，有極佳的放鬆效果。

精油新手的實用芳療

我的芳療瑜珈提斯練習

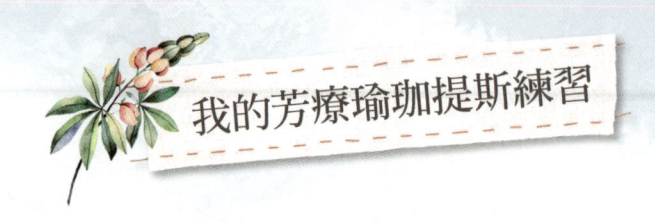

瑜珈基礎動作
輕鬆學！

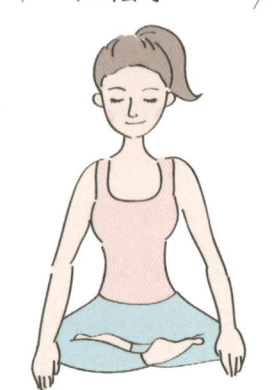

❀ 準備動作

|動作說明|

1. 盤坐於瑜珈墊上。
2. 雙肩放鬆。
3. 腹式呼吸（吸氣將腹部撐大、吐氣時收緊腹部）吸氣與吐氣各停留四秒，來回六到八次。

❀ 半拜日式

|動作說明|

1. 吸氣，兩手臂抬高至肩膀的高度。
2. 吐氣，手掌心朝上，手肘微微放下。
3. 吸氣，兩手臂抬高至頭頂上，交叉手指。
4. 吐氣，手掌朝上，雙手臂保持伸直。
5. 吸氣，保持停留。
6. 吐氣，將手臂放下，恢復放置地板及身體兩側。

|動作優點|

促進血液循環，提升呼吸的技巧，使上半身暖和。同時讓身心整合，達到真正放鬆的效果。

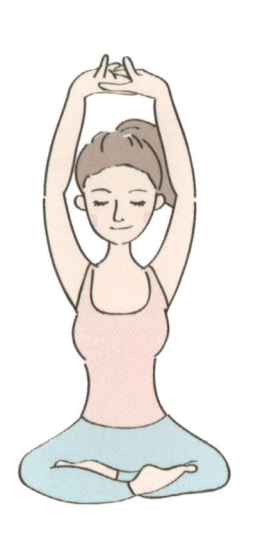

SECTION 5・瑜珈提斯氧身篇

第二招

Aroma Yoga Pilates
腹式呼吸靜心冥想練習

冥想（meditation）是打開內心的鑰匙。冥想可以簡化我們外在的生活，並活化我們內在的生命。冥想帶給我們一個自然又自發的生命力，幫助我們在細微中覺察到自己的靈性。

2013 年底，美國和西班牙的研究團隊發表了一項研究，顯示冥想能改變基因表現，提升生理健康並加強身體的修復能力。研究團隊將參與者分成兩組：一組掌握冥想技巧，另一組則無相關訓練。參與者進行了八小時的冥想或靜態活動後，研究結果顯示，冥想組的基因活動和身體分子發生了變化，尤其是降低了發炎基因的表現，從而增強了應對壓力的能力。

根據威斯康辛大學教授李察・大衛森的研究，冥想能迅速改變部分基因表現。西班牙巴塞隆納生物醫學研究員波爾拉・卡里曼進一步說明，冥想也和許多抗發炎、止痛和鎮痛藥物有相同的效果，能夠有助緩和發炎反應。針對新冠患者的身心疲憊緩解，香港理工大學研究發現，透過冥想、瑜珈及呼吸練習有很好的助益。

精油新手的實用芳療

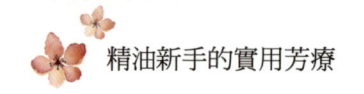

過去有些研究發現，練習冥想技巧有助緩和發炎反應。身體面對壓力時，發炎基因表現若能減少，荷爾蒙可使復原更加迅速。研究剛開始時，兩組成員基因表現並無差異，但經過練習後，有冥想者基因的表現出現改變。未來透過冥想的練習，也許能夠幫助治療各種慢性發炎性疾病。

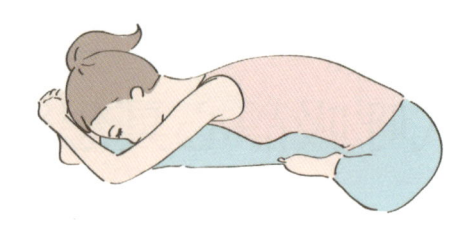

獨家配方

藥草類、樹脂類與木質調的精油，例如真正薰衣草、快樂鼠尾草、乳香、沒藥、西澳檀香、花梨木等精油，十分適合於進行冥想練習時使用。可於水氧機或薰燈滴入 6～8 滴精油，加強冥想效果。

我的芳療瑜珈提斯練習

瑜珈基礎動作
輕鬆學！

❀ 腹式呼吸

| 動作說明 |

1. 盤坐於瑜珈墊上。
2. 專注呼吸，讓身體放鬆，保持意識清晰。
3. 吸氣：氣體由鼻腔吸入→喉嚨→食道→橫隔膜→腹腔與丹田→腹部鼓起停留四到六秒。
4. 吐氣：氣體反向向上推出，慢慢收緊腹部→橫隔膜→食道→喉嚨→鼻腔吐出，停留四到六秒。

❀ 冥想引導音樂

　　我非常推崇由中華民國生活調適愛心會所錄製的 20 分鐘冥想音樂（ilife.org.tw/網路資源/晚安朋友‧有聲書/），搭配口述者的旁白引導，以及水氧機或是薰香燈散發的植物香氣與能量，讓我們練習冥想靜心。運用腹式呼吸，每一次的吸氣與吐氣各停留四秒鐘，吸氣時感覺氣體由鼻腔進入，經過胸腔來到腹腔丹田位置，此時的腹部是慢慢鼓起的，然後再以更長的時間將氣體由腹腔向上推擠至胸腔、鼻腔，之後緩緩吐出。這樣專注於深沉的呼吸，配合著放空的大腦，享受著最放鬆的時刻，此時我們的身心靈來到了最澄淨的境界。心跳緩和了，新陳代謝提升了，情緒自在了，人生也開闊了。

精油新手的實用芳療

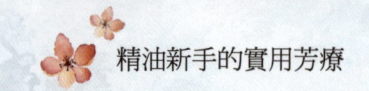

第三招

Aroma Yoga Pilates

頭部舒壓瑜珈

我的周遭有許多忙碌的上班族家人與友人，認真且敬業的在工作崗位上努力，力求最好的表現，但也因此長時間處在高度的壓力與緊繃的狀態下，最常出現的通病就是偏頭痛。有的人會因此睡不好覺、整夜輾轉難眠，有的甚至於得吃止痛藥，更有甚者眼壓過大、眼睛腫痛得去動刀割掉麥粒腫，或是去照腦部核磁共振，卻什麼原因也找不到。而有些朋友求助中醫，醫生會開一些舒緩經絡、活絡血脈的藥方，並諄諄囑咐減少工作量或是養成良好的運動習慣。後者的想法與我一直在推動的「氧身」生活的概念一致，因為唯有透過適當的減少壓力，培養運動習慣、促進體內循環與代謝，才會是舒緩頭痛最好的藥方。

獨家配方

辣薄荷清心活力按摩油
辣薄荷精油 10 滴＋真正薰衣草精油 20 滴＋羅馬洋甘菊精油 10 滴＋甜杏仁油 18mL（作法見第 41 頁）

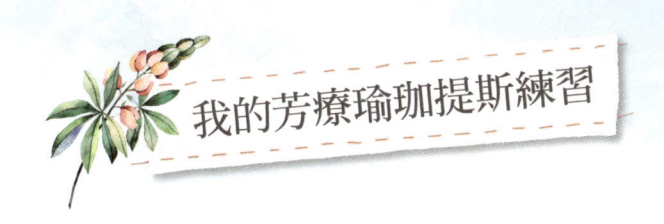

SECTION 5・瑜珈提斯氧身篇

我的芳療瑜珈提斯練習

❀ 簡易自我按摩

| 動作說明 |

取適量的清心活力按摩油,按摩於太陽穴、風池穴、肩井穴、合谷穴及足三里,每個穴點各按摩約一分鐘後,開始進行頭部舒壓瑜珈(穴位圖詳見第313～315頁)。

❀ 頭部側垂放鬆式

| 動作說明 |

1. 首先盤坐於瑜珈墊上。
2. 將右手手掌貼著左邊頭部,將頭部輕輕帶向右邊,此時左肩與手臂完全放鬆,停留六到八秒。
3. 再將頭部帶向右斜前方,一樣停留六到八秒。
4. 再將頭帶向正前方,停留六到八秒後,回正。
5. 換左邊進行三方位頭部側垂放鬆。

頭部舒壓瑜珈簡單學!

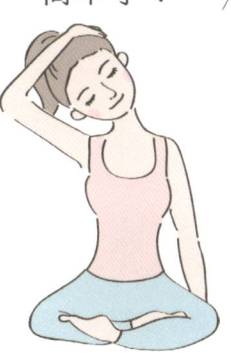

| 動作優點 |

改善頭部的血液循環,緩解頭痛,因為工作壓力或是所處環境空氣循環不良引起的頭痛更能有效舒緩。

精油新手的實用芳療

❀ 頂天循環式

| 動作說明 |

1. 站在瑜珈墊上，雙腳打開比肩膀寬。
2. 雙手上舉緊貼耳朵旁。
3. 深呼吸後將身體緩緩向前彎，直至雙手碰觸到地。
4. 頭頂方向接近地板，甚至可以讓頭頂百會穴位置頂住地板。
5. 保持雙眼張開以利平衡，維持六至八次呼吸。
6. 接著將雙腳稍稍併攏。
7. 最後眼睛看著地板方向，捲動身體緩緩直立，直到身體完全打直後，再將頭部回正，恢復站姿。

注意事項：嚴重高血壓與暈眩患者避免進行本動作。

| 動作優點 |

改善頭部的血液循環，調合呼吸，同時強化腹部肌耐力，延長背部、放鬆緊繃肌肉。

❀ 兔式

| 動作說明 |

1. 跪姿於瑜珈墊上，由嬰兒式開始，即跪姿於地，臀部坐於雙腳後跟，額頭輕放於瑜珈墊上，雙手置於身體兩側。

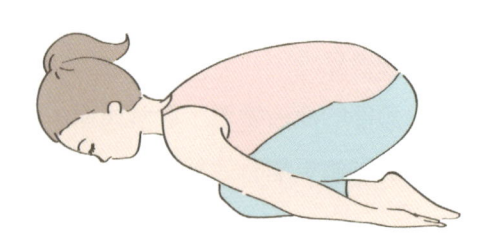

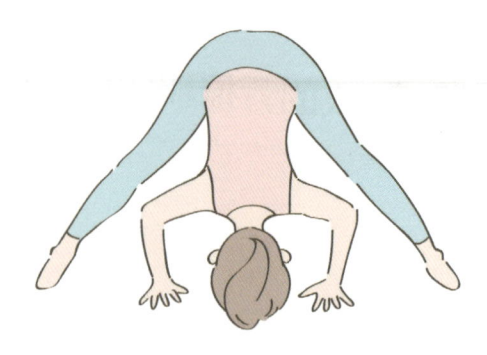

2. 深呼吸後將額頭往前推動,直至頭頂百會穴位置緊貼於瑜珈墊上。

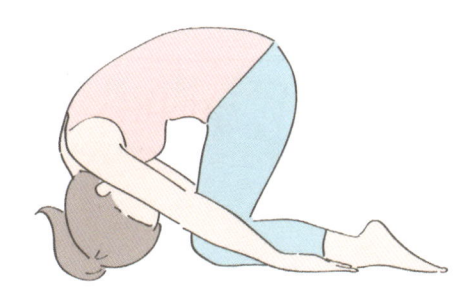

3. 將力量置於頭頂位置,大腿垂直於地面,雙手向上合掌交握,雙眼張開保持向後看。
4. 維持六至八次呼吸。
5. 吐氣,緩緩將額頭貼回地板,臀部坐回腳後跟,恢復嬰兒式。

注意事項:嚴重高血壓與暈眩患者避免進行本動作。

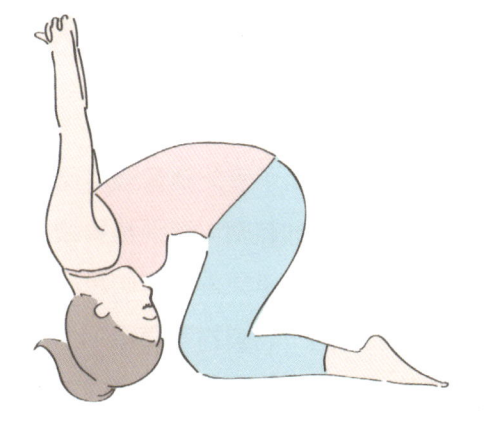

| 動作優點 |

改善頭部的血液循環,調合呼吸,同時釋放頭部壓力,恢復腦部活力。

精油新手的實用芳療

第四招

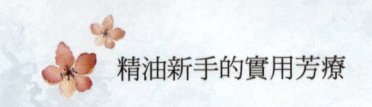

Aroma Yoga Pilates
肩頸舒壓放鬆運動

當骨骼所承受的負荷強度達到某個程度時，骨骼細胞便會集中到那些負荷較沉重的範圍，特別是肩頸部位。因為長時間使用電腦、滑手機，加上坐姿不良或是原本脊椎側彎的問題，都會使得肩頸緊繃、贅肉堆積、淋巴循環受阻、老廢物質滯留，身形駝背而不優美。甚至女生最吸睛的鎖骨線條也因而消失不見，變成肉肉女一族，而且還會讓頸部紋路洩露年齡，看起來可能比實際年齡更大。而肩頸運動就是增加身體循環、修飾頸部與肩膀肌肉、加強骨質密度極有效率的方式。運動前搭配滋養美頸霜的按摩，加強肩頸運動前的暖身動作，效果加倍，也能讓運動更加輕鬆美麗！

獨家配方

花梨木滋養美頸霜
花梨木精油 5 滴＋乳香精油 5 滴＋橙花精油 5 滴＋玫瑰果油 5mL＋維生素 E 1g＋精油專用基底乳 25mL（作法見第 205 頁）

SECTION 5・瑜珈提斯氧身篇

我的芳療瑜珈提斯練習

❀ 簡易自我按摩

|動作說明|

取適量滋養美頸霜於手掌心，稍加用手心溫度溫熱一下，先塗抹於頸部兩側接近耳朵下方，向下往鎖骨的方向疏通頸部淋巴循環，接著再推至肩膀肩井穴位置，最後再由鎖骨位置向上輕推至下巴處。可以進行六到八個循環。（穴位圖詳見第 315 頁）

❀ 肩帶旋轉式

|動作說明|

1. 將雙手手掌輕搭肩上，手肘朝前。
2. 吸氣後將手肘向上提高，然後往後轉動，連續做四次。
3. 接著將手肘朝後提至最高再向外旋轉，連續四個。
4. 前後各做六到八次循環。

|動作優點|

強化肩頸柔軟度，舒緩肩頸肌肉的僵硬狀態，同時延展背部肌肉，預防五十肩，促進肩頸血液循環。

肩頸舒壓放鬆
運動好好做

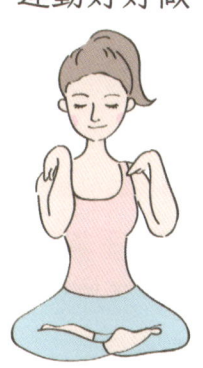

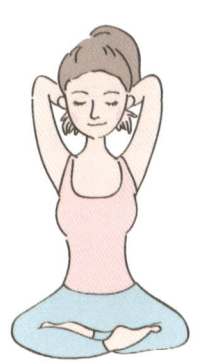

259

精油新手的實用芳療

❀ 背後拉手式

|動作說明|

1. 雙腿以跪姿坐在瑜珈墊上。
2. 吸氣後將右手臂伸向後方貼背。
3. 左手向後由下往上與右手相握，停留六至八個呼吸。
4. 然後換手進行。

注意事項：初學者若一開始無法讓雙手相握，可以兩手各抓毛巾一端代替兩手交握，一樣保持挺胸呼吸。

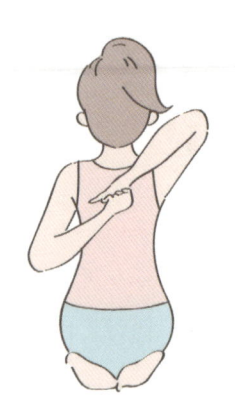

|動作優點|

促進肩膀與手臂血液循環，擴胸與延展胸腹肌群，幫助呼吸調理，強化上背肌群。

❀ 眼鏡蛇式

|動作說明|

1. 身體俯臥瑜珈墊上。
2. 雙手手掌貼於頭部兩側墊上，手肘夾緊胸腔外側，雙腿併攏。
3. 吸氣後將身體上推，手臂打直但維持肘關節活動性，前胸離地，但髖關節部位需緊貼瑜珈墊上。
4. 接著將下巴上揚，眼睛看向天花板，頭部不後仰，停留六到八次呼吸。
5. 吐氣後再慢慢將頭部貼回瑜珈墊上。

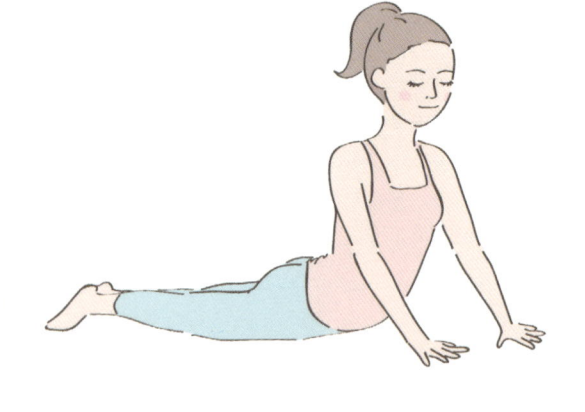

| 動作優點 |

消除肩頸緊繃，促進肩頸血液循環，撫平頸部紋路，活化肩膀線條，緩和下背疼痛。

參考動作：Elsa 彼拉提斯教室 - Aroma Pilates - Vol.9 眼鏡蛇式

精油新手的實用芳療

第五招

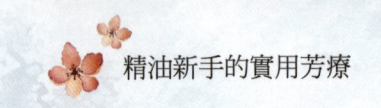

Aroma Yoga Pilates
虎背蝴蝶袖雕塑運動

我在芳療瑜珈提斯課程中，發現女性朋友很在意虎背與蝴蝶袖。特別是三十出頭的年輕媽媽，沉重的工作與生活壓力，肩膀與背部的肌肉緊繃程度可想而知。另一方面，下班後或假日總是忙著料理家務，肌肉只是勞動而缺乏運動，再加上體脂肪過高、缺乏運動的情形下，很容易在前手臂囤積脂肪，形成蝴蝶袖。因此，我在課堂上總是會帶動舒緩背部與手臂痠痛的動作，幫助她們修飾這極具女人味的兩個身體部位。再搭配美背緊實按摩乳的按摩，茉莉的香氣撲鼻而來，也讓運動伸展時的心情加分許多，更舒緩運動後的背部與手臂肌肉的疲勞感。

獨家配方

茉莉美背緊實按摩乳
茉莉精油 10 滴＋樟腦迷迭香精油 45 滴＋絲柏精油 45 滴＋精油專用基底乳 45mL＋迷迭香抗氧化劑 10 滴（作法見第 165 頁）

SECTION 5・瑜珈提斯氧身篇

我的芳療瑜珈提斯練習

❀ 簡易自我按摩

取適量美背緊實按摩乳，均勻塗抹於後背肩膀往下至腰椎部位，特別強化肩井穴、大椎穴與脊椎兩側肌肉部位（穴位圖詳見第315頁）。

❀ 夾胸手臂上舉式

虎背蝴蝶袖雕塑運動輕鬆做

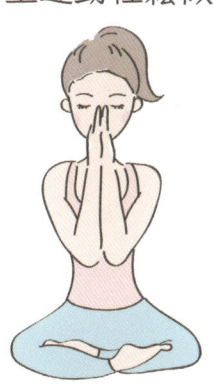

| 動作說明 |

1. 雙腳交叉或盤腿坐姿於瑜珈墊上。
2. 兩手臂前伸彎曲並夾緊手肘，深呼吸後上舉，向上舉時須維持手肘夾緊。
3. 吐氣後手臂向下，上下舉臂連續三十次。

| 動作優點 |

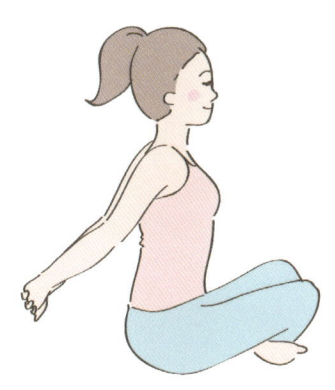

促進手臂淋巴循環，緊實鬆垮手臂，伸展手臂後側與擴胸運動，拉提胸部與活絡上背部肌肉彈性。

❀ 手臂後握上舉式

| 動作說明 |

1. 雙腳交叉或盤腿坐姿於瑜珈墊上。
2. 兩手臂向後手掌交握。
3. 吸氣時往上提舉。
4. 吐氣後放下，連續三十次。

263

動作優點

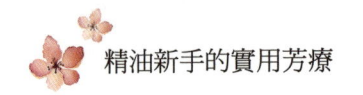

促進手臂淋巴循環,緊實鬆垮手臂,伸展手臂上側,擴胸並緊縮上背肩胛骨肌肉。

❀ 手臂平舉旋轉式

動作說明

1. 雙腳交叉或盤腿坐姿於瑜珈墊上。
2. 雙手兩側平舉,不聳肩,掌心朝外,手指朝上,如推牆壁般,手臂往前畫圓十次後、再向後畫圓十次。
3. 接著雙手一樣兩側平舉,掌心朝外,但手指朝下,手臂往前畫圓十次後、再向後畫圓十次。
4. 總共進行六到八次循環。

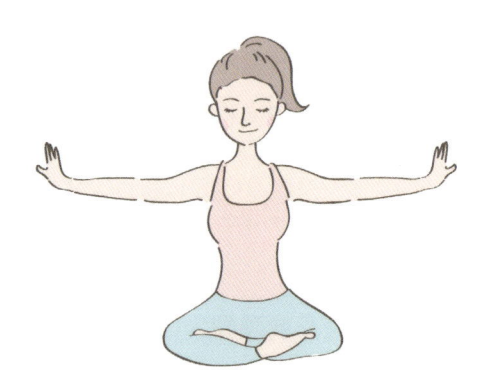

動作優點

活絡肱二頭肌與肱三頭肌,修飾手臂線條,舒緩肩膀緊繃、斜方肌,帶動肩胛骨活動。

SECTION 5・瑜珈提斯氧身篇

精油新手的實用芳療

第六招

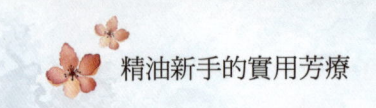

Aroma Yoga Pilates
小腹婆 bye-bye 核心運動

常坐辦公室的上班族群們，最惱人的問題就是腰腹間堆積的大量脂肪，形成如救生圈般的體型，夏天的服裝怎麼穿都會顯現出那一圈又一圈的小贅肉，怎麼遮都很難藏。因此為了消除惱人的小腹，鍛鍊核心肌群的腹橫肌、下背肌群與骨盆肌群的強化，就是女生們很重要的功課！我最推薦以下三個訓練核心肌群的運動：單手單腿平衡式、屈膝側垂式與捲背式，對於初學瑜珈提斯的同學很容易上手，就算是學習多年的同學，也很適合在家每天練習，隨時保持小腹平坦不卡肉，甚至能夠練出漂亮又緊實的腹肌喔！搭配暢通消化系統芳療按摩膠，好好練習以下三個動作，每天十分鐘，揮別小腹婆！

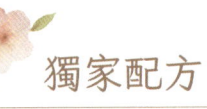

獨家配方

有機檸檬消化系統按摩膠
有機檸檬精油 10 滴＋回青橙精油 10 滴＋辣薄荷精油 10 滴＋真正薰衣草精油 10 滴＋甜杏仁油 10mL＋外用精油調和劑 10mL＋蘆薈膠 20g（作法見第 95 頁）

SECTION 5・瑜珈提斯氧身篇

我的芳療瑜珈提斯練習

❀ 簡易自我按摩

取適量消化系統按摩膠，均勻塗抹腹部、下背與側腰部位，可以搭配按摩中脘穴、天樞穴、關元穴、足三里、三陰交等穴位，然後進行以下三個核心訓練動作（穴位圖詳見第 313～315 頁）。

❀ 單手單腿平衡式

| 動作說明 |

1. 四足跪姿（手掌貼於瑜珈墊，位置在兩側肩膀正下方；膝蓋跪地，位置在髖關節正下方）於瑜珈墊上。
2. 吸氣後將右手臂順著右耳往前延伸，左腿則向後延長，盡可能感覺到手臂前伸時帶動腋下與側腰肌肉向前延伸，而腿部盡量往後延長。
3. 用腹部的力量保持背部平直穩定，並維持六到八次呼吸。
4. 換邊進行。

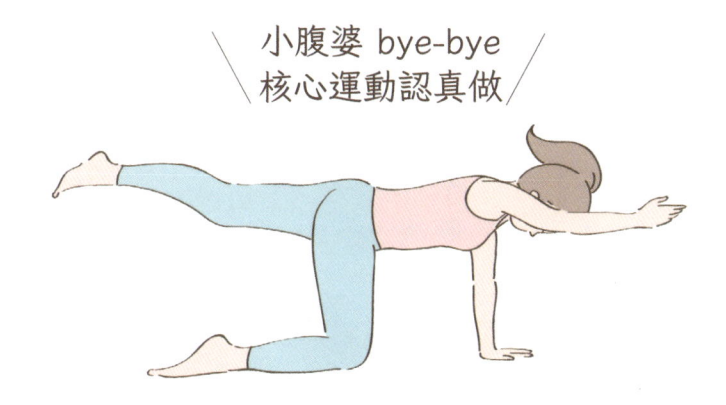

＼小腹婆 bye-bye／
＼核心運動認真做／

| 動作優點 |

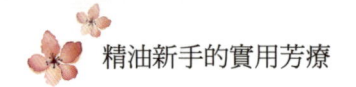

修飾腹部、手臂、腿部與背部線條，訓練腹橫肌、闊背肌與臀大肌，同時矯正髖關節。

❀ 屈膝側垂式

| 動作說明 |

1. 平躺於瑜珈墊上，雙手手臂兩側張開，掌心與肩膀緊貼地板。
2. 雙腳抬起彎曲，小腿平行於地板，膝蓋於髖關節正上方，膝蓋夾緊，此時小腹內收，下背部緊貼地板。
3. 吸氣後將雙腿側向右邊 45 度角，停留六到八次呼吸後，回正。
4. 接著進行另一邊。
5. 來回六到八次循環。

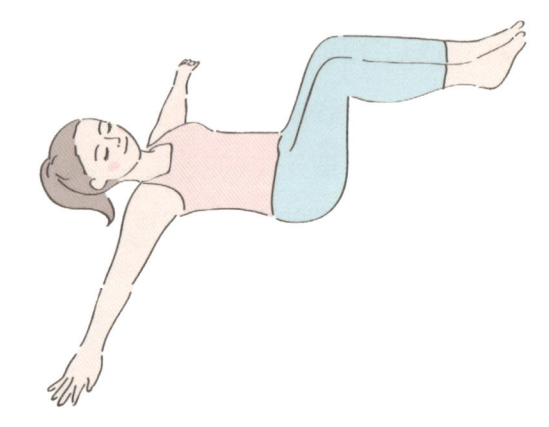

| 動作優點 |

訓練側邊腰部肌耐力，強化胸腔肺活量，放鬆後腰部壓力，減少痠痛，雕塑腿部線條，緊收腹部，修飾手臂線條等。

❀ 捲背式

| 動作說明 |

1. 坐姿於瑜珈墊上。
2. 雙腳膝蓋彎曲，腳掌踩地，兩腳與臀部同寬。

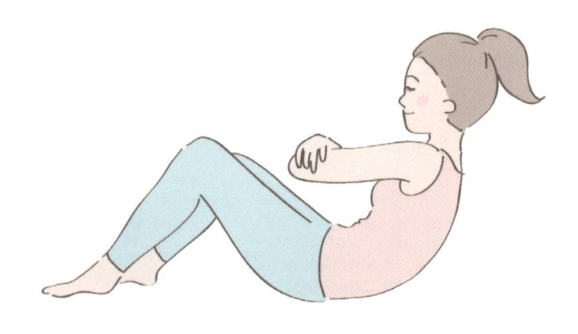

3. 吸氣，脊椎向上延伸。

4. 接著吐氣，身體向後躺，腹部縮起將背部往後捲，讓背部維持類似拋物線的弧度，停留四個呼吸，此時下巴往下收緊。

5. 然後吸氣，再次收縮腹部肌肉，將上半身捲回來恢復坐姿打直背部。

6. 重複六到八次。

| 動作優點 |

強化腹部與背部肌肉，緩和背部酸痛，跟小腹婆說 bye-bye。

這是一個訓練深層肌肉很好的動作，當身體往後捲時會覺得腹部肌肉顫抖與用力，記得要把肩膀往後放鬆，才能將力量集中在腹部。

參考動作：「Elsa 彼拉提斯教室 - Aroma Pilates - Vol.4 捲體向上向下」

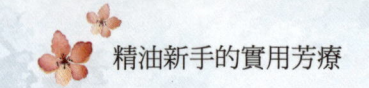

Aroma Yoga Pilates
腰腹核心運動加強版

腰腹是最容易囤積脂肪的部位,兩側多出來的腰部贅肉也是最難以消除的「叉燒包」。國民健康署近年來一直推動的健康口號:男生腰圍不要超過 90 公分、女性則要少於 80 公分。中醫則說百病始於腸,可見腰腹線條的維持與身體健康為一體之兩面。

就我擔任瑜珈提斯課程教練的醫院體重管理及產後護理中心而言,有的學員是來自復健科的就醫患者,過度肥胖、脊椎側彎、背部緊繃、經常腰痠背痛或是椎間盤凸出者很多;有的則是坐月子中的媽媽,渴望讓身材恢復更有效率,而這時候除了藥物的幫忙舒緩之外,核心運動的加強就是最重要的關鍵。我特別推薦三個加強腰腹核心肌群的訓練動作,每週至少認真做一次訓練,一個月下來就有長足的改善,再搭配打擊脂肪按摩乳的按摩,腰腹脂肪的代謝更有效果,整個人都輕盈了起來。

獨家配方

馬鞭草酮迷迭香打擊脂肪按摩乳
馬鞭草酮迷迭香精油 10 滴＋絲柏精油 10 滴＋杜松子精油 5 滴＋有機檸檬精油 5 滴＋精油專用基底乳 15mL(作法見第 99 頁)

SECTION 5・瑜珈提斯氧身篇

我的芳療瑜珈提斯練習

❀ 簡易自我按摩

取適量打擊脂肪按摩乳,均勻塗抹腹部、下背與側腰部位,可以搭配按摩中脘穴、天樞穴、關元穴、曲池穴、足三里、三陰交、豐隆穴等穴位。然後進行以下三個加強版的核心訓練動作(穴位圖詳見 313～315 頁)。

❀ 天秤式

| 動作說明 |

1. 坐姿於瑜珈墊上,上半身呈直立姿勢,兩邊坐骨穩穩坐住。
2. 雙腿彎曲、腳尖輕輕接觸地面。
3. 吸氣,將雙腳抬起讓小腿與地面平行。(初學者可先練習到這階段)
4. 再一次吸氣後將雙腿打直併攏,與地面呈 45 度角。
5. 雙手臂伸直放置身體兩側,吐氣,停留六到八次呼吸。注意背部須保持直立,緊縮腹部。

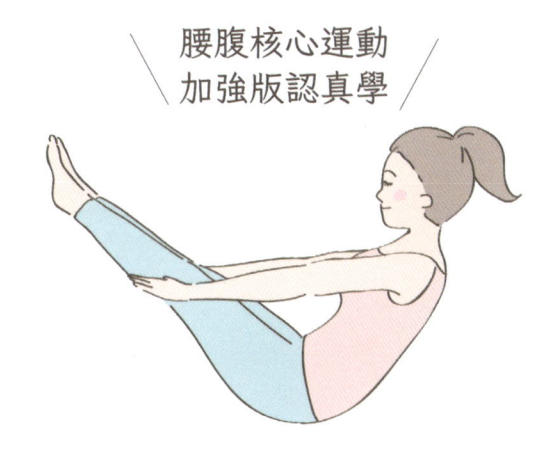

腰腹核心運動
加強版認真學

271

| 動作優點 |

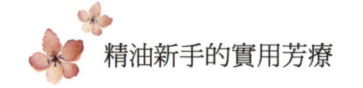

緊實腹部雕塑，修飾腿部線條，由於腹部核心的強化，同時帶動背部肌肉的訓練，並使身體保持平衡感。

❀ 棒式

| 動作說明 |

1. 四足跪姿於瑜珈墊上。
2. 吸氣後將右腳往後伸直，接著左腳往後伸直。
3. 臀部下壓並夾緊，雙腿打直，並使背部、臀部與腿部保持一直線，像棒子一樣，保持六到八次呼吸。

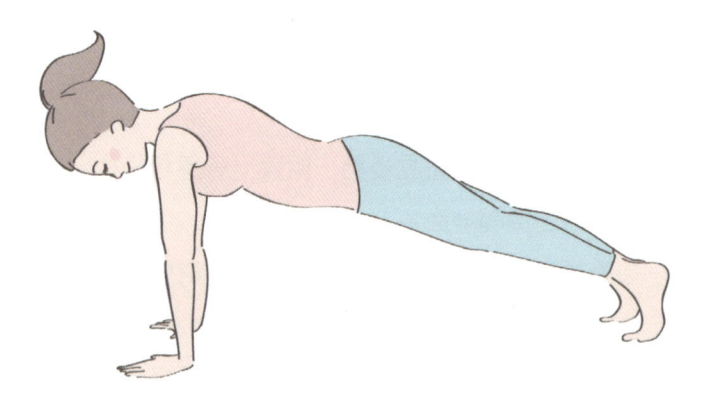

| 動作優點 |

訓練核心肌群，緊實腹部，提臀同時修飾腿部線條。

參考動作：Elsa 彼拉提斯教室 - Aroma Pilates - Vol.3 強化背肌棒式

蝗蟲式

| 動作說明 |

1. 面向瑜珈墊俯臥姿勢。
2. 雙手朝背後方向延伸。
3. 吸氣後,將前胸與雙腿離開地面,以腹部頂住地板,保持六到八個呼吸。

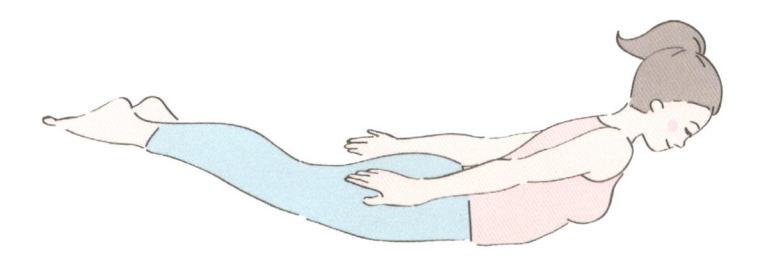

| 動作優點 |

強化核心肌群,修飾手臂與雙腿線條,緊實臀部。

精油新手的實用芳療

第八招

Aroma Yoga Pilates

瘦腰減油有氧運動

透過打擊脂肪按摩乳疏通經絡，可強化腰部肌耐力，加強瘦腰運動的成果，許多學員們都親自體驗了這樣的芳療瑜珈提斯雙重功效，除了促進身體的血液循環，也增加了肌肉的緊實度，修飾身形線條，更有效幫助了睡眠品質，天天都有好氣色！其中的躺姿扭腰式，我有兩位學員很認真地每天練習一百次，一個月後，一位腰圍減了 3.8 公分，另一位減了快 5 公分喔，值得大家一起來試試看！坐完月子，準備好好調理身材的媽媽們，或想瘦小腹的女性，更別錯過這個練習。

獨家配方

馬鞭草酮迷迭香打擊脂肪按摩乳
馬鞭草酮迷迭香精油 10 滴＋絲柏精油 10 滴＋杜松子精油 5 滴＋有機檸檬精油 5 滴＋精油專用基底乳 15mL（作法見第 99 頁）

我的芳療瑜珈提斯練習

🌼 簡易自我按摩

取適量打擊脂肪按摩乳,均勻塗抹腹部、下背與側腰部位,可以搭配按摩中脘穴、天樞穴、關元穴、氣海穴、命門穴與陽陵泉等穴位,然後進行以下三個瘦腰減油有氧訓練(穴位圖詳見第 313～315 頁)。

🌼 橋式

| 動作說明 |

1. 仰臥於瑜珈墊上。
2. 雙腳彎曲,腳掌位於膝蓋正下方,打開與臀部同寬,雙手置於身體兩側。
3. 吸氣時將背部、腰部、臀部離地,腹部收緊。
4. 接著將雙手臂上舉朝向天花板。
5. 吐氣,雙手朝向頭部後方。
6. 再次吸氣,將雙手上舉。
7. 吐氣後,將雙手貼回身體兩側墊上。
8. 再依序將背部、腰部、臀部依序貼回墊上,進行六到八次。

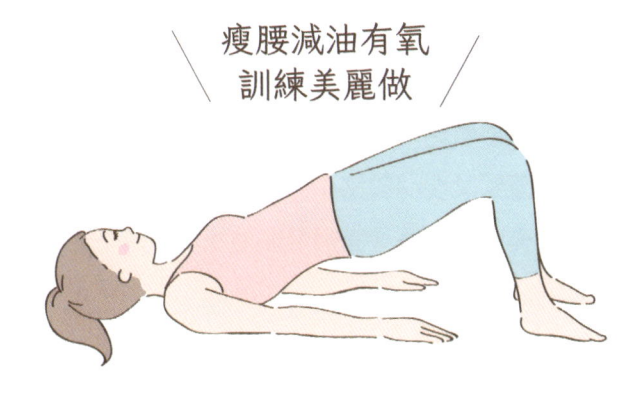

瘦腰減油有氧
訓練美麗做

| 動作優點 |

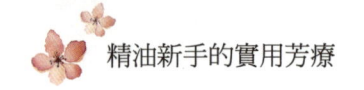

鍛鍊核心肌群、腰腹肌肉、背部肌群、緊實臀部、強化會陰部彈性。

參考動作：Youtube 上「Elsa 彼拉提斯教室 -Aroma Pilates - Vol.5 消小腹橋式與進階動作」

【橋式進階動作】

雙腳腳掌、膝蓋與大腿內側夾緊，然後進行前述橋式標準動作，動作實施時務必讓雙腿膝蓋保持夾緊，此動作的腰腹核心肌群訓練更加緊實，更有助於緩解脂肪堆積。

躺姿扭腰式

| 動作說明 |

1. 躺姿於瑜珈墊上。
2. 雙手兩側張開，肩膀與掌心緊貼地板。
3. 雙腿朝上舉起，併攏，膝蓋微彎，腳掌勾起，下背部緊貼瑜珈墊上。
4. 接著右臀向右腰扭轉、左臀朝左腰扭轉，左右扭轉連續進行一百次。

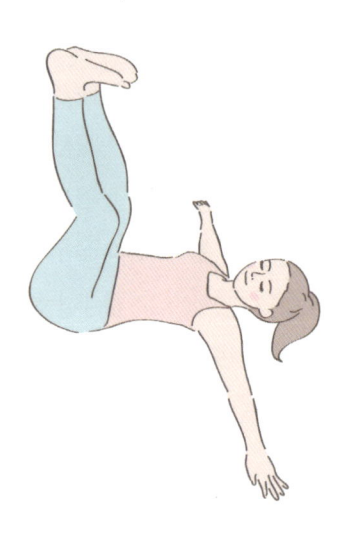

| 動作優點 |

訓練核心肌群，緊實腹部肌肉，雕塑腰部曲線，修飾腿部線條。每天認真進行一百次，一個月後腰圍就能明顯縮小。

注意事項：進行本動作時，兩側肩膀需緊貼地板，同時下巴保持收緊。

扭轉大三角

動作說明

1. 站姿於瑜珈墊上,雙腳打開比肩膀略寬1倍。
2. 吸氣後將上半身往前彎曲到扶住地板。
3. 再次將雙腿打直,萬一柔軟度不足者,只要保持雙腿伸直,讓雙手扶住小腿肚或腳踝即可。
4. 接著將雙手一起移向左腳掌。
5. 右手停留在左腳背,左手慢慢向天花板方向延伸,眼睛注視著左手,停留約六到八秒後,左手下來扶地。
6. 雙手再慢慢滑向右腳掌,換邊實施。兩邊各進行六到八回。

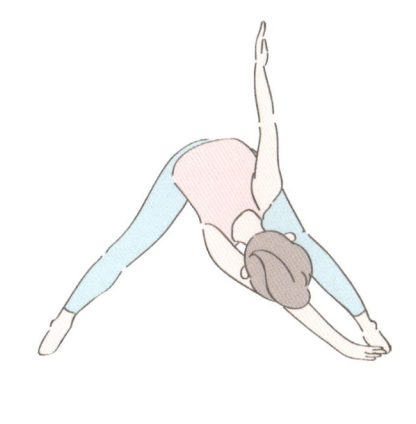

動作優點

訓練側邊腰部肌耐力、胸腔肺活量,放鬆後腰部壓力,減少痠痛,雕塑腿部線條,緊收腹部,修飾手臂線條等。

精油新手的實用芳療

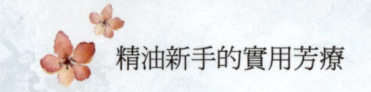

第九招

Aroma Yoga Pilates
提臀美腿伸展操

擁有美好的身形是每位女生最大的夢想，無論身高如何，能夠有一雙勻稱修長、比例美好的雙腿，與緊實俏麗的臀部，就是最開心的事，這也是所有牛仔褲廣告最主要的訴求。

瑜珈與彼拉提斯正是幫助所有女生養成美腿與翹臀身形的最佳幫手。重點是一定要每天練習持之以恆，才能讓辛勞一整天的雙腿舒緩疲憊，又能讓長時間久坐辦公室的臀部揮別下垂，換成緊實有彈性的翹臀。搭配腿部雕塑按摩膠，幫助分解脂肪、促進血液循環，同時消除因乳酸堆積而形成的緊繃肌肉，讓腿部雕塑超輕鬆！

獨家配方

樟腦迷迭香腿部雕塑按摩膠
樟腦迷迭香精油 30 滴＋辣薄荷精油 15 滴＋絲柏精油 15 滴＋有機綠茶浸泡液 50mL＋蘆薈膠 50g＋外用調和劑 3mL（作法見第 108 頁）

SECTION 5・瑜珈提斯氧身篇

我的芳療瑜珈提斯練習

提臀美腿伸展操
認真學

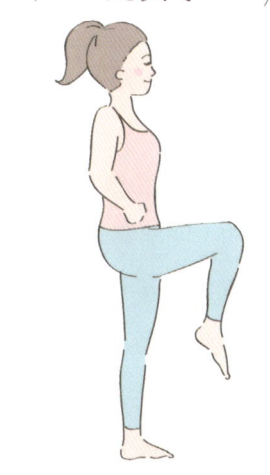

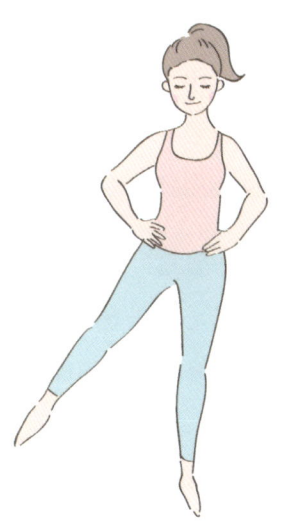

🌼 簡易自我按摩

取適量腿部雕塑按摩膠，均勻塗抹腿部、臀部等部位，可以搭配按摩委中穴、承山穴、足三里與太谿穴等穴位，然後進行以下三個提臀美腿伸展操的動作（穴位圖詳見第313～315頁）。

🌼 抬腿運動

|動作說明|

這是既簡單又容易學習的抬腿動作。

1. 雙腿微張與肩膀同寬，雙手插腰，若是核心不穩定者可以扶著椅背（需要椅腳穩定的椅子）。
2. 先將右腳彎曲向前，往上抬八下。
3. 先將右腿腿部打直，朝右邊抬八下。
4. 最後將右腿往後抬八下，進行中身體必須保持穩定不晃動。
5. 接著換左腳，也是前、左、後三方向抬腿各八下。每天兩腳各進行六到八個循環。

精油新手的實用芳療

| 動作優點 |

訓練核心穩定度，調整髖關節，強化腿部前側與後側肌耐力，活化膀胱經絡。

🌼 **剪刀腳**

| 動作說明 |

1. 平躺於瑜珈墊上。
2. 雙腳屈膝抬起，小腿與地板平行。
3. 吸氣，雙腳伸直指向天花板方向，腰部需緊貼瑜珈墊上。
4. 吐氣，雙手輕扶膝蓋後方，上半身離地，下巴向下收緊。
5. 左腳伸直往自己身體方向靠近，右腳向前向下延長伸直不碰地，吸氣換腳，左右各進行十次。
6. 接著吸氣收回雙腳併攏，吐氣上半身躺回地板。
7. 回到屈膝、小腿平行地板，再將雙腳平放瑜珈墊。

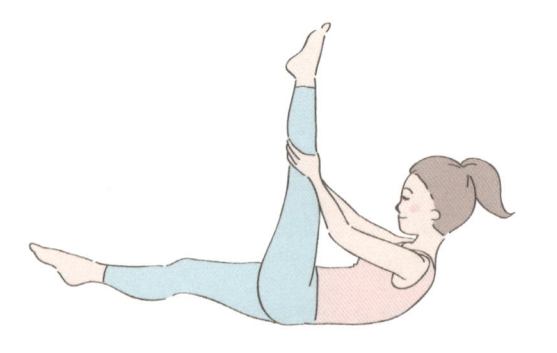

| 動作優點 |

訓練核心肌群穩定度，調整髖關節，瘦小腹以及修飾腿部線條。

🌼 **弓箭步**

| 動作說明 |

1. 雙足跪姿於瑜珈墊上。

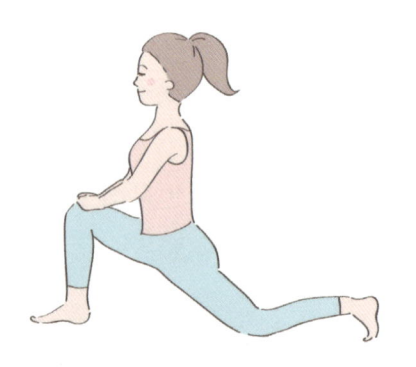

2. 吸氣後將右腳前跨步於兩手掌之間，然後左腳腳趾踩地。
3. 身體向上延伸，同時將左膝離地，伸直左腿，雙手置於右膝蓋位置，保持六到八次呼吸。

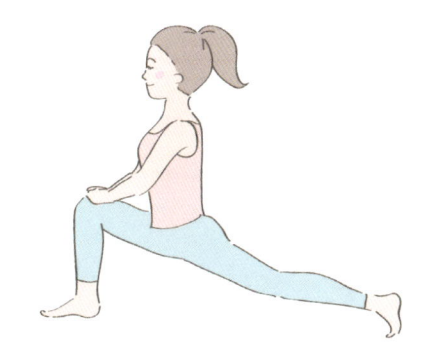

| 動作優點 |

強化大腿內側肌群、鼠蹊部伸展、雕塑臀部與髖關節，提升核心肌群穩定度。

【進階動作】

可以維持平衡的同學還可以將雙手手臂上舉，將胸腔伸展開來。

精油新手的實用芳療

第十招

Aroma Yoga Pilates
髖關節調整運動

　　髖關節與骨盆腔的位置可說是人體的中心位置，也是支撐全身力量最重要的部位。它承受了上半身軀幹的重量，幫助身體保持最美好的形態，也緩衝了下半身腿部行動的反作用力。當我們在辦公室或是回到家中，超過一半以上的時間都是坐姿，自然它也承受了血液循環的不順暢與脂肪堆積的風險。

　　我發現 80% 以上的女生都有骨盆腔歪斜、臀部過寬與下垂的困擾，比較嚴重的還會有長短腳問題，導致腰痠背痛等不舒服狀態。多注意自己走路的姿勢，從輕微的狀況時開始調整，透過瑜珈提斯的訓練就能夠獲得適當的改善。強化血液循環、增加骨盆腔周圍的肌耐力以及提高身體柔軟度，都是髖關節調整運動的基本目標。而在辦公室減少久坐，提醒自己每半小時起來走動一下，補充水分。調整生活形態，使用照顧下腹部與骨盆腔溫暖的「婦科保養按摩油」按摩，配合三個髖關節調整運動的練習，走路時抬頭縮腹，重心放在腳掌而非腳趾頭，睡覺時讓腳掌與腳趾頭保持朝向天花板的方向，慢慢的就能暖化髖關節、強化骨盆腔肌耐力，找回優美的體態。

獨家配方

快樂鼠尾草婦科保養按摩油

快樂鼠尾草精油 15 滴＋真正薰衣草精油 15 滴＋埃及天竺葵精油 10 滴＋甜杏仁油 18mL（作法見第 50 頁）

精油新手的實用芳療

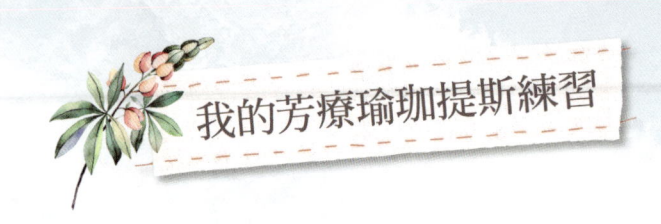

我的芳療瑜珈提斯練習

❁ 簡易自我按摩

取適量婦科保養按摩油，均勻塗抹下腹部、髖關節與骨盆腔，以及腰椎與尾椎等部位，可以搭配按摩承扶穴、委中穴、足三里與陽陵泉等穴位，（穴位圖詳見第 313～315 頁）。然後進行以下三個髖關節調整運動的動作。

❁ 骨盆腔旋轉與八字扭轉

│ 動作說明 │

1. 站姿於瑜珈墊上，雙腿打開與肩膀同寬。
2. 膝蓋微彎，雙手插腰，保持上半身軀幹穩定。
3. 接著以骨盆腔的位置寫橫的數字 8（即由自己的視線觀察骨盆腔如「∞」的形狀扭轉），每次進行三十個循環。
4. 接著讓骨盆腔畫圓，骨盆腔向左邊開始畫圓，連續八次。
5. 再向右邊畫圓連續八次，左右各進行六到八個循環。

＼ 髖關節調整運動 ／
　　健康做

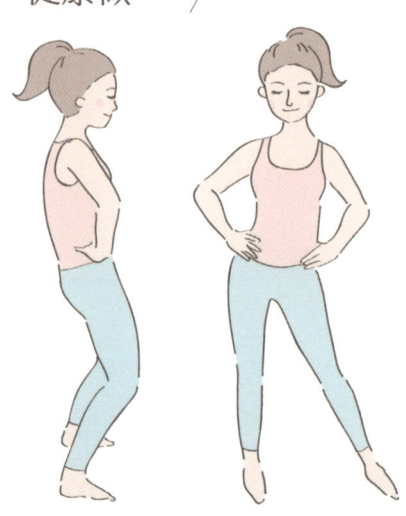

│ 動作優點 │

強化骨盆腔肌肉，調整髖關節，緊縮小腹同時提臀，訓練大腿股直肌力量，穩定核心肌群。

🌸 跪姿夾臀式

| 動作說明 |

1. 雙腿高跪姿於瑜珈墊上。
2. 手掌前伸扶住地板,將右腳跨過左腳,讓兩腿膝蓋著地並夾緊大腿內側
3. 吸氣後將軀幹伸直,雙手合掌手臂朝天花板方向伸展,保持核心穩定,並保持骨盆腔朝向前方,停留六到八個呼吸。
4. 最後將雙手放下扶地,換腳實施。

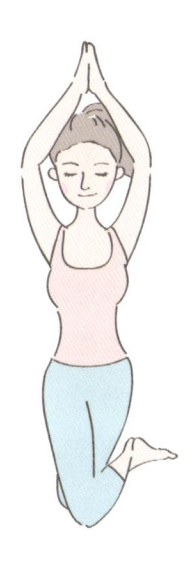

| 動作優點 |

緊縮並訓練髖關節外側肌群,強化骨盆腔的穩定,訓練大腿內側與前側的肌耐力,並使臀部緊實上提。

🌸 鴿式

| 動作說明 |

1. 首先將右腿彎曲,讓膝蓋朝向身體前方,膝蓋內側朝上。
2. 接著讓左腿大腿前方的股直肌朝下,小腿脛骨朝下直到腳背貼地,使整個髖關節平行於瑜珈墊上,切忌不可讓骨盤外翻。
3. 接著雙手手掌於右膝兩側貼地,吸氣後將上半身貼於地板,胸腔緊貼右膝內側,停留六到八秒。
4. 吐氣後將身體抬起,收小腹,肩膀放鬆。

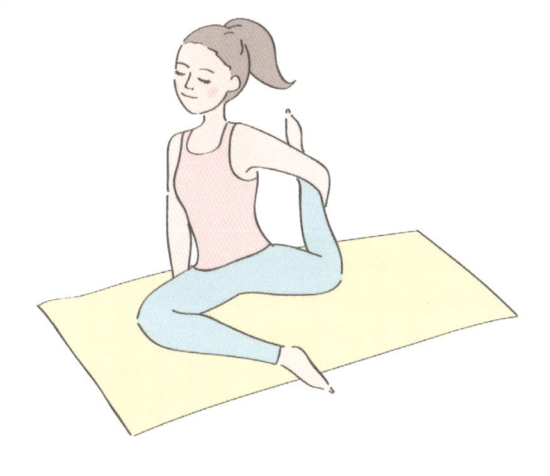

5. 接著延伸頸部將視線移向天花板。
6. 將左腿勾起，腳掌維持踮腳姿勢，用左手抓著腳背下壓接近臀部位置，停留六到八秒。
7. 同一腳進行六到八次之後，換邊實施。

| 動作優點 |

調整骨盤與髖關節姿勢，幫助腹部緊收，訓練腹部肌耐力，大腿前側與後側線條雕塑，消除小腿蘿蔔與帶動循環，同時延長頸部，修飾頸部肌肉，強化背部線條，消除腰痠背痛。

SECTION 5・瑜珈提斯氧身篇

第十一招

Aroma Yoga Pilates
消小腿水腫瑜珈提斯

　　小腿的形狀一方面是天生形成，另一方面則是過度使用、長時間站立與穿高跟鞋等動作，將力量集中在小腿而產生的乳酸堆積，以及血液循環不良所造成的「蘿蔔腿」。除此之外，飲食方面若食用過多的鈉、高油高脂也可能形成身體的水腫、代謝不良。如果能夠減少以上的不當姿勢，同時進行健康的飲食習慣，再搭配適當的小腿腿後腱肌肉群的舒緩運動，暢通膀胱經，就能夠幫助消除小腿水腫，還妳一雙「美人腿」！

　　我的瑜珈提斯課程中有一些女同學屬於經常需要穿著高跟鞋，往來公司與客戶廠商間的業務型工作，小腿經常水腫。加上穿著緊身褲、牛仔褲的學員也相當多，造成腿部的血液循環不佳，幸好她們每週至少固定做一次的瑜珈提斯運動。我在腿部舒緩的動作設計上也會加強伸展，幫助促進膀胱經的循環，以促進體內多餘組織液的代謝。也提醒同學像是跑步、單車這樣大量倚靠腿部肌肉的運動，反而會使腿部肌肉更為發達。

　　如果允許，減少穿高跟鞋的次數，多做一些抬腿的動作。最明顯的成效就是，在一小時的瑜珈提斯運動後，每位同學都能感受到小腿不再緊繃，腳掌也有縮小一號的輕盈感喔！

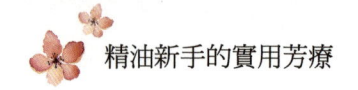

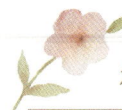

獨家配方

樟腦迷迭香腿部雕塑按摩膠

樟腦迷迭香精油 30 滴＋辣薄荷精油 15 滴＋絲柏精油 15 滴＋有機綠茶浸泡液 50mL＋蘆薈膠 50g＋外用調和劑 3mL（作法見第 108 頁）

SECTION 5・瑜珈提斯氧身篇

我的芳療瑜珈提斯練習

🌼 簡易自我按摩

取適量腿部雕塑按摩膠,均勻塗抹小腿、膝蓋與腳踝等部位,可以搭配按摩委中穴、承山穴、足三里、太谿穴、陽陵泉與陰陵泉等穴位(穴位圖詳見第313～315頁),然後進行以下三個消小腿水腫瑜珈提斯的動作。

🌼 直腿前彎

| 動作說明 |

1. 坐姿於瑜珈墊上。
2. 將左腿彎曲,腳掌緊貼右腳膝蓋內側,伸直的右腳腳趾指向天花板方向。
3. 吸氣後將小腹緊縮,身體前彎,雙手抓住右腳腳掌,停留六到八個呼吸。
4. 再換另一腳進行伸展。

消小腿水腫瑜珈提斯美麗學

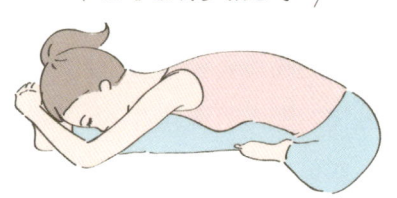

🌼 注意事項

初學者若剛開始雙手無法碰觸到腳掌,則只要維持腿部伸直腳趾朝天花板,雙手扶在小腿肚的位置,保持六到八個呼吸。待之後柔軟度強化後,再慢慢進步讓雙手抓到腳掌即可。

| 動作優點 |

強化小腿後側肌腱群伸展,消除水腫,強化膀胱經循環並訓練身體柔軟度。

精油新手的實用芳療

🌸 下犬式

| 動作說明 |

1. 雙手緊貼地面,雙腳跪姿於瑜珈墊上。
2. 吸氣後依序將右腿向後伸直,接著伸直左腿。
3. 接著,雙腳往前跨一小步。
4. 吐氣後將雙腳腳後跟踩向瑜珈墊。
5. 再次吸氣後臀部朝向天花板伸展,讓肩胛骨擴展,保持六到八個呼吸。

| 動作優點 |

強化核心肌群,伸展小腿後側肌腱群,展開肩胛骨,暢通膀胱經。

🌸 側腿門閂式

| 動作說明 |

1. 雙腿高跪姿於瑜珈墊上。
2. 將右腿向旁邊伸直,腳掌踩穩瑜珈墊。
3. 吸氣,讓身體朝向右腿彎曲,右手貼緊小腿。
4. 左手朝天花板方向延伸,臉部也看向天花板方向,讓胸腔展開,保持六到八個呼吸後,換左腿進行。

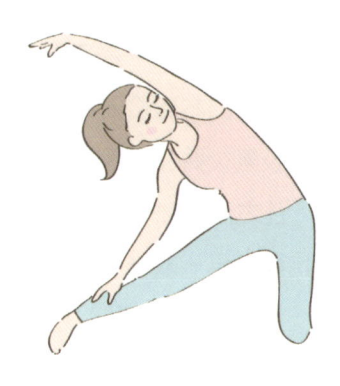

| 動作優點 |

強化核心肌群,胸腔開展、側腰伸展、小腿放鬆、訓練大腿前側股直肌的肌耐力。

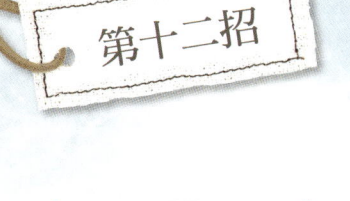

SECTION 5・瑜珈提斯氧身篇

第十二招

Aroma Yoga Pilates

矯正脊椎強化運動

　　脊椎側彎是青少年常見的問題，其發生機率約為 1～3%，尤其以女性居多；加上現今智慧型手機普及，網路成癮長期低頭的後果，恐造成脊椎側彎！我在醫院體重管理及產後護理中心的瑜珈提斯課程中，有為數不少的學員有著腰痠背痛的困擾，其中最大的原因也是在於脊椎不正、姿勢不良所引起。瑜珈提斯中，有幾個我非常推薦的脊椎強化動作，透過持續的伸展加上深度呼吸的配合，達到脊椎兩側肌肉的強化，對於矯正脊椎不良姿勢的效果十分有助益。當然滑手機的習慣若能再減少一些時間，或是每隔三十分鐘伸展脖子與脊椎，也能逐步緩解腰痠背痛的問題。

獨家配方

身體暖和按摩油
薑精油 10 滴＋樟腦迷迭香精油 10 滴＋甜馬鬱蘭精油 10 滴＋甜杏仁油 20mL＋山金車藥草油 10mL（作法見第 233 頁）

精油新手的實用芳療

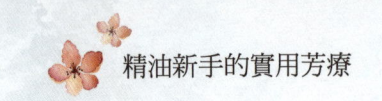

我的芳療瑜珈提斯練習

❀ 簡易自我按摩

取適量身體暖和按摩油，針對脊椎兩側肌肉輕柔按摩，可搭配按摩天柱穴、腎俞穴、大腸俞穴與上髎穴等穴位（穴位圖詳見第 315 頁），然後進行以下三個脊椎扭轉強化運動的動作。

❀ 脊柱核心平衡式

| 動作說明 |

1. 站姿於瑜珈墊上。
2. 吸氣後將右腿向上彎曲提起。
3. 吐氣後將右腿彎向左邊，左手扶住右腳膝蓋。
4. 然後將右手臂向右側延伸，保持平衡，停留六到八個呼吸。
5. 接著換邊進行。

> 脊椎扭轉強化
> 運動健康做

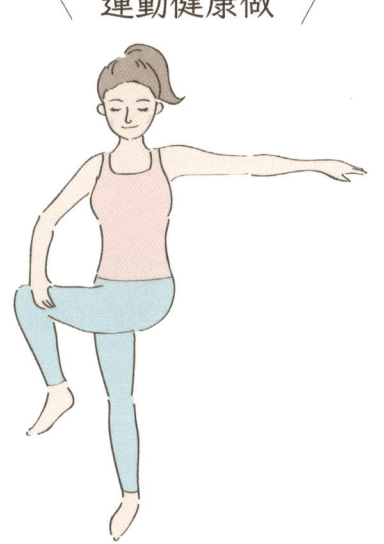

❀ 注意事項

初次進行者可以先將側邊延伸的手臂輕扶牆壁，待平衡後再慢慢將手掌離開牆壁。

| 動作優點 |

脊椎兩側肌肉扭轉與強化，訓練核心肌群，讓脊柱向上延伸，舒緩下背部的痠痛。

🌸 大三角式

|動作說明|

1. 站姿於瑜珈墊上,兩腿張開比肩寬一倍。
2. 吸氣後將身體左邊側彎,左手掌貼緊左腳掌旁地墊上。
3. 吐氣將右手臂朝向天花板方向延長,並將臉朝向右邊天花板方向,停留六到八次呼吸。
4. 接著進行另一側動作。

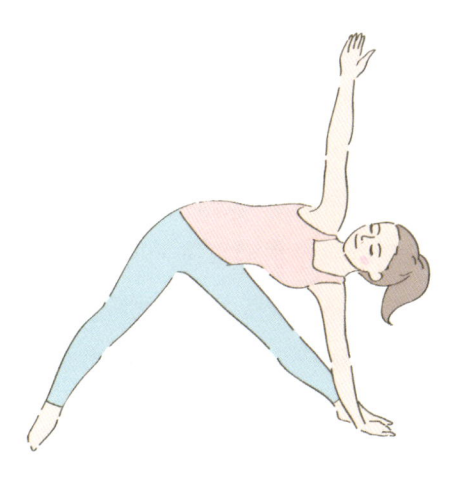

|動作優點|

強化核心肌群,伸展側腰肌肉,強化脊椎平衡,訓練兩腿肌肉群。

🌸 脊柱兩側扭轉

|動作說明|

1. 平躺姿瑜珈墊上。
2. 雙手手臂向兩側張開,肩膀與掌心緊貼地板。
3. 雙腳貼地,膝蓋併攏,吸氣後將雙腿朝左邊旋轉貼地,再將臉部轉向右邊,維持六到八個呼吸。

4. 換邊進行。
5. 再次吸氣後,將雙腿朝左邊旋轉貼地。
6. 然後將右腿朝左伸直貼於地板,左手抓住右腳掌後,再將臉部朝向右邊,維持六到八個呼吸。
7. 換邊進行

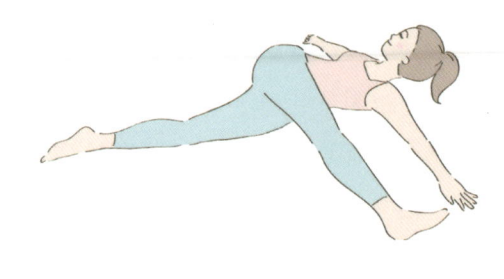

| 動作優點 |

脊柱旋轉強化,訓練下背部與上背部肌肉,核心延伸訓練,腿部伸展訓練。

SECTION 5・瑜珈提斯氧身篇

第十三招

Aroma Yoga Pilates
全身血液循環有氧操

現在在網路上的眾多有氧運動影片，讓許多年輕女生、家庭主婦在家中可以輕鬆地跟著網路影片動起來，這樣的運動現象相當令人開心。對於我這種希望帶動更多人保持運動、健康養生的瑜珈提斯老師而言，更是覺得大大的鼓舞，因為認真運動對身心健康極有幫助。

在進行這樣的有氧操運動時，必須要考量自身的身體狀況，避開飯前飯後一小時，身心過度疲累、感冒或是生理期時容易不舒服者也避免運動。同時選擇適合的動作來進行，例如是否有膝蓋退化的問題、核心肌耐力不足、髖關節不正、體重過重、脊椎側彎或是肩頸肌肉緊繃等疑慮。因此，對於全身血液循環的促進，我設計了以下三個簡單基本的有氧動作，只要每天認真的練習十分鐘，也能打造充滿氧氣的美麗身形喔！

獨家配方

馬鞭草迷迭香酮打擊脂肪按摩乳
馬鞭草酮迷迭香精油 10 滴＋絲柏精油 10 滴＋杜松子精油 5 滴＋有機檸檬精油 5 滴＋精油專用基底乳 15mL（作法見第 99 頁）

精油新手的實用芳療

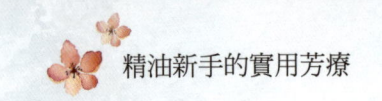

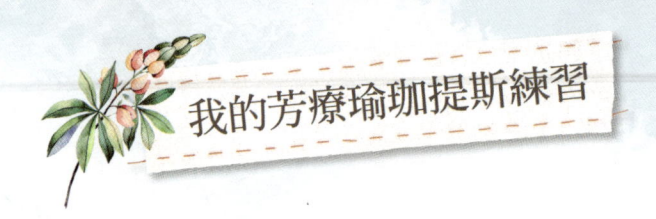

我的芳療瑜珈提斯練習

🌸 簡易自我按摩

取適量打擊脂肪按摩乳均勻塗抹腹部、下背與側腰部位，可以搭配按摩位於身體前側的中脘穴、天樞穴、關元穴、足三里、三陰交、豐隆穴，以及位於身體後側的肝俞穴、脾俞穴、曲池穴及大腸俞穴等穴位（穴位圖詳見第313～315頁），然後進行以下三個全身血液循環有氧操動作。

🌸 雙手開合

> 全身血液循環
> 有氧操動動看

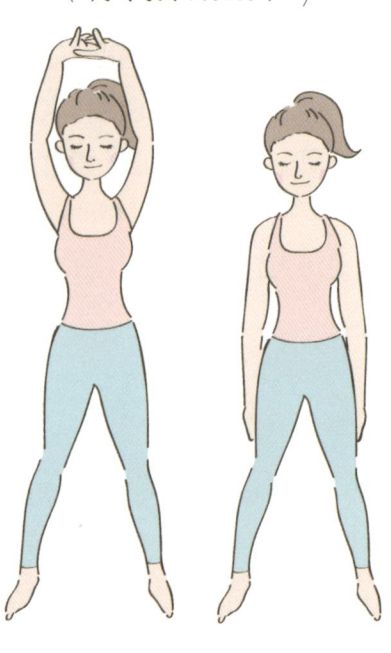

|運動準備|

進行有氧操時建議穿著保護腳踝的吸汗運動襪以及適當的球鞋，以保護好關節部位。

|動作說明|

1. 站姿，雙腳張開與肩同寬，保持腹部緊縮但配合呼吸。
2. 雙手向上向下開合動作，連續二十下。
3. 休息十秒。
4. 再繼續開合動作二十下，先進行五個回合，總計一百下。

注意事項：雙手向上時可以拍掌，向下

SECTION 5・瑜珈提斯氧身篇

時手臂肌肉需稍加用力,不可用力拍打腿部。

| 動作優點 |

活絡手臂血液循環,預防五十肩,強化核心肌群。

🌸 夾胸擴胸操

| 動作說明 |

1. 站姿,保持雙腿打開與肩同寬。
2. 雙手輕輕扶在腰部,吸氣時手臂向前,腹部緊縮。
3. 吐氣時手臂向後,稍微擴胸。
4. 前後各一次算一下,進行二十下後,休息十秒,再繼續進行二十下,共進行五個回合,總計一百下。

| 動作優點 |

強化核心肌群,訓練肺活量,強化肩胛骨與斜方肌,放鬆肩膀肌肉,消除胸部兩側副乳。

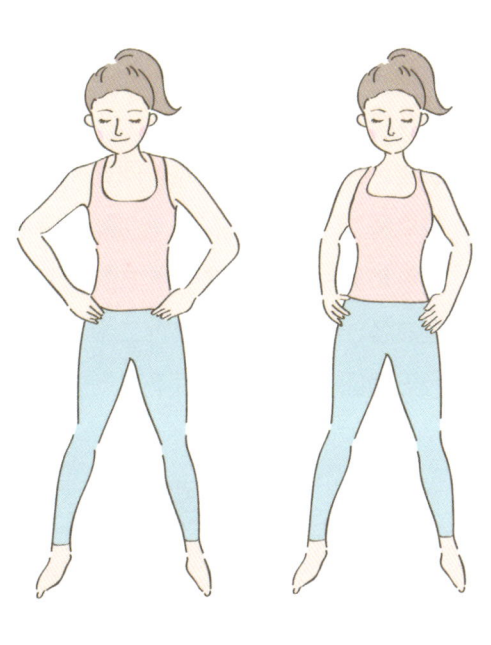

> 精油新手的實用芳療

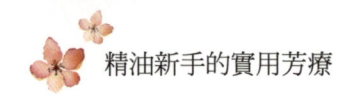

❀ 左右擺動伸展操

|動作說明|

1. 站姿,保持雙腿打開與肩同寬。
2. 吸氣時雙手擺動朝右上,左腿同時向左邊伸展。
3. 吐氣時雙手擺動至左上,右腿同時向右邊伸展。
4. 左右各一次算一下,進行二十下後,休息十秒,再繼續進行二十下,共進行五個回合,總計一百下。

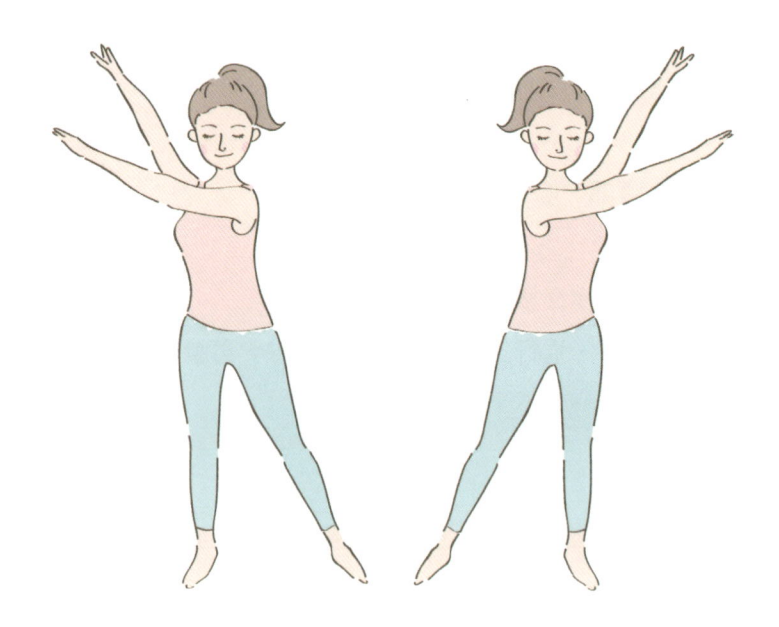

|動作優點|

強化核心肌群,訓練肺活量,暢通全身血液循環,雕塑腰線,修飾手臂與腿部曲線。

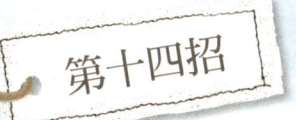

SECTION 5・瑜珈提斯氧身篇

第十四招

Aroma Yoga Pilates
全身雕塑伸展操

對於很少運動的朋友來說，瑜珈提斯與伸展操可說是最容易入門的運動之一。身體的大幅度伸展與運動，能夠有效舒展緊繃的肌肉，促進血液循環，排除體內堆積的多餘組織液與水分。在腹式呼吸的配合下，讓體內充滿氧氣，暖化內臟肌肉，同時也幫助體內脂肪有效代謝，刺激大腦腦下垂體分泌荷爾蒙，釋放血清素，心情也會更輕鬆與開心。

我有時會受邀到企業裡教授瑜珈提斯以及動態的有氧課程。上班族學員們中午經過了一些伸展操運動，都覺得下午上班更有精神；而下班後運動的同學們，則頓時減輕了一天的工作壓力，肩膀不再沉重。以下三個全身雕塑伸展操動作，除了希望讀者們可以自己嘗試看看，也很期待企業主能夠安排下午十分鐘休息時段，讓員工們動一動，對於工作效率會更有幫助呢！

獨家配方

葉片類與柑橘調的精油香氣，對於忙碌一天的疲憊身心，能夠創造相當放鬆的氛圍，也能暢通阻塞的呼吸道，讓頭部感覺清涼舒暢。

精油新手的實用芳療

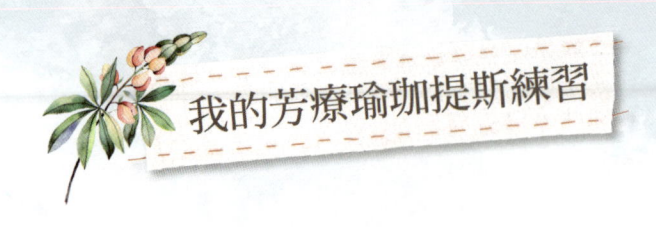

我的芳療瑜珈提斯練習

全身雕塑伸展操 放鬆做

🌼 樹式

| 動作說明 |

1. 站姿於瑜珈墊上，雙腳張開與肩同寬。
2. 雙手插腰，讓腹部稍微用力收緊。
3. 吸氣，將右腿彎曲，腳掌貼於左腿膝蓋內側。
4. 吐氣將雙手合掌。
5. 再次吸氣，向上伸直手臂，手臂盡量緊貼兩側耳朵，同時讓身體有向上拉提的感覺，保持六到八次呼吸。
6. 再慢慢將右腿放下，換邊進行。

| 動作優點 |

強化核心穩定度，促進全身血液循環，向上拉長全身肌肉，同時訓練腿部曲線。

【樹式進階練習】

若此基本動作練習熟練後，可以再將彎曲的腿部向上貼於另一大腿內側，對於身體的穩定度訓練更加完整。

🌼 閃電姿

| 動作說明 |

1. 站姿於瑜珈墊上，雙腿打開與肩同寬。

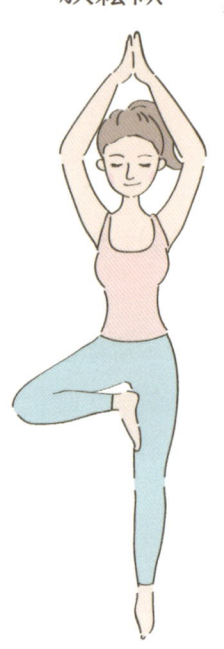

SECTION 5・瑜珈提斯氧身篇

2. 吸氣後將臀部向下如坐椅子般，雙手手臂朝天花板延伸。
3. 接著再將臀部後推，讓彎曲的膝蓋不超過腳趾尖，如蹲馬步般。
4. 然後將身體向前傾斜，延長背部肌肉，停留六到八次呼吸。
5. 最後再慢慢伸直身體，恢復站姿。

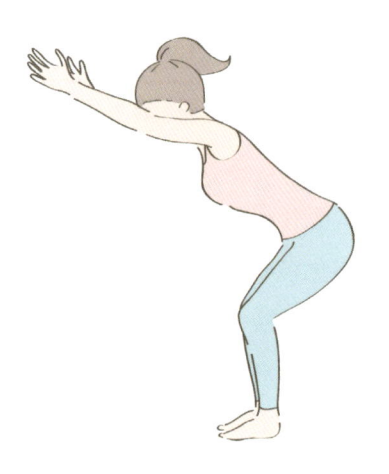

| 動作優點 |

強化核心肌群，訓練大腿前側股直肌，雕塑手臂曲線，伸展背部肌肉。

🌼 手腳前後擺動操

| 運動準備 |

進行有氧操時，建議穿著保護腳踝的吸汗運動襪和適當的球鞋，以保護好關節部位。

| 動作說明 |

1. 站在瑜珈墊上，雙腳打開與肩同寬。
2. 吸氣後將左腿前伸，同時右手向前、左手朝後擺動。
3. 接著吐氣，左腿向後伸展，右腿膝蓋微彎，左手向前擺動，右手向後擺動。
4. 一邊進行六到八次後，換邊進行。
5. 左右各進行六到八個循環。

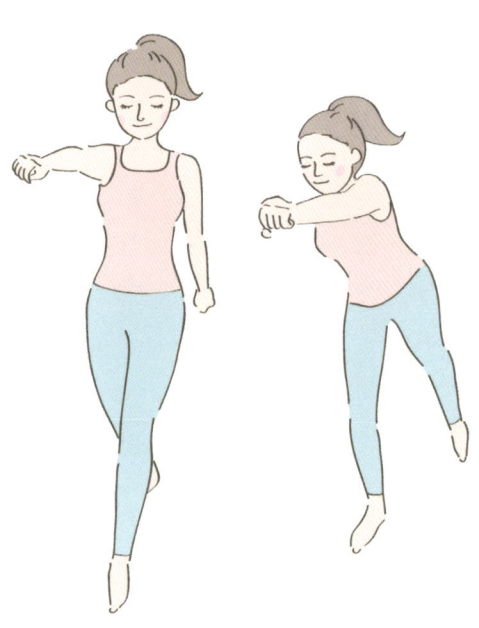

301

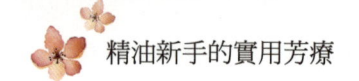

注意事項

每次擺動時讓手臂盡量向前後伸展延長，感覺身體拉長開來。

| 動作優點 |

強化核心穩定度，雕塑手臂與腿部曲線，伸展背部線條，訓練肺活量，促進全身血液循環。

第十五招

揮別收假症候群的能量運動

對於上班族群而言，收假後的工作倦怠、沮喪、懶洋洋、病懨懨等症狀可能都相當熟悉，有時併發頭痛、噁心，而且通常在恢復工作日發作，第三天症狀緩解，週末夜晚是潛伏期，到了下個工作日再度凶猛發作。身心科醫師指出醫學上沒有這種診斷，它所顯示的意義並不是疾病，而是生理狀態和工作狀態的警訊。

長期面對職場壓力使得收假症候群更為嚴重，並且擴散到其他的工作天裡。因此運用芳香療法，搭配適當的能量加分運動，舒緩收假症候群特別有效。我的瑜珈提斯班學員每次參與收假後首日晚上的課程時，總是拖著疲憊的身軀來到教室，可是一聞到轉換心情的天然植物香氣，搭配五分鐘的腹式呼吸與暖身運動後，馬上就能一掃工作帶來的陰霾，調整好最佳的身心狀態，進入接下來的一小時正面能量打造運動，身心靈都變得更加美好，也變得活力充沛了！

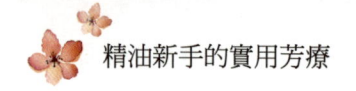

獨家配方

水氧機精油薰香
有機檸檬、回青橙與真正薰衣草精油各取 2～3 滴，滴入水氧機中，即能打造放鬆與活力的氛圍。

有機檸檬消化系統按摩膠
有機檸檬精油 10 滴＋回青橙精油 10 滴＋辣薄荷 10 滴＋真正薰衣草精油 10 滴＋甜杏仁油 10mL＋外用調和劑 10mL＋蘆薈膠 20g（作法見第 95 頁）

我的芳療瑜珈提斯練習

🌼 簡易自我按摩

運用「身輕如燕：消化系統按摩膠」，按摩壓力來源的第三脈輪（肝、腸、胃臟等部位），以肚臍為中心，輕柔向外畫圓直至腰部。接著進行三個揮別收假症候群打造能量運動的動作。

🌼 手臂反向伸展

| 動作說明 |

1. 站姿於瑜珈墊上，雙腿張開與肩同寬。
2. 吸氣後將左手臂向右，延著胸腔向右方延伸。
3. 再用右手扣住左手臂，然後吐氣將頭部轉至最左側，停留六到八個呼吸，再換邊進行。

| 動作優點 |

伸展手臂，緩和肩頸緊繃部位，延展背部肌肉，順暢呼吸道。

揮別收假症候群
打造能量運動

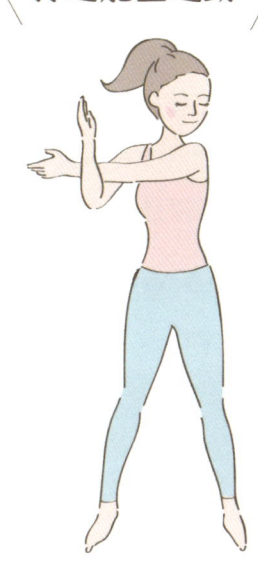

🌸 側腿腰部伸展

| 運動準備 |

進行本動作時建議穿著保護腳踝的吸汗運動襪和適當的球鞋,以保護好關節部位。

| 動作說明 |

1. 站姿於瑜珈墊上,雙腳打開與肩同寬。
2. 吸氣時將右手臂置於頭部後方,左手握住右手腕。
3. 接著身體朝左側彎曲,右腿朝左後方伸展。
4. 吐氣後右手放下,左手插腰,右腿回正。
5. 單邊進行六到八次後,換邊進行。

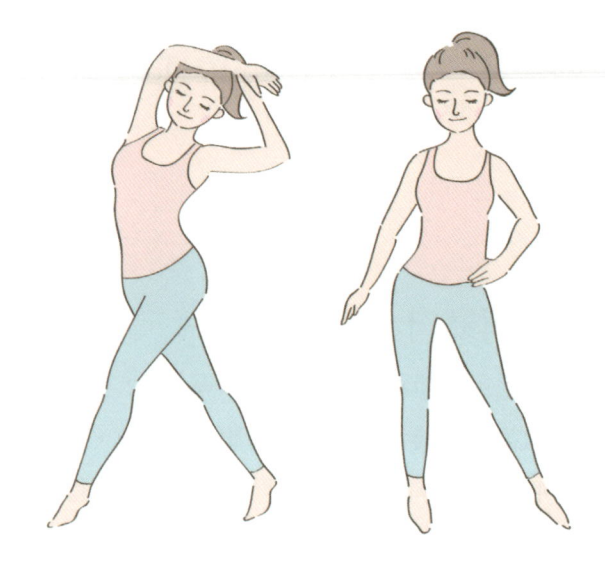

| 動作優點 |

穩定核心,伸展側腰,雕塑手臂與腿部線條,訓練肺活量。

🌼 腳踏車式

|動作說明|

1. 躺姿於瑜珈墊上,將雙腿彎曲,膝蓋置於髖關節正上方,小腿平行地板。
2. 接著雙手輕扶大腿後側,吸氣後將上半身離地,下巴收緊,視線置於腹部位置,減少頸部用力。
3. 雙腿如踩腳踏車般,彎曲與伸直雙手抱著彎曲的腿部,保持呼吸,連續進行二十次後,雙腿踩回墊上,身體躺回瑜珈墊。
4. 休息十秒後再次進行,總計進行五個回合,共一百次。

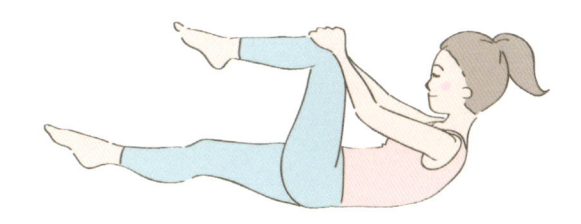

|動作優點|

訓練核心穩定度,腿部伸展與雕塑,瘦小腹,促進大腦腦下垂體釋放快樂血清素。

SECTION 6

居家必備 12 款精油與香氣妙方

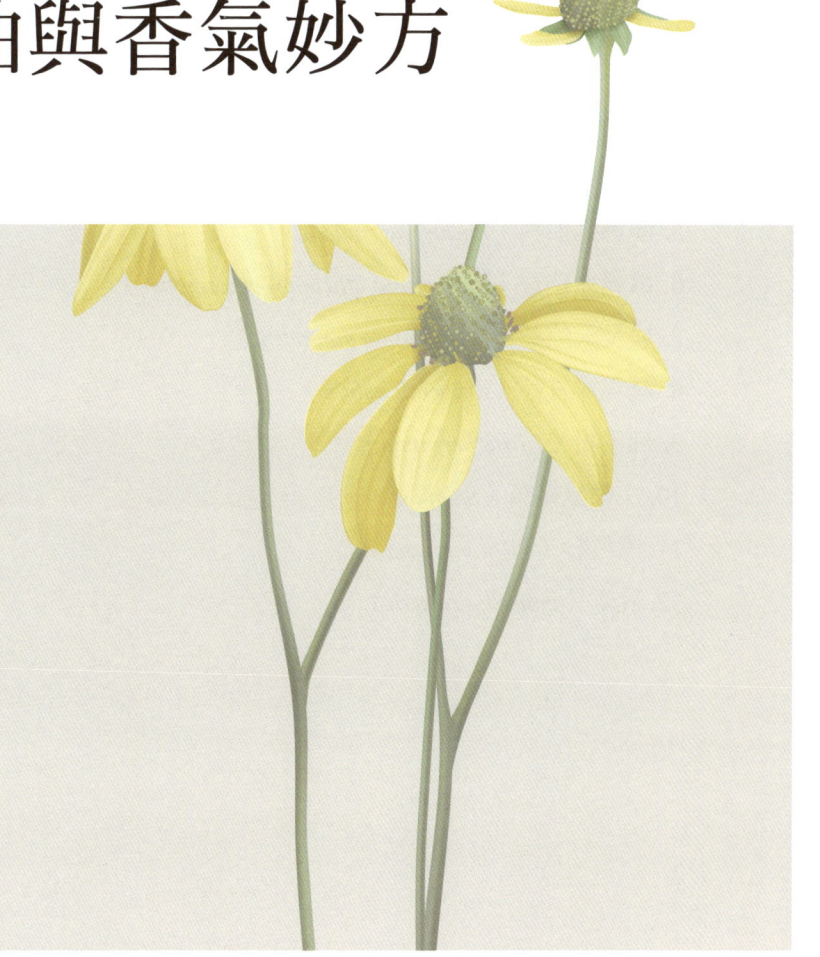

精油新手的實用芳療

　　日常生活中，我們可以很輕鬆且自在的運用各種精油，創造更美好的生活品質。芳香療法運用在輔助身心靈的照護上種類極多，本書特別推薦以下十二款必備的居家精油，同時針對各種日常生活中可能會需要運用到的配方，分別以身體保健、情緒保養與居家香氣三大類常見需求，設計出很容易就可以上手使用的三十六種香氣氧身錦囊妙芳，親愛的朋友們不妨親身體驗試試，讓幸福的香氣創造美好愉悅的人生！

居家必備 12 款精油

1. 真正薰衣草（*Lavandula angustifolia*）
2. 辣薄荷（*Mentha pipertia*）
3. 茶樹（*Melaleuca alternifolia*）
4. 有機檸檬（*Citrus limon*）
5. 澳洲尤加利（*Eucalyptus radiata*）
6. 樟腦迷迭香（*Rosmarinus officinalis ct. camphor*）
7. 埃及天竺葵（*Pelargonium graveolens*）
8. 羅馬洋甘菊（*Anthemis nobilis*）
9. 佛手柑（*Citrus bergamia*）
10. 快樂鼠尾草（*Salvia sclarea*）
11. 黑雲杉（*Picea mariana*）
12. 乳香（*Boswellia carterii*）

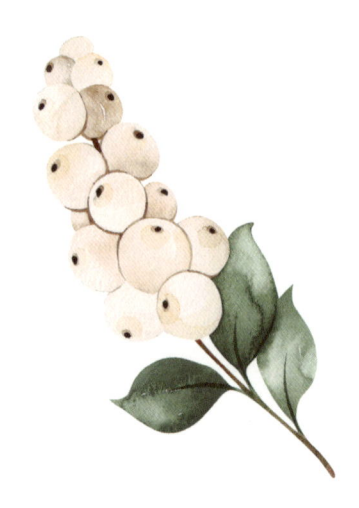

SECTION 6・居家必備 12 款精油與香氣妙方

香氣氧身錦囊妙方 TIPS：用 12 種必備精油創造出 36 種功能配方

🌸 身體保健

使用方法｜薰香或是加入基底油做成按摩油（6 滴精油加 3～6mL 植物油；學齡前兒童及身體虛者加 12mL 植物油。）如果想做更大容量，按照等比例製作。

偏頭痛
真正薰衣草 2 滴＋辣薄荷 2 滴＋羅馬洋甘菊 2 滴

眼睛舒緩
真正薰衣草 2 滴＋羅馬洋甘菊 2 滴＋快樂鼠尾草 2 滴

肩頸舒壓
樟腦迷迭香 2 滴＋真正薰衣草 2 滴＋黑雲杉 2 滴

提振免疫
樟腦迷迭香 2 滴＋澳洲尤加利 2 滴＋茶樹 2 滴

心悸平緩
真正薰衣草 2 滴＋乳香 2 滴＋佛手柑 2 滴

咳嗽緩解
羅馬洋甘菊 2 滴＋佛手柑 2 滴＋乳香 2 滴

好呼吸
澳洲尤加利 2 滴＋乳香 2 滴＋真正薰衣草 2 滴

健胃消化
辣薄荷 2 滴＋有機檸檬 2 滴＋羅馬洋甘菊 2 滴

婦科保養
快樂鼠尾草 2 滴＋埃及天竺葵 2 滴＋真正薰衣草 2 滴

關節暖化
樟腦迷迭香 2 滴＋真正薰衣草 2 滴＋辣薄荷 2 滴

腿部循環
樟腦迷迭香 2 滴＋有機檸檬 2 滴＋澳洲尤加利 2 滴

身體末梢暖和
埃及天竺葵 2 滴＋真正薰衣草 2 滴＋黑雲杉 2 滴

🌸 情緒保養

使用方法｜同身體保健

重拾目標
真正薰衣草 3 滴＋辣薄荷 3 滴

考試記憶
樟腦迷迭香 2 滴＋澳洲尤加利 2 滴＋真正薰衣草 2 滴

身心平衡
有機檸檬 2 滴＋埃及天竺葵 2 滴＋佛手柑 2 滴

精油新手的實用芳療

舒眠放鬆
真正薰衣草 3 滴＋羅馬洋甘菊 3 滴

接受挑戰
樟腦迷迭香 2 滴＋辣薄荷 2 滴＋佛手柑 2 滴

創意無限
樟腦迷迭香 3 滴＋快樂鼠尾草 3 滴

沉澱心靈
乳香 3 滴＋羅馬洋甘菊 3 滴

情緒平衡
真正薰衣草 2 滴＋埃及天竺葵 2 滴＋佛手柑 2 滴

消除負面
真正薰衣草 2 滴＋羅馬洋甘菊 2 滴＋黑雲杉 2 滴

感情美滿
真正薰衣草 2 滴＋羅馬洋甘菊 2 滴＋乳香 2 滴

極度疲憊
乳香 2 滴＋佛手柑 2 滴＋黑雲杉 2 滴

溝通順暢
乳香 2 滴＋羅馬洋甘菊 2 滴＋真正薰衣草 2 滴

自信滿分
樟腦迷迭香 2 滴＋佛手柑 2 滴＋有機檸檬 2 滴

揮別憂鬱
佛手柑 3 滴＋有機檸檬 3 滴

平息怒火
真正薰衣草 2 滴＋佛手柑 2 滴＋有機檸檬 2 滴

集中精神
樟腦迷迭香 3 滴＋有機檸檬 3 滴

居家香氣

使用方法 ｜ 水氧機薰香效果最好。

客廳
真正薰衣草 2 滴＋有機檸檬 2 滴＋佛手柑 2 滴

臥房
快樂鼠尾草 2 滴＋羅馬洋甘菊 2 滴＋真正薰衣草 2 滴

浴室
茶樹 3 滴＋有機檸檬 3 滴

書房
樟腦迷迭香 2 滴＋澳洲尤加利 2 滴＋有機檸檬 2 滴

家俱清潔
有機檸檬 3 滴＋茶樹 3 滴

廚房
辣薄荷 2 滴＋有機檸檬 2 滴＋茶樹 2 滴

陽台
真正薰衣草 3 滴＋乳香 3 滴

搬新家
埃及天竺葵 2 滴＋乳香 2 滴＋黑雲杉 2 滴

SECTION 6・居家必備 12 款精油與香氣妙方

附錄：精油按摩穴位圖

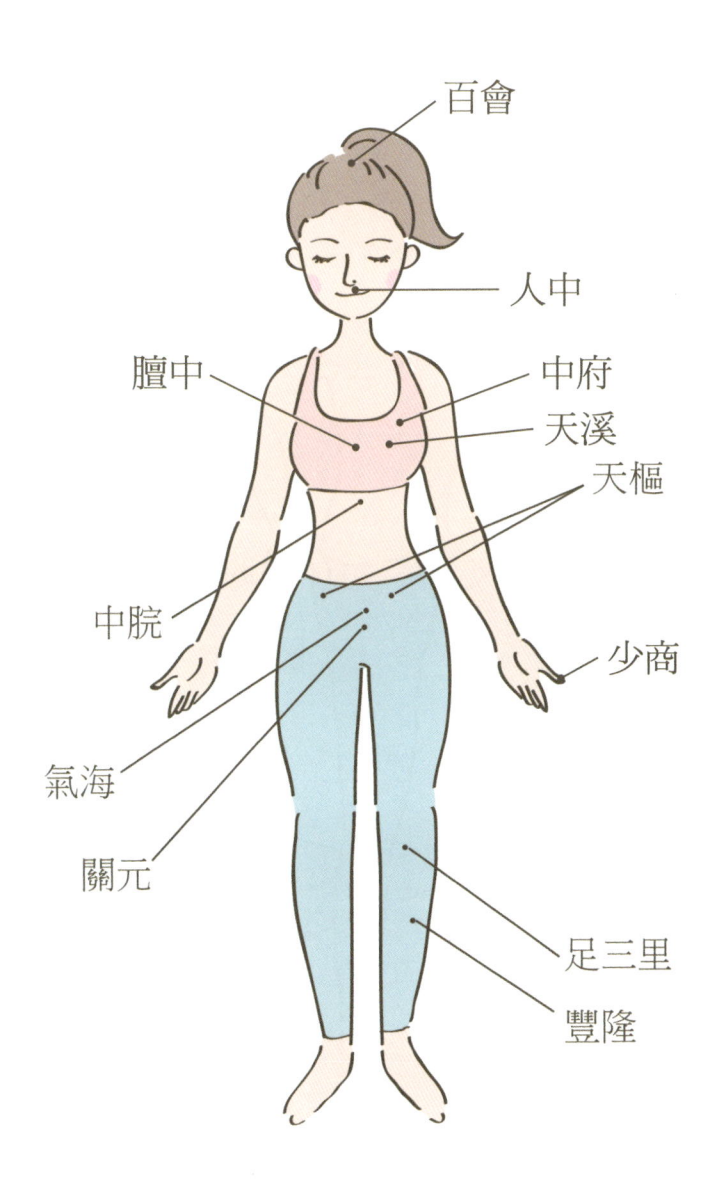

- 百會
- 人中
- 膻中
- 中府
- 天溪
- 天樞
- 中脘
- 少商
- 氣海
- 關元
- 足三里
- 豐隆

精油新手的實用芳療

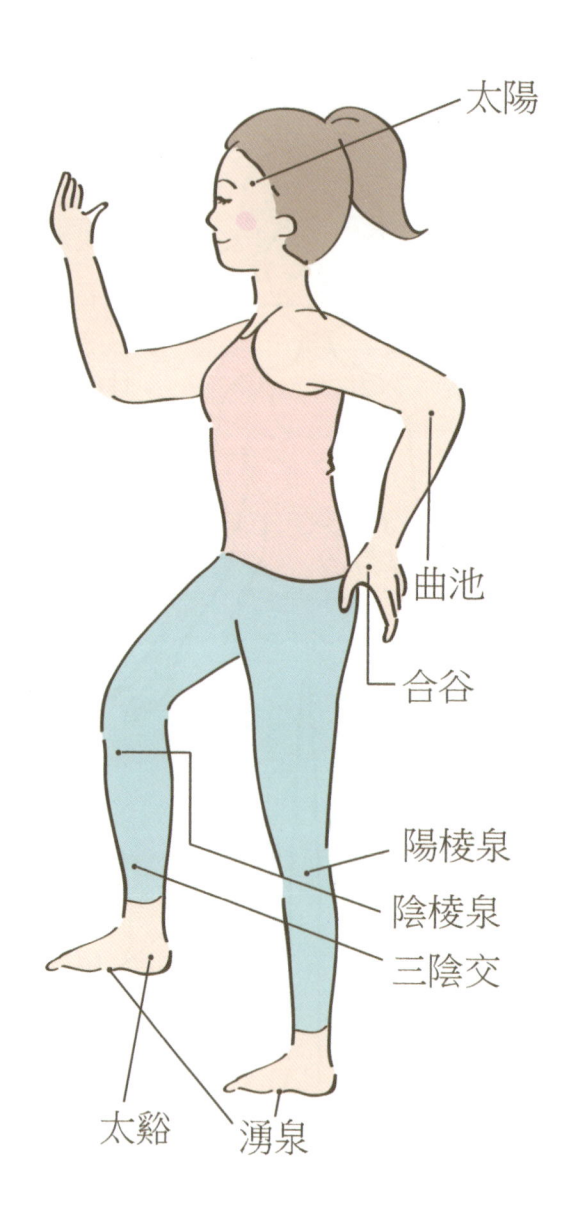

太陽
曲池
合谷
陽棱泉
陰棱泉
三陰交
太谿
湧泉

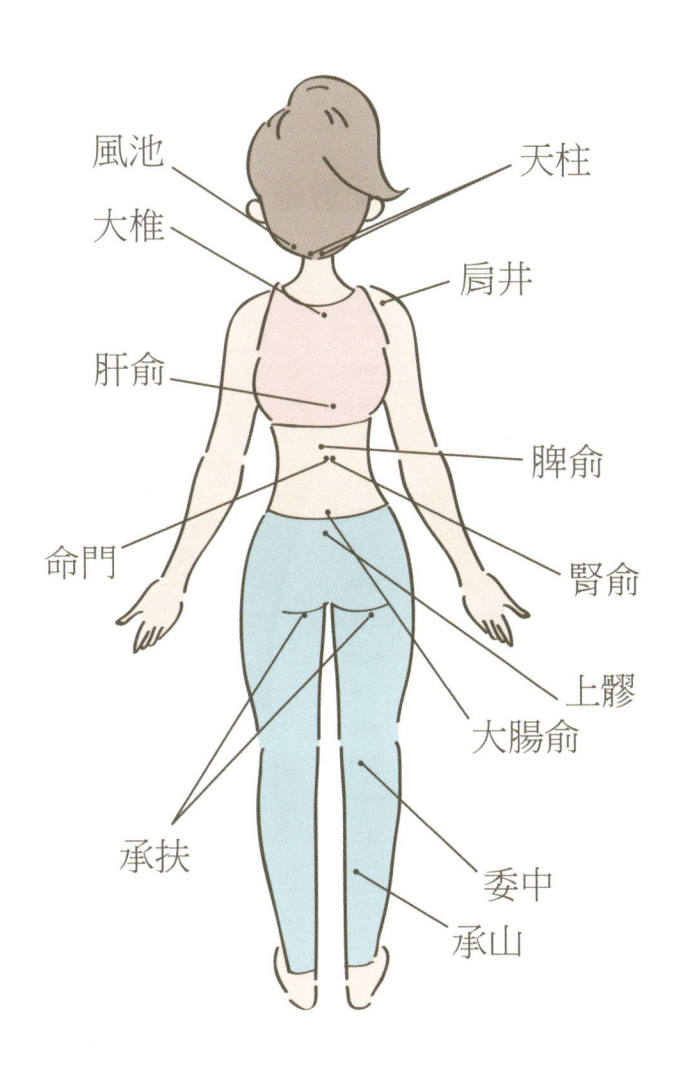

SECTION 6・居家必備 12 款精油與香氣妙方

風池
天柱
大椎
肩井
肝俞
脾俞
命門
腎俞
上髎
大腸俞
承扶
委中
承山

足部反射區

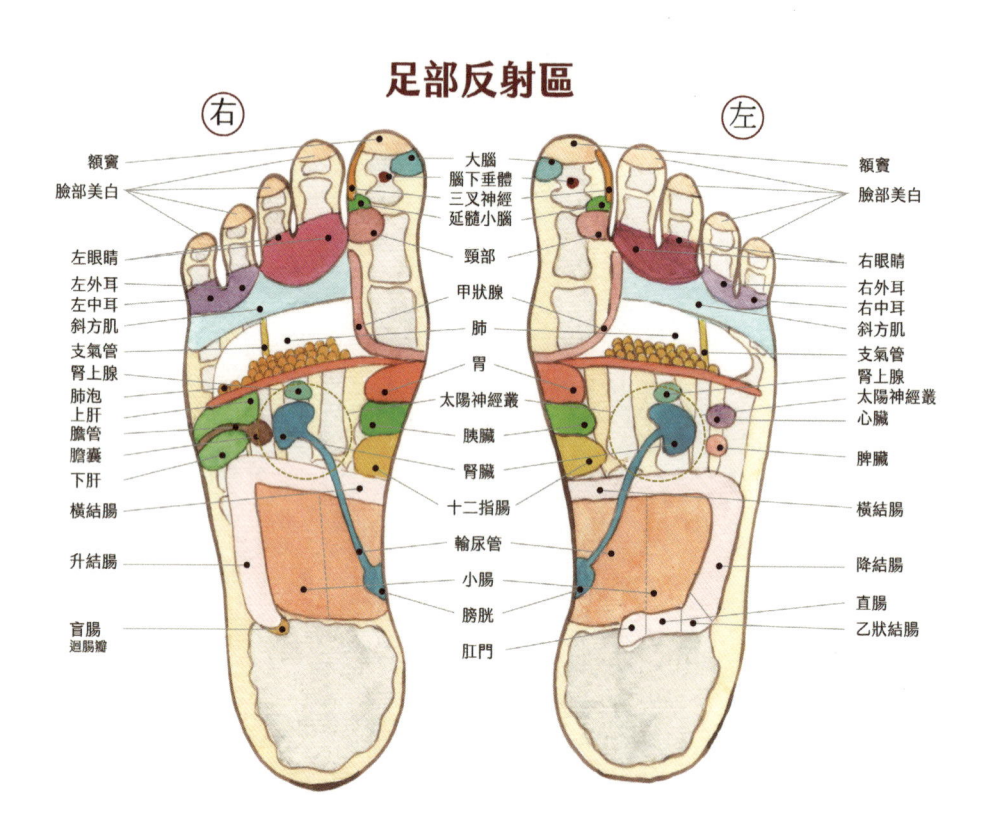

右

- 額竇
- 臉部美白
- 左眼睛
- 左外耳
- 左中耳
- 斜方肌
- 支氣管
- 腎上腺
- 肺泡
- 上肝
- 膽管
- 膽囊
- 下肝
- 橫結腸
- 升結腸
- 盲腸
- 迴腸瓣

中央（由上而下）

- 大腦
- 腦下垂體
- 三叉神經
- 延髓小腦
- 頸部
- 甲狀腺
- 肺
- 胃
- 太陽神經叢
- 胰臟
- 腎臟
- 十二指腸
- 輸尿管
- 小腸
- 膀胱
- 肛門

左

- 額竇
- 臉部美白
- 右眼睛
- 右外耳
- 右中耳
- 斜方肌
- 支氣管
- 腎上腺
- 太陽神經叢
- 心臟
- 脾臟
- 橫結腸
- 降結腸
- 直腸
- 乙狀結腸

索引

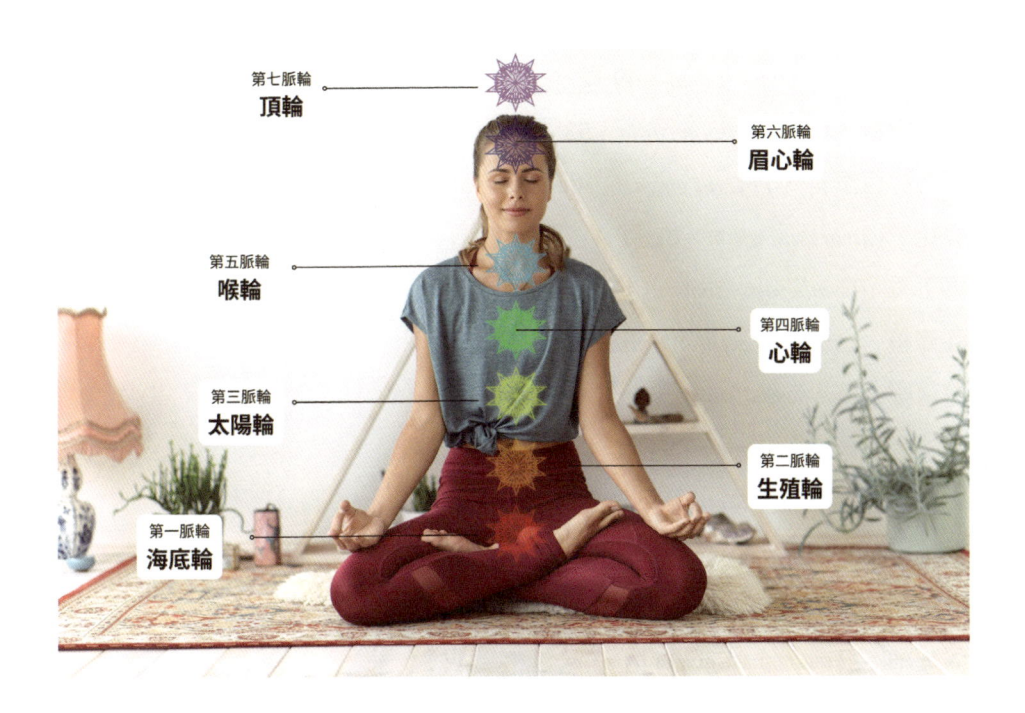

第七脈輪
頂輪

第六脈輪
眉心輪

第五脈輪
喉輪

第四脈輪
心輪

第三脈輪
太陽輪

第二脈輪
生殖輪

第一脈輪
海底輪

精油新手的實用芳療

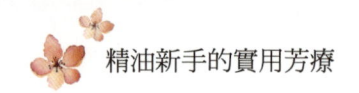

索引 Index

埃及天竺葵・*Pelargonium graveolens*，22 頁

真正薰衣草・*Lavandula angustifolia*，26 頁

羅馬洋甘菊・*Anthemis nobilis*，31 頁

杜松子・*Juniperus communis*，36 頁

辣薄荷・*Mentha pipertia*，40 頁

絲柏・*Cupressus sempervirens*，44 頁

快樂鼠尾草・*Salvia sclarea*，49 頁

中國肉桂・*Cinnamomum cassia*，53 頁

沉香醇百里香・*Thymus vulgaris ct linalool*，58 頁

橙花・*Citrus aurantium*，62 頁

馬丁香・*Cymbopogon martini*，82 頁

回青橙・*Citrus aurantium bigarade*，86 頁

蘆薈膠・*Aloe barbadensis*，90 頁

有機檸檬・*Citrus limon*，94 頁

馬鞭草酮迷迭香・*R osmarinus officinalis et verbenone*，98 頁

大馬士革玫瑰・*Rosa damascene*，102 頁

樟腦迷迭香・*Rosmarinus officinalis ct camphor*，107 頁

葡萄柚・*Citrus paradise*，111 頁

香水樹・*Cananga odorata*，115 頁

茶樹・*Melaleuca alternifolia*，119 頁

雷公根草・*Centella asiatica*，123 頁

黑種籽油・*Nigella sativa*，127 頁

君子樹・*Calophyllum inophyllum*，131 頁

白千層・*Melaleuca cajuputi var.cumingiana*，138 頁

索引

德國洋甘菊・*Matricaria recutita*，142 頁

西澳檀香・*Santalum spicatum*，146 頁

桂花・*Osmanthus fragrans*，150 頁

玫瑰果油・*Rosa rubiginosa*，151 頁

澳洲尤加利・*Eucalyptus radiata*，155 頁

乳香・*Boswellia carterii*，160 頁

茉莉・*Jasminum officinale*，164 頁

佛手柑・*Citrus bergamia*，168 頁

檜木・*Chamaecyparis obtuse*，172 頁

甜馬鬱蘭・*Origanum majorana*，176 頁

黑雲杉・*Picea mariana*，188 頁

坤希草・*Kunzea ambigua*，196 頁

沒藥・*Commiphora molmol*，200 頁

花梨木・*Aniba rosaeodora*，204 頁

胡蘿蔔籽・*Daucus carota*，208 頁

芳枸葉・*Agonis Fragrans/Agonis flexaosa*，212 頁

有機甜橙・*Citrus sinensis*，216 頁

有機檸檬草・*Cymbopogon flexuosus*，220 頁

羅文莎葉・*Cinnamomum camphora*，224 頁

永久花・*Helichrysum Angustifolium*，228 頁

山茶花油・*Camellia japonica*，229 頁

薑・*Zingiber officinale*，232 頁

國家圖書館出版品預行編目(CIP)資料

精油新手的實用芳療：精選 40 種高 CP 值精油和 52 個配方,搭配 15 招瑜珈提斯,讓你快速恢復健康、美肌瘦身、抒發情緒!/林瑜芬著. -- 初版. -- 新北市：大樹林出版社, 2024.11
　面；　公分.--（自然生活；62）
ISBN 978-626-98573-8-8（平裝）

1.CST：香水　2.CST：香精油

418.995　　　　　　　　　　　　　113014190

系列／自然生活 62

精油新手的實用芳療

精選 40 種高 CP 值精油和 52 個配方，搭配 15 招瑜珈提斯，讓你快速恢復健康、美肌瘦身、抒發情緒！

作　　　者／	林瑜芬
總 編 輯／	彭文富
主　　編／	黃懿慧
校　　對／	楊心怡
封面設計／	Ancy Pi
排　　版／	菩薩蠻數位文化有限公司
出 版 者／	大樹林出版社
營業地址／	23357 新北市中和區中山路2段530號6樓之1
通訊地址／	23586 新北市中和區中正路872號6樓之2
電　　話／	(02) 2222-7270　　傳　真／(02) 2222-1270
E - m a i l／	editor.gwclass@gmail.com
官　　網／	www.gwclass.com
Facebook／	www.facebook.com/bigtreebook
發 行 人／	彭文富
劃撥帳號／	18746459　　戶名／大樹林出版社
總 經 銷／	知遠文化事業有限公司
地　　址／	新北市深坑區北深路3段155巷25號5樓
電　　話／	02-2664-8800　　傳　真／02-2664-8801
初　　版／	2024年11月

定價／450元　港幣250元　ISBN／978-626-98573-8-8

版權所有，翻印必究
Printed in Taiwan
本書如有缺頁、破損、裝訂錯誤，請寄回本公司更換
本書為彩色印刷的繁體正版，若有疑慮，請加入 Line 或微信社群。

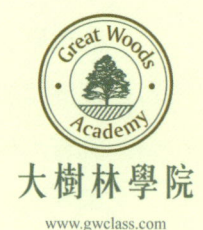

大樹林出版社—官網

大樹林学苑—微信

課程與商品諮詢

大樹林學院 — LINE